요가 해부학

일러두기

- 이 책에 나오는 해부학 용어들은 해부학 비전문가들의 이해를 돕기 위해 한글 표기를 우선으로 하였다. 예를 들어 'Quadriceps'의 경우 '대퇴사두근(大腿四頭筋)'이라는 용어 대신 '넙다리네갈래근'으로 표기하는 식이다. 각 용어의 한글 표기는 KMLE 의학 검색 엔진(www.kmle.co.kr)을 참조하였다.

- 해부학 용어들의 영문 병기는 최초 한 번으로 규정하였으나 제목에 용어가 언급될 경우에는 무조건 영문 표기를 병행하였다. 각 용어에 해당하는 영문과 한자식 표기는 책 전반부에 정리해두었다.

- 제2장 '호흡은 요가의 완성이다'에서 다루는 내용과 이미지의 일부는 www.normalbreathing.com 을 운영하고 있는 Artour Rakhimov 박사의 허락을 얻어 인용하였다. 인용 부분에는 주석을 달아 인용 사실을 밝혔다.

- 이 책에 나오는 해부학 이미지들 중 일부는 크리에이티브 커먼즈(Creative Commons) 규정을 참고하여 다시 그려서 작업한 것들이다. 해당 이미지들에 대해서는 이 책 역시 동일한 규정을 적용한다.

해부학으로 요가를 이해하다

권수련 지음

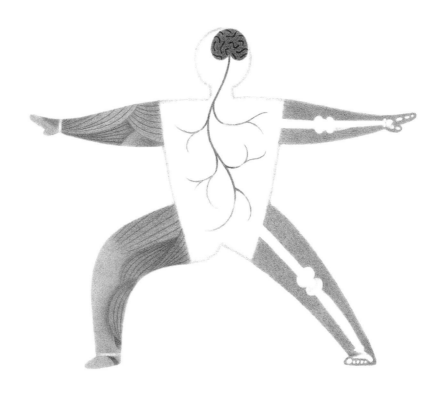

바른 몸 쓰임을 위한

요 가 해 부 학

Ahimsa

저자 소개

권수련

요가 지도자이자 명상 지도자. 1990년부터 명상을 시작했으며, 1997년 명상과 요가를 접목하여 5년간 미국 시카고와 피닉스에서 요가를 지도하는 동시에 피닉스 지역 문화센터, 학교 등지에서도 요가와 명상 교육을 맡았다. 요가 얼라이언스^{Yoga Alliance}로부터 E-RYT500 요가 지도자 자격을 획득하였고, 현재 요가 얼라이언스에서 인증하는 국제 요가 강사 교육을 진행하는 전문 요가원 「아힘사 요가&명상」의 대표로서 요가 강사 및 일반 수련자들을 지도하고 있다.

요가 지도 과정에서 해부학의 중요성을 깨닫고 외국도서를 번역해가며 독학한 끝에 국내에서는 알려진 바가 거의 없는 요가 해부학 분야를 개척, 2011년에는 요가 해부학 DVD인 『YogAnatomy Vol. 1&2』의 내용을 직접 번역하여 보급하였다. 한국치유요가협회에 요가 특강을 개설하는 등 많은 요가 수련자들에게 양질의 교육 기회를 제공하기 위해 활발하게 활동 중이다.

요가 강사들조차도 요가 해부학을 이해하지 못한 채 아사나 동작만을 그대로 배워서 가르치고 있는 현실에 한계를 느낀 저자는 아사나를 제대로 가르칠 수 있는 근거와 방법을 제시해야 한다는 생각에 자신이 공부한 내용을 책으로 집필하기에 이르렀다. 『요가 해부학』은 철저하게 검증된 자료와 명확한 근거를 바탕으로 해부학 지식을 요가 아사나에 적용하는 방법을 설명함으로써 올바른 수련과 지도의 길을 알려준다. 좀 더 전문적이고 체계적인 요가 지도를 통해 요가의 수준을 높이는 것을 평생의 소명으로 여긴다는 저자의 열정이 담긴 책이다.

- 미국 시카고, 피닉스에서 5년간 요가 지도
- 미국 애리조나에서 3년간 Awakening Retreat Workshop Main Trainer로 활동
- 미국 피닉스 지역 Primary School, Community College에서 학생 대상 요가 및 명상 지도
- 미국 피닉스 지역 Community Center 회원대상요가및명상지도
- 미국 피닉스 지역 Townhouse Residents 요가 및 명상 지도
- Japan Meditation Group 명상 지도
- Yoga Alliance 인증 E-RYT500 획득
- 한국치유요가협회(http://www.healyoga.co.kr) 지도자 양성
- 前 「요가힘사」 대표
- 現 「아힘사 요가&명상」 대표
- 「아힘사 요가&명상」 RYS200, RYS300 Main Director Trainer
- 기업체 강의 출강: 한라그룹, 대상그룹, 풀무원, SECO 등
- Yoga&Pilates 요가 해부학 기고
- 신문 명상칼럼 기고
- RYT200, RYT500, 명상 전문 과정, 해부학 전문 과정 지도
- 해부학, 명상 워크숍 지도

인체 작용 원리의 이해를 돕는 반가운 안내서

"인체의 구조를 모르고는 건강에 대해서 논하지 말라." 25년 전 이맘때 미국에서 학생으로 있던 시절, 첫 해부학 강의에서 금발의 미녀 교수에게 들었던 말이다. 그 말을 가슴에 깊이 간직했으나 크게 실감은 하지 못하고 지내던 어느 날, 의사가 아닌 미국의 요가 지도자, 물리치료사, 심지어는 마사지 치료사들까지 시체 해부를 하는 것을 보고 상당히 놀랐던 기억이 난다. 놀라움은 단지 그들이 시체를 해부할 수 있다는 사실이 아니라, 그만큼 의학적, 과학적, 객관적인 근거 자료를 바탕으로 자신의 분야에 대해 전문적인 공부를 한다는 점에 있었다.

한국으로 돌아온 후 나는 13년 전부터 뜻 있는 임상의들과 함께 요가를 배우기 시작했다. 거기에 의학적 지식을 바탕으로 임상과 관련하여 공부를 시작한 것이 지금의 '임상요가학회'의 모태가 되었다. 임상요가학회에서는 지금까지 요가에 관한 여러 권의 서적을 출간하였다. 나름대로 관심을 가지고 지식을 쌓아왔지만, 공부를 하면 할수록 해부학보다 더 어렵게 느껴지는 것이 바로 요가인 듯하다.

요가학회로부터 해부학 강의 요청을 처음 받았을 때 나는 우리나라의 요가 분야 종사자들의 해부학에 대한 관심과 열정에 가슴이 뭉클해졌다. 요즘엔 더욱 많은 요가 지도자들이 해부학의 중요성을 인식하고 있는 것 같다.

권수련 선생님이 오랜 시간 쌓은 지식과 경험을 담아 펴낸 『요가 해부학』은 지금까지의 요가 관련 교재들과는 달리 해부학 용어부터 시작하여 생체역학까지 다양하게 다루어 누구나 쉽게 접근할 수 있다는 점이 괄목할 만하다. 각 근육과 연관된 요가 아사나 동작을 구체적으로 묘사한 점은 우리 요기들이 인체 해부학을 요가 아사나와 연결하여 익힐 수 있는 좋은 토대를 마련해주었다. 물론 요가 아사나의 모든 자세와 요가의 근본철학을 해부학이나 생리학 또는 과학으로 전부 설명할 수는 없다. 그러나 이 책이 요가가 인체에 작용하는 원리를 쉽게 이해할 수 있도록 돕는 안내서가 되기에는 충분하다고 본다.

우리나라에서 요가가 더욱 번창하고 발전하여 모든 사람의 건강과 행복을 이끄는 범국민적 생활학문이자 문화로 자리하길 바라는 마음으로 기쁘게 이 책을 추천한다.

강준한 박사(척추신경전문의 임상요가학회부회장)

몸의 길을 따라 요가를 지도하다

"몸의 미학과 과학의 만남." 요가는 인도 인더스문명으로부터 시작해 오천 년간 이어진 오래된 문화입니다. 이제는 동서양을 막론하고 세계 곳곳에 두루두루 보급되어 아주 넓은 무대를 갖게 되었습니다. 원래 요가는 수행으로서 심신단련의 수단이었지만 현대인들에게는 몸을 건강하게 하는 주요한 분야로 받아들여지고 있습니다. 몸을 다루는 일이기에 요가에 있어 해부학은 유용한 학습도구입니다. 해부학을 알면 알수록 더 유연하고 정확한 동작이 가능한 것은 물론, 보다 섬세한 수련과 지도를 할 수 있을 것입니다. 미연의 사고를 방지하고 몸의 부작용을 최소화할 수도 있습니다. 나아가 편안하게 몸을 단련하고 몸의 가능성을 최대로 발현하는 것이야말로 우리가 요가 해부학을 공부하는 이유입니다.

올바른 요가 수련을 위해서는 먼저 신체의 해부학적 구조에 대해 이해해야 합니다. 그 이해를 바탕으로 뼈와 근육의 모양과 결을 잘 살려 굽히고, 펴고, 비틀면서 각 부분을 때로는 물처럼 유연하게 때로는 바위처럼 단단하게 만들어야 할 것입니다. 우리는 자연이 준 몸을 이용해 마치 작품을 완성하듯 아사나 동작을 하나하나 만들어갈 수 있습니다. 그러면서 요가의 기품이 깃들도록 몸속에 마음의 고요함을 불어넣는다면, 그 고요함이 깊어질 때 섬세해진 몸을 통해 마음의 소리도 듣게 됩니다. 현대에 시도된 요가와 해부학의 접목은 요가 지도자들에게 과학적이고 책임감 있는지도 능력을 부여하게 될 것입니다. 하지만 안타깝게도 한국에서 해부학 지식으로 요가를 설명하는 지도자들은 소수입니다. 관련 교재를 만들 수 있는 사람은 더욱이 그 수가 적은 상황에서 오랫동안 해부학을 연구해온 권수련 선생님이 드디어 책을 출간하였습니다. 그는 국내외 현장 경험과 공부를 통해 쌓은 지식을 바탕으로 요가에 유효한 해부학에 대해 상세히 설명하고 있습니다.

『요가 해부학』은 요가 지도자들이 그간의 고민과 어려움을 해결하고 한층 성장하기 위한 풍부한 지식을 줄 것입니다. 저자의 바람대로 많은 요가 선생님들이 애독하면 좋겠습니다. 이 책이 '좋은 선생님에 의한, 좋은 선생님을 위한, 좋은 선생님의 요가 지도 길잡이'로 남게 되기를 바랍니다.

서종순(요가학회 회장·원광디지털대학교 요가학과 교수·한인요가명상학연구소 소장)

추천사

아사나는 나디정화를 우선한다. 나디의 정화는 인체의 바른 정렬과 관절 및 척추 사이의 공간을 원래대로 확보하는 것이다. 아사나와 쁘라나야마를 지도하려면 인체를 이해하는 것이 우선이다. 이 책은 요가 지도자들에게 반드시 필요한 요가해부학 교재이다.

— 김성원(사단법인한국치유요가협회장, 자연치유학박사)

아사나 수련 중 우리의 몸 안에는 어떤 일이 일어날까? 어떤 자세가 인체의 자연스러운 구조를 거스르지 않으며 더욱 효율적일까? 이 책은 이런 궁금증을 풀어준다. 저자의 깊이 있는 경험이 담긴 독보적인 책이다.

— 박현정(약사, 요가 수련자)

현대인들은 막연하게 건강을 바라지만 올바른 방법을 알지 못해 방황한다. 자신의 몸을 바로 알고 몸과 소통할 수 있도록 도와주는 이 책의 출간은 참으로 반가운 소식이다.

— 김서화(내과의사, 요가 수련자)

오랫동안 요가를 가르쳐오며 고민하던 나에게 요가 해부학을 쉽고 정확하게 알려준 책이다. 이 책으로 인해 올바르게 요가를 지도할 수 있게 되었다. 요가 지도자들의 교과서와도 같은 이 책은 요가 해부학의 완전판이다!

— 최다름('요가힐' 원장)

그동안 나에게 요가 해부학 서적들은 너무 어렵게 느껴졌다. 워크숍에도 참여해봤지만, 낯선 용어와 이론이 가로막았다. 이 책과 함께라면 내 몸에 대한 이해도를 높이고 타인의 몸을 간접적으로 경험함으로써 독자들의 지식이 한층 풍요로워질 것이라고 확신한다.

— 김주은(요가 지도자)

요가 수련에 필요한 신체 근골격 구조와 생리학 지식이 체계적으로 정리된 이 책은 답을 알려주는 것뿐 아니라 왜 그런지 한번쯤 생각해보고 스스로 답을 구할 수 있도록 도와준다. 매일 요가를 수련하는 이들, 지도하는 이들 모두에게 밝은 빛이 되리라 생각한다.

— 채유경(요가 지도자, 본서 모델 및 해부학 이미지 도해자)

단언컨대, 이 책은 요가인들에게 가장 완벽한 참고서이다. 해부학 지식만이 아니라 요가에 임하는 마음자세까지 다시 생각해보게 하는 책인 만큼 한 번 읽고 마는 것이 아니라 두고두고 펼쳐보려 한다.

— 김진희(요가 지도자)

해부학으로 요가를 이해한다는 것

요가에 해부학을 관심을 갖게 된 계기는 아주 단순했다.

일단 저자는 몸을 그다지 잘 쓰는 축에 들지도 못하고 몸 쓰는 것을 그리 즐기지도 않았다. 그래서인지 스스로 육체적인 수련에 특화된 사람이 아니라는 생각이 들었고 하고 싶지만 안 되는 아사나도 많았다.

또한 어떤 아사나나 자세를 할 때 '과연 바른 자세를 정의할 수 있을까?'라는 의문이 지속적으로 들었다. 쉽게 말해 스스로 안 되는 동작이 많아서 어떻게 하면 원하는 동작을 좀 더 잘할 수 있을까 하는 생각과 직업이 요가 선생이다 보니 아사나나 자세에 대한 관심도 많았고 결정적으로 회원들이나 학생들이 어떤 자세를 하면 판단할 기준이 필요했는데 나 역시 판단 기준이 모호하여 헷갈릴 때가 많았기 때문에 위 두 가지 문제를 해결하고자 하는 열망에서 해부학에 관심이 생겼다.

그래서 시작한 것이 해부학 공부였고 요가에 해부학을 적용하여 지도하기 위해 자료를 찾기 시작했다. 해부학 공부를 처음 시작한 이래로 국내외의 요가와 해부학 관련 서적 및 자료들을 공부하고 정리하면서 지식과 경험이 누적되었다.

그 기반으로 2011년에 Yoga Anatomy DVD 1, 2를 번역하여 한국 요가 수련자들에게 요가를 해부학적으로 배우고 익힐 수 있는 계기를 마련하였고, 그 첫발을 뗀 후로 2015년에 이 『요가 해부학』 책의 전신인 『요가 아사나 해부학의 모든 것』을 출간하였다. 그리고 2016년에는 해부학을 기반으로 요가를 실제적으로 지도할 수 있도록 아사나 이미지들을 실은 후 각 아사나를 해부학적으로 설명하고 좀 더 자연스럽고 안전한 수련을 하거나 지도할 수 있도록 안내하는 『요가 아사나 지도법』을 출간하였다. 2017년에는 『요가 아사나 해부학의 모든 것』의 개정판을 냈었는데 2020년에 보니 다소 미진한 부분과 추가해야 할 부분이 있어 이참에 책의 이름을 『요가 해부학』으로 바꾸고 개정판을 출간하게 되었다.

요가의 길은 너무 다양하고, 넓고, 깊다.

헤아릴 수 없이 많은 요가의 길 중에서 아사나는 요가를 이해하고 수행해가는 하나의 관문이다. 아사나의 길 역시 너무 다양하고, 극단적으로 말하면 사람 수 만큼이나 다채로울 수밖에 없다. 아사나 수련을 하는 경우를 보면 아주 소극적으로 가볍게 늘이고 이완하는 정도의 아사나부터 해부학으로는 넘지 않아야 할 관절의 가동범위까지 확대하여 아사나를 수행하는 경우까지 다양하다.

요가 수련을 하는 사람의 수준은 천차만별인데 아무런 기준도 없이 되는대로 수련하라고 할 수는 없고 그렇다고 무엇이 절대적으로 옳다고 한정하는 것 역시 한계가 있다. 이런 상황에서 어떻게 하면 아사나 수련에서 일정한 기준을 제시하여 안전하고 건강한 수련을 지도할수 있을까 하는 고민을 계속해왔다. 그러한 고민의 끝자락에서 저자가 요가와 해부학 공부를 하면서 지금까지의 지식과 경험을 토대로 아래의 결론에 도달할 수 있었다.

저자가 제안하는 몸 쓰임의 세 가지 큰 지침은 아래와 같다.
첫째는, 형태가 기능을 결정한다.
둘째는, 운동 목적을 고려한다.
셋째는, 현재의 몸 상태에 순응한다.

첫째, '형태가 기능을 결정한다.'라는 의미는 각각의 동물이 가진 골격 구조는 육체적 활동에 필요한 기능을 전제로 구성되어 있다는 관점이다.

이족보행을 하는 사람과 사족보행을 하는 개나 고양이를 보면 머리의 크기 및 위치, 척추의 모양 및 구조, 사지의 크기 및 모양이 다르다. 만일 개나 고양이를 두 발로 서서 걷게한다면 그들의 척추와 사지는 골격과 맞지 않게 변형된 운동으로 인해 많은 스트레스를 받게 될 것이다. 사람 역시 네 발로 걷거나 움직일 경우 위 두 동물과 마찬가지로 근골격계에많은 변형을 초래하게 될 것이고 장기화한다면 결국 네발 동물과 같이 진화를 하거나 단기간에 진화할 수 없다면 통증이나 기능 이상을 겪게 될 것이다.

따라서 아사나든 일상의 자세든 가능하다면 골격 구조에 순응하는 방식의 정지 동작과움직임을 만들도록 노력할 필요가 있다.

둘째, '운동 목적을 고려한다.'라는 의미는 운동의 효율성에 대한 질문이다.

운동을 하는 데 운동 목적에 부합하지 않는 방식으로 운동을 하거나, 운동이 들인 노력과 에너지에 비해 효율이 낮다면 그 운동 방식은 바꿔야 할 필요가 있다. 예를 들어, 전굴하는데 여러 목적이 있지만 저자가 제안하는 운동 목적은 '상체는 이완하여 근골격계의 긴장이 없고, 호흡은 자연스러우며, 장기가 압박받지 않아 생리적 기능이 원활하면서 하체의 뒤넙다리근(Hamstrings) 및 종아리 근육들을 이완시키는 것'이다.

위에 제안한 운동 목적을 달성하기 위해서는 척추 중립(Neutral Spine)이 필수이며 운동의 축은 엉덩관절(Hip Joints)이 되어야 한다. 이렇게 운동을 할 때 첫 번째에서 제안한 '형태가 기능을 결정한다.'라는 전제와도 부합되고 운동 목적도 효율적으로 달성할 수 있다. 물론 다른 방식의 전굴도 가능하다. 예를 들어, 전굴하는데 등을 말고 이마를 무릎에 가까이 대는 방식도 있다. 이 경우 운동 목적은 위에 예를 든 것과 달라진다. 이때는 주로 상체 뒤편인 등을 이완하게 되고 위에 설명한 예와는 다르게 호흡이 짧아지고, 장기가 압박되어 생리적 기능 저하가 동반될 수 있으며 경우에 따라서는 특정 부위(특히 요추)에 통증을 느낄 수도 있다.

따라서 운동을 하는 사람은 어떤 목적을 달성하기 위해 운동을 하는지 고려한 후 그에 적합한 운동 방식을 선택해야 한다. 어떤 운동 방식도 그 자체로 옳거나 그르지는 않다. 단지 어떤 운동 목적을 갖느냐에 따라 다른 판단을 할 수 있을 뿐이다. 쉽게 말해 특정 운동 목적을 달성하기 위해 투자한 에너지와 얻은 결과를 고려해보고 효율이 높은 운동 방법을 선택하면 된다.

셋째, '현재의 몸 상태에 순응한다.'라는 의미는 모든 운동은 현재 몸 상태를 기준으로 수행되어야 안전하고 건강한 결과를 만들 수 있다는 말이다.

예를 들어, 소싯적에 운동 좀 했던 이들은 한동안 운동을 하지 않았음에도 불구하고 과거의 몸 상태만 생각하고 운동 강도를 조절하지 않아 다치는 경우가 있다. 또 다른 예로는, 몸의 상태가 매일 매 순간 다름에도 불구하고 최근에 가장 잘 되었던 상태만 생각하고 충분한 준비 운동 없이 난이도나 강도를 높이다가 부상을 입는 경우도 있다.

따라서 모든 운동과 수련은 항상 지금 여기의 몸 상태가 기준이 되어야 안전하고 건강한 수련을 할 수 있다.

지금까지 저자가 요가에 해부학을 적용하기로 생각한 과정과 어느 정도의 지식과 경험이 쌓여서 내린 결론을 짧게 요약을 했다. 하지만 여전히 요가에 해부학이 필요 없다거나, 소극적으로만 수용하는 입장인 이들도 많고, 해부학 없이 수천 년을 이어져 온 요가에 괜히 해부학을 적용하다 보니 관절의 가동범위에 걸려 움직임이 너무 제한되고 해부학 없이 하는 아사나에 비해 해부학을 적용하여 한계를 두다 보니 해부학에 몸과 마음을 가둔다고 하는 지적도 있다.

요가의 목적이 다양하고 신체 상태도 다양하기 때문에 절대적으로 옳고 그른 것은 없다. 해부학을 적용하는 것도 선택이며 적용하지 않는 것도 선택이다. 단지 해부학을 적용하였을 때 유익한 부분은 적극 도입하고, 수련을 통해 이미 몸이 충분히 준비된 이들의 경우는 해부학을 넘어서는 몸 쓰임도 크게 문제 될 것은 없다. 오히려 해부학을 이해하고 몸의 한계를 확장해가는 것은 더 권장할 일이라고 생각한다.

요가에서 해부학은 강을 건너는데 필요한 배와 같다. 배 없이도 강을 건너는 방법은 다양하겠지만 배라는 좋은 수단을 굳이 외면할 필요도 없을 것이다. 그리고 강을 건넜으면 배는 두고 가면 된다. 요가 해부학이 요가를 수행하는 모든 이들에게 더 넓고 깊은 요가의 길로 안내하는 다른 관점의 방향타가 되길 바란다.

마지막으로 개정판이 나오는 데 도움을 주었던 분들을 언급하고자 한다.

모든 작업은 혼자 해낼 수 없다. 비록 저자가 원고는 썼지만 이번 개정판을 내는데 내용의 일관성과 섬세한 설명을 유지하도록 글을 다듬는데 모든 역할을 한 아힘사의 백승연 선생님께 감사의 마음을 전한다. 그리고 이번 개정판의 표지는 아힘사의 RYT200 요가 지도자 교육을 받고, 요가에 대한 이해를 더 깊게 한 후 저자와 많은 시간을 들여 요가 해부학을 직관적으로 표현하는 표지를 제작하는 데에 애써주신 김유리 님에게도 감사의 마음을 전한다.

이외에도 여러분들이 책의 완성도를 높이는 데 조언을 아끼지 않았지만 일일이 이름을 언급할 수 없어 감사하다는 글로 마음을 전한다.

모든 분이 요가를 통해 행복에 이르기를 기원한다.

2020년 5월
아힘사 요가 & 명상에서 권수련

요가 해부학, 얼마나 알고 있는지 테스트하기

바른 자세와 호흡 등은 요가 지도자로서 반드시 알아야 하는 사항이지만 정확한 내용을 알고 있는 사람은 의외로 많지 않다. 이 책을 읽기 전 요가 지도자들이 자신의 지식을 점검할 수 있도록 10개의 질문을 준비했다. 각 질문에는 요가 지도자가 그 내용을 알아야 하는 이유와 함께 이 책의 어느 부분에서 해당 내용을 설명하고 있는지도 덧붙였다.

1. 바른 자세란 무엇이며 왜 그러한지 설명할 수 있는가?

그렇다 ☐   아니다 ☐

현대인의 대부분은 자세가 바르지 않기 때문에 정도의 차이는 있지만 근골격계 질환과 함께 다양한 부차적인 증상을 가지고 있다. 요가의 효과 중의 하나는 자세를 바르게 함으로써 근골격계 질환을 예방하고 치유를 돕는 것이다. 요가 지도자 스스로 무엇이 바른 자세인지를 알 수 없다면 요가수련자의 자세를 바로잡아줄 수 없다.

▶ 7장의 '무릎의 기능'과 '척주의 기울기에 따른 체형 이상'편, 8장의 '상체 및 하체의 바른 움직임 방식' 편 참조

2. 건강한 호흡이란 무엇이며 왜 그러한지 설명할 수 있는가?

그렇다 ☐   아니다 ☐

사람의 호흡을 살펴보면 바른 자세(몸에 긴장과 억압이 없는 균형 상태)에서는 호흡이 길고 완만한 배호흡이나 요가식 완전호흡을 하고, 바르지 않은 자세에서는 호흡이 짧고 급한 가슴호흡을 한다는 것을 알 수 있다. 호흡이 바르지 않으면 요가의 효과도 감소한다. 요가 지도자는 바른 자세와 건강한 호흡의 관계를 이해하고, 요가 수련자가 요가식 완전호흡을 할 수 있도록 지도해야 한다.

▶ 2장의 '코호흡과 입호흡', '입호흡 시 이산화탄소와 연관된 생화학적 효과'편과 7장의 '척주의 기울기에 따른 체형 이상'편, 8장 전체 참조

3. 우짜이 호흡이란 무엇이며 요가에 어떻게 적용해야 하는지 설명할 수 있는가?

그렇다 ☐   아니다 ☐

요가에서 우짜이 호흡을 하는 방식과 그 이유에 대해서 생각해 볼 필요가 있다. 요가 수련자로 서 우짜이 호흡이 무엇이고 어떻게 해야 하는지 그 이유와 근거에 대해서 해부학적으로 이해하 고 판단할 수 있어야 건강한 요가 수련이 가능하다. 내가 알고 있는 우짜이 호흡과 경전 그리고 해부학에 근거한 우짜이 호흡의 차이를 확인하고 어떤 방법을 선택할 것인지 판단해야 한다.

▶ 2장의 '요가식 완전호흡을 실행하자', '고전요가의 호흡 방식'편 참조

4. 정렬이란 무엇인지 설명하고 그 근거를 제시할 수 있는가?

그렇다 ☐   아니다 ☐

신체는 고정된 구조물이 아니기 때문에 움직임에 따라 끊임없이 무게중심이 이동한다. 몸 을 움직이는 매 순간 신체의 안정성을 확보하기 위해서는 가장 효율적으로 에너지를 분산 하고 몸의 긴장을 제거하는 방법을 알아야 한다. 이것이 바로 정렬이다. 요가 지도자는 신 체의 바른 정렬 방식을 알아서 요가 수련자가 움직임에 따른 적절한 강도와 안정성을 확립 할 수 있도록 도와야 한다.

▶ 8장의 '체형 변화의 원인부터 해결책까지'편과 10장의 '골반정렬'편 참조

5. 아사나가 바른 상태임을 판단하는 기준과 그 근거를 설명할 수 있는가?

그렇다 ☐   아니다 ☐

아사나는 요가 수련자의 신체 조건과 수련 원리에 대한 이해도에 따라 질적으로 큰 차이가 생긴다. 요가 지도자는 각 수련자의 수준을 판단하고 필요한 경우에는 수정을 해줌으로써 바른 수련의 길로 이끌어야 한다. 이를 위해서는 바른 아사나와 바르지 않은 아사나를 구 분하는 것이 매우 중요하다. 수련 지도 시 지도자의 경험에 의한 판단도 필요하지만, 해부 학적 지식을 통해 인간의 일반적인 신체 조건을 파악하는 일이 더욱 중요하다. 주관적 경험 의 한계를 극복하고 보편성을 확립할 수 있기 때문이다.

▶ 6장의 '긴장통합 모델'편, 7장의 '무릎의 기능'편과 '척주의 기울기에 따른 체형 이상'편, 8장의
  '체형 변화의 원인부터 해결책까지'편과 '상체 및 하체의 바른 움직임 방식'편 참조

6. 후굴(백밴딩)에서 어디를 운동의 축으로 사용할 것이며 그 이유를 설명할 수 있는가?

그렇다 ☐ 아니다 ☐

아사나 수련의 목적은 다양하다. 요가 수련자로서 건강한 몸 수련을 위해 아사나의 운동 목적을 해부학적으로 정의할 필요가 있다. 운동 목적에 따라서 운동의 축이 달라지며, 운동의 축은 운동의 효율성을 결정한다. 또한, 골격 구조에 순응하는 운동의 축을 선택해야 건강한 몸 수련을 할 수 있다. 특히 후굴(백밴딩)의 운동의 축은 척추 건강에 큰 영향을 끼치므로 이에 대해 해부학적으로 정확히 이해할 필요가 있다.

▶ 7장의 '척추의 움직임', 10장의 '적합한 후굴 자세'편 참조

7. 체형 균형의 회복을 위해 신체의 수축과 이완 중 무엇이 먼저인지 설명할 수 있는가?

그렇다 ☐ 아니다 ☐

개인의 신체 상태는 모두 다르지만 공통적인 특성이 있다. 신체는 전후, 좌우의 대칭 구조이며, 그 구조를 유지하는 핵심이 근육의 작용이라는 점이다. 어느 한쪽의 근육이 심하게 이완되면 대칭을 이루는 근육은 과도하게 수축해 체형이 불균형해진다. 균형을 회복하려면 신체의 수축과 이완 중 무엇이 먼저인지 알고 바른 순서로 수련자를 지도해야 한다. 잘못된 순서로 지도하면 수련의 효과가 떨어지거나 부상을 유발할 수 있다.

▶ 4장의 '신경 활성화를 통한 마음의 눈으로 몸 정렬하기–앉은 자세', '신경 활성화를 통한 마음의 눈으로 몸 정렬하기–선 자세'편과 8장의 '체형 변화의 원인부터 해결책까지'편 참조

8. 일상에서의 바른 자세란 무엇이며 왜 그러한지 설명할 수 있는가?

그렇다 ☐ 아니다 ☐

아사나 수련은 신체가 적절한 대칭과 균형을 이루도록 하는 수련법으로 구성되어 있다. 요가 수련자는 과도한 긴장과 이완으로 틀어진 몸을 아사나 수련을 통해 자연스러운 상태로 바꾸게 된다. 요가 수련장을 벗어나서도 동일한 원칙이 적용된다. 오히려 요가 수련장 밖에서의 자세가 더욱 중요하다. 하루 24시간 중 수련하는 시간은 많아야 1~2시간이고 나머지 시간에는 일상생활을 하기 때문이다. 요가 지도자가 일상에서의 바른 자세를 정확히 알지 못하고 요가 수련자에게 가르칠 수도 없다면 수련의 효과가 떨어질 것이다.

▶ 7장의 '척추 통증 치유를 위한 바른 자세', '척추 건강에 적합한 일상의 자세'편 참조

9. 수련자들에게 정확한 해부학적 명칭을 사용하여 아사나 동작과 원리를 설명할 수 있는가?

그렇다 ☐   아니다 ☐

신체의 모든 부분에는 해부학적 명칭이 있다. 일상의 언어를 사용해 어깨를 강화하라거나 팔의 힘 또는 허벅지 힘을 강화하라고 말하면 수련자들에게는 막연하게 들릴 것이다. 듣는 사람의 이해에 따라 지도자가 의도했던 곳과 다른 신체 부위로 오해할 소지도 있다. "팔을 펴는 근육을 강화해야 합니다."라고 이야기하기보다는 그 근육의 위치와 함께 '명칭이 위팔 세갈래근이며 팔을 펴는 작용을 한다'는 사실을 알려주는 것이 좋다. 수련자 입장에서는 시행착오 없이 정확한 부위의 근육을 강화할 수 있다. 수련 원리를 제대로 파악하고 수련자의 특정한 상태에 맞는 대안을 제시한다면 신뢰받는 지도자가 될 수 있을 것이다.

▶ 1장의 '해부학 용어'편 참조

10. 요가 해부학의 적용 범위와 한계를 설명하고 그 근거를 제시할 수 있는가?

그렇다 ☐   아니다 ☐

요가 지도자를 상대로 요가 수련 지도를 해보면 저마다 아사나를 이해하고 해석하는 방법과 수준이 다르다. 극단적인 경우 정반대로 해석을 하기도 한다. 어느 쪽이 맞고 틀리다는 식으로 평가하기는 어렵다. 무엇보다 요가 수련자가 어느 수준의 아사나를 감당할 수 있느냐를 고려하는 것이 좋다. 그러려면 요가 해부학의 적용 범위와 한계를 알고 있어야 한다.
이 책에서는 전문 요가 수련자가 아닌 일반인을 기준으로 신체의 운동한계를 제시하고 있다. 전문 요가 수련자이거나 그에 준하는 신체 상태를 가진 수련자의 경우는 이 책에 나온 해부학적 지식과 정보에 예외를 적용할 수 있다는 점을 이해해야 한다.

질문에 답하는 과정에서 자신이 정확히 모르고 있는 부분을 파악했다면 관련 내용을 더욱 집중하여 읽기를 바란다. 책을 다 읽고 난 후에는 〈요가 해부학, 얼마나 알고 있는지 테스트하기 해설〉을 통해 10개의 질문에 대한 답을 알아보고 그 내용을 분명하게 이해했는지 확인해보자.

요가 해부학 FAQ

Q 요가를 하는데 해부학을 배워야 하는 이유가 무엇인가요?

A 요가에 해부학을 적용하기 시작한 역사는 그리 길지 않습니다. 요가 해부학은 기존의 경험적인 수련 방식에 신체의 근골격 구조와 생리학에 관한 지식을 접목함으로써 요가를 더 체계적이며 안전하게 배우고 가르칠 수 있도록 과학적 근거를 제시합니다.
자세한 내용은 1장의 '요가에서 해부학을 배워야 하는 이유'편을 참조하기 바랍니다.

Q 요가 수련을 할 때 호흡은 어떻게 해야 하나요?

A 호흡을 분류하는 방법은 다양하지만 호흡할 때 주로 움직여지는 부위에 따라 크게 가슴호흡(흉식호흡)과 배호흡(복식호흡), 그리고 가슴배호흡(흉복식호흡-요가식 완전호흡)으로 나눌 수 있습니다. 요가에서 제안하는 바른 호흡은 가슴호흡과 배호흡을 통합한 '가슴배호흡'입니다. 가슴호흡은 호흡이 얕고 빨라서 근육에 긴장을 유발할 수 있습니다. 배호흡을 할 경우 호흡이 가슴호흡보다 더 깊지만 가슴호흡과 배호흡을 통합한 가슴배호흡보다는 얕습니다.
더 자세한 내용은 2장 전체를 참조하기 바랍니다.

Q 왜 꼭 입이 아닌 코로 호흡해야 하나요?

A 요가 수련이 아닌 평소 활동이나 운동을 할 때에도 가장 이상적인 호흡 방식은 코로 호흡하는 것입니다. 외부 공기가 몸 안으로 들어올 때 각종 이물질과 병원균 등도 섞여서 들어옵니다. 입호흡을 할 때는 낮은 여과 기능으로 인해 생리적 스트레스가 유발되지만 코호흡을 하면 각종 이물질과 병원균 등을 약 98~99% 수준까지 여과하여 생리적 스트레스를 낮출 수 있습니다. 입호흡과 코호흡의 가장 중요한 차이는 이산화탄소의 흡입 정도입니다. 코호흡을 하면 사강을 거치는 과정에서 150~200㎖ 정도의 이산화탄소를 외부 공기와 함께 혼입하게 되는데, 이는 혈관확장을 도와 혈액에 더욱 많은 산소를 공급하게 합니다. 이산화탄소는 단지 노폐물이 아니라 강력한 혈관 확장자로서 작용하기 때문에 혈액에 충분한 산소를 공급을 위해서는 반드시 코로 호흡해야 합니다.

더 자세한 내용은 2장의 '코호흡과 입호흡', '입호흡 시 이산화탄소와 연관된 생화학적 효과'편을 참조하기 바랍니다.

Q 체형 교정이 필요한 상황인데 어떻게 시작해야 할까요?

A 자신의 체형이 균형에 맞지 않다고 생각해 교정을 원하는 사람들이 많습니다. 이런 사람들에게 가장 큰 어려움은 바른 체형과 바르지 않은 체형이 무엇인지 정확히 알지 못한다는 점입니다. 설령 어떤 체형이 바른 것인지 안다고 하더라도 구체적으로 어떻게 체형을 교정해야 하는지는 모르는 경우가 많습니다. 이 책을 통해 체형을 스스로 점검하는 방법은 물론 교정하는 방법까지 알 수 있습니다.
이에 관한 내용은 4장의 '신경 활성화를 통한 마음의 눈으로 몸 정렬하기-앉은 자세', '신경 활성화를 통한 마음의 눈으로 몸 정렬하기-선 자세', '신체의 안정 구조'편과 8장의 '체형 변화의 원인부터 해결책까지'편을 참조하기 바랍니다.

Q 자세가 나쁘다는 이야기를 많이 듣는데 어떻게 해야 바른 자세를 유지할 수 있을까요?

A 자세가 나쁜 상태에서는 먼저 바른 자세가 무엇인지 알아야 합니다. 바른 자세란 '타고난 골격구조에 맞도록 신체의 하중을 효율적으로 분산할 수 있는 자세'입니다. 골격 자체는 운동 기능이 없기 때문에 골격이 어느 한쪽으로 치우쳐 자세가 나빠지는 원인은 바로 근육에 있습니다. 특정 방향의 근육이 과도하게 수축하고 있으며 반대 방향의 근육은 지나치게 이완되어 있는 것입니다. 나쁜 자세와 바른 자세를 구분하여 평소 습관을 바꿔가면서 근력을 균형에 맞게 발달시키면 바른 자세를 유지할 수 있습니다.
자세한 내용은 7장의 '무릎의 기능', '척주의 기울기에 따른 체형 이상'편과 8장의 '상체 및 하체의 바른 움직임 방식'편을 참조하기 바랍니다.

Q 요가 수련을 시작할 때 워밍업^{Warm Up}(준비운동)이 필요한가요? 필요하다면 어떻게 해야 할까요?

A 요가 수업의 진행 방식은 크게 '앉은 자세에서 몸을 풀고 점점 난이도가 높은 아사나를 수행하는 방식'과 '선 자세에서 몸을 푼 후 앉은 자세나 누운 자세의 아사나를 수행하는 방식'으

로 나눌 수 있습니다. 아직까지는 앉은 자세에서 요가를 시작하는 방식이 일반적이지만 신체 조직이 활성화되는 방식을 고려하면 선 자세에서 워밍업을 한 후 난이도가 높은 아사나를 수행하는 방식이 더 적합합니다. 근육, 힘줄 및 인대와 같은 신체 조직은 결합조직이기 때문입니다. 결합조직은 열과 압박, 그리고 호흡을 통해서 활성화되는데, 앉은 자세의 운동법들보다는 선 자세의 운동법들을 통해 이 3가지 요소들을 더욱 충분히 적용할 수 있습니다. 더 자세한 내용은 6장의 '결합조직을 변화시키는 방법'편을 참조하기 바랍니다.

Q 디스크로 인해 통증이 심한데 요가를 통해서 치유할 수 있을까요?

A 장시간 앉아 있거나 자세가 바르지 않은 대다수의 현대인들은 일정 수준의 근골격계 질환을 갖고 있습니다. 대표적인 근골격계 질환은 흔히 디스크라고 불리는 추간판 및 주변부 조직의 통증입니다. 근골격계 질환은 대개 바르지 않은 자세(또는 원인이 밝혀지지 않은 다른 요인들)로 인한 척추굽이의 변형에 기인합니다. 요가를 통해서 치유할 수 있는 근골격계 질환의 범위와 한도를 안다면 의료시스템에 의존하지 않고 스스로 디스크 질환을 치유할 수도 있습니다.
자세한 내용은 7장 '척추 통증 치유를 위한 바른 자세', '척추 건강에 적합한 일상의 자세'편을 참조하기 바랍니다.

Q 요가 수련 지도를 하면서 특정 아사나가 어떤 작용을 하는지 배우고 싶은데 어떻게 공부를 시작해야 할까요?

A 요가 지도자들이 요가에 해부학을 접목하려고 할 때 가장 어려움을 겪는 부분은 '어떻게 특정 아사나에 개별 근육에 관한 지식을 통합해서 적용할 수 있을까?'입니다. 많은 요가 해부학 관련 서적들이 근육에 대한 자세한 설명과 삽화를 제공하지만 그 지식을 아사나에 적용하는 예시도 없이 공부하기란 쉽지 않습니다. 이 책에서는 특정 근육에 관한 지식을 다양한 아사나들에 어떻게 적용할 수 있는지 많은 예시를 제시함으로써 요가에 해부학을 접목할 수 있는 방법을 알려줍니다.
더 자세한 내용은 8장의 '상체의 근육 작용과 아사나 이해하기', '하체의 근육 작용과 아사나 이해하기'편을 참조하기 바랍니다.

Q 수련생마다 몸 상태가 다른데 어떻게 적절한 수련 방법을 제시해야 할까요?

A 요가 지도자들에게 부담이 되는 부분 중의 하나는 신체 상태가 다른 수련생들에게 적절한 수련 방법을 제시하는 일입니다. 이 책에서는 각 수련생의 체형을 분석하는 방법을 통해 몸을 긴장된 부분과 이완된 부분으로 나눠 파악할 수 있도록 도와줍니다. 균형 회복의 기본 원칙은 항상 긴장된 부분을 먼저 이완시키고 다음으로 과도하게 이완된 부분을 강화하는 것입니다.
자세한 내용은 8장의 '상체의 근육 작용과 아사나 이해하기', '하체의 근육 작용과 아사나 이해하기'편을 참조하기 바랍니다.

Q 요가 수련 중이나 수련 후 손목이 아프다는 수련생들에게 어떤 조치를 취해야 할까요?

A 요가 수련 중이나 수련 후에 손목에 통증이 생기는 원인은 다양하지만 주된 원인은 손목굴에서 정중신경이 눌리는 것입니다. 정중신경이 눌리지 않도록 매트를 접어서 손목 밑에 받치거나 목, 어깨, 손목의 관절을 사전에 충분히 이완시키면 손목 통증을 완화할 수 있습니다. 통증의 또 다른 이유로는 반다를 적절히 조이지 않아 손목에 집중적으로 하중이 전이되는 것을 들 수 있습니다. 이런 경우 물라반다와 우띠야나반다를 조이는 연습을 통해서 예방이 가능합니다.
더 자세한 내용은 9장 '손목굴 증후군'편을 참조하기 바랍니다.

Q 유연성이 떨어집니다. 스트레칭을 잘하고 싶은데 어떻게 해야 할까요?

A 요가를 생각할 때 가장 먼저 떠올릴 수 있는 것 중 하나가 유연성입니다. 유연성은 허벅지 뒤편에 자리한 뒤넙다리근의 상태에 가장 큰 영향을 받습니다. 유연성을 높이고자 스트레칭을 할 때 가장 흔히 저지르는 실수는 등을 말아서라도 상체를 깊게 숙이려고 하는 것입니다. 유연성 향상을 위해 늘여야 하는 근육은 뒤넙다리근이므로 상체인 등을 말아서 숙이는 자세는 전혀 도움이 되지 않으며 오히려 몸의 긴장도만 높일 뿐입니다. 오히려 턱과 가슴을 열어서 배를 허벅지에 붙이는 자세를 통해 상체의 긴장을 해소하면 뒤넙다리근은 더욱 유연해집니다.
자세한 내용은 8장의 '뒤넙다리근'편과 10장의 '적합한 전굴 자세'편을 참조하기 바랍니다.

Q 좌골신경통으로 생활이 어려울 정도인 경우에도 요가를 통해서 치유가 가능할까요?

A 좌골신경통의 원인과 정도는 다양하기 때문에 요가를 통해서 치유하거나 증상을 완화할 수 있는 수준 또한 여러 가지를 고려하여 판단해야 합니다. 증상이 심한 경우라면 의사에게 외과적인 치료를 받아야 하며 비교적 가벼운 물리적 원인이나 정신적 스트레스로 인한 통증이라면 요가를 통해서도 치유가 가능합니다. 이 책에서는 요가를 통해 치유할 수 있는 좌골신경통의 범위와 한계를 제시하고 적절한 운동법도 함께 알려줍니다.
자세한 내용은 9장의 '좌골신경통'편을 참조하기 바랍니다.

Q 허리가 자주 아픈데 요가를 통한 허리 강화나 치유가 가능할까요?

A 허리 통증의 원인과 정도는 매우 다양하므로 요가를 통해서 치유할 수 있는 한계와 정도를 먼저 파악할 필요가 있습니다. 허리 통증의 원인을 물리적인 것으로만 한정할 때 의사의 치료가 필요한 수준인지 아니면 요가를 통해 치유가 가능한지의 여부는 진료 기록이나 MRI, X-Ray 영상 자료 등을 통해서 종합적으로 판단해야 합니다. 전문 의료시술을 받지 않아도 되는 경우라면 요가를 통해서 치유를 도울 수 있습니다. 물리적 원인에 의한 허리 통증은 근육의 작용이 불균형해져 어느 한쪽으로 체중이 과하게 실리면서 추간판 또는 연관 신경이나 조직에 발생하는 것입니다. 근육 작용을 정상화하면 통증을 완화하거나 제거할 수 있습니다.
더 자세한 내용은 9장의 '허리 통증 치유법'편을 참조하기 바랍니다.

Q 바른 정렬Body Alignment은 어떤 상태를 말하는 것인가요?

A 요가 수련을 할 때 가장 중요한 개념 중 하나가 정렬입니다. 정렬은 자동차의 중립 기어와 마찬가지로 몸의 중립 상태를 의미하는데 어떤 동작으로 들어가고 나오기 위해서는 반드시 중립 상태에서 전환이 필요합니다. 만일 정렬을 통해서 신체를 중립 상태로 만든 후 특정 동작을 수행하지 않는다면 과도한 긴장과 통증을 유발할 수 있습니다. 이처럼 바르지 않은 정렬 상태를 개선하지 않고 반복하면 체형 불균형이나 생리적 이상까지도 초래됩니다. 주로 앉거나 서서 활동하는 과정 중에 움직임이 발생하므로 발바닥 및 골반의 중립을 통해 신체를 정렬하는 법을 배워야 합니다.
더 자세한 내용은 8장의 '체형 변화의 원인부터 해결책까지'편과 10장의 '골반정렬'편을 참조하기 바랍니다.

요가 해부학 용어 정리

각 용어는 KMLE 의학검색엔진(http://www.kmle.co.kr)의 용어 번역을 참조하였음을 밝힌다. 본문에서는 가능한 한글 번역을 우선으로 사용하였으며 필요에 따라 한글 및 한자를 병기하거나 혼/용하였다.

1장

영어 원문	한글 번역	한자 번역	본서 사용 용어
Sagittal Plane		시상면	시상면
Coronal Plane		관상면	관상면
Transverse Plane	가로면	횡단면	수평면
Medial	안쪽	내측	안쪽
Lateral	가쪽	외측	가쪽
Distal	먼쪽	원위	먼쪽
Proximal	몸쪽	근위	가까운쪽
Superior	위	상	위쪽
Inferior	아래	하	아래쪽
Anterior	앞	전방	앞쪽
Posterior	뒤	후방	뒤쪽
Dorsal	등쪽	후방	손/발등쪽
Palmar/Volar	손바닥		손바닥쪽
Plantar	발바닥		발바닥쪽
Flexion	굽힘	굴곡	굽힘
Extension	폄	신장, 신전	신장
Hyperextension	과다젖힘	과신전	과도한 신장
Abduction	벌림	외전	벌림
Adduction	모음	내전	모음
Elevation	올림	융기	올림
Depression	내림	강하	내림
Inversion	안쪽번짐	내번	안쪽번짐
Eversion	가쪽번짐	외번	바깥쪽번짐
Dorsiflexion	발등굽힘	족배굴곡	발등굽힘
Plantarflexion	발바닥굽힘	족저굴곡	발바닥굽힘
Pronation	엎침	회내	엎침
Supination	뒤침	회외	뒤침
Rotation	돌림	회전	회전
Circumduction	휘돌림	원회전	휘돌림

영어 원문	한글 번역	한자 번역	본서 사용 용어
Femur	넙다리뼈	대퇴골	넙다리뼈
Tibia	정강뼈	경골	정강뼈
Humerus	위팔뼈	상완골	위팔뼈
Radius	노뼈	요골	노뼈
Ulna	자뼈	척골	자뼈
Sternum	복장뼈	흉골	복장뼈
Clavicle	빗장뼈	쇄골	빗장뼈
Acromion	어깨뼈봉우리	견봉	어깨뼈봉우리
Neuron	뉴런	신경세포	뉴런
Muscle	근육	근육	근육

2장

영어 원문	한글 번역	한자 번역	본서 사용 용어
Diaphragm /Thoracic Diaphragm	가로막	횡격막	가로막
Hypoxemia		저산소혈증	저산소혈증
Hypocapnia		저탄산혈증, 저탄산증	저탄산혈증

3장

영어 원문	한글 번역	한자 번역	본서 사용 용어
Axial Skeleton	몸통뼈대	축골격, 구간골격, 중축성골격	몸통뼈대
Appendicular Skeleton	팔다리뼈대	사지골격, 부속골격, 부속성골격	팔다리뼈대
Cranial Bone	머리뼈	두개골	두개뼈
Facial Bone	얼굴뼈	안면골	얼굴뼈
Parietal Bone	마루뼈	두정골	마루뼈
Temporal Bone	관자뼈	측두골	관자뼈
Frontal Bone	이마뼈	전두골	이마뼈
Occipital Bone	뒤통수뼈	후두골	뒤통수뼈
Ethmoid Bone	벌집뼈	사골	벌집뼈
Sphenoid Bone	나비뼈	접형골	나비뼈
Mandible	아래턱뼈	하악골	아래턱뼈
Maxilla	위턱뼈	상악골	위턱뼈
Palatine Bone	입천장뼈	구개골	입천장뼈

영어 원문	한글 번역	한자 번역	본서 사용 용어
Zygomatic Bone	광대뼈	관골	광대뼈
Nasal Bone	코뼈	비골	코뼈
Lacrimal Bone	눈물뼈	누골	눈물뼈
Inferior Nasal Concha	아래코선반	하비갑개	아래코선반
Vomer	보습뼈	서골	보습뼈
Malleus	망치뼈	추골	망치뼈
Incus	모루뼈	침골	모루뼈
Stapes	등자뼈	등골	등자뼈
Hyoid Bone	목뿔뼈	설골	목뿔뼈
Rib Bone	갈비뼈	늑골	갈비뼈
Thoracic Vertebrae	등뼈	흉추	흉추
Sternum	복장뼈	흉골	복장뼈
Manubrium	복장뼈자루	흉골병	복장뼈자루
Xiphoid Process	칼돌기	검상돌기	칼돌기
Vertebral Column	등골뼈	척주	척주
Cervical Vertebrae	목뼈	경추	경추
Lumbar Vertebrae	허리뼈	요추	요추
Sacrum	엉치뼈	천골	엉치뼈
Coccyx	꼬리뼈	미골	꼬리뼈
Pectoral Girdle /Shoulder Girdle	팔이음뼈	상지대, 흉곽대	팔이음뼈
Pelvic Girdle	다리이음뼈	골반이음구조, 골반대	다리이음뼈
Clavicle	빗장뼈	쇄골	빗장뼈
Scapula	어깨뼈	견갑골	어깨뼈
Humerus	위팔뼈	상완골	위팔뼈
Ulna	자뼈	척골	자뼈
Radius	노뼈	요골	노뼈
Carpal Bone	손목뼈	수근골	손목뼈
Metacarpal Bone	손허리뼈	중수골	손허리뼈
Proximal phalanx	첫마디뼈	기절골	첫마디뼈
Intermediate phalanx			중간마디뼈
Distal phalanx	끝마디뼈	말절골	끝마디뼈
Hip Bone	볼기뼈	관골	볼기뼈
Femur	넙다리뼈	대퇴골	넙다리뼈
Patella	무릎뼈	슬개골	무릎뼈
Tibia	정강뼈	경골	정강뼈
Fibula	종아리뼈	비골	종아리뼈
Tarsal Bone	발목뼈	족근골	발목뼈
Metatarsal Bone	발허리뼈	중족골	발허리뼈
Coronal Suture		관상봉합	관상봉합

영어 원문	한글 번역	한자 번역	본서 사용 용어
Sagittal Suture		시상봉합	시상봉합
Lambdoid Suture	시옷봉합	삼각봉합	삼각봉합
Pubic Bone	두덩뼈	치골	두덩뼈
Spine	가시	척추	척추
Disc	디스크	원반, 추간판	추간판
Synovial Joint	활막연결	윤활성관절	윤활성관절
Joint Capsule	관절주머니	관절낭	관절주머니
Intervertebral Foramen	척추사이구멍	추간공	추간공
Rib Cage		흉곽	흉곽
pH		수소이온농도	수소이온농도

4장

영어 원문	한글 번역	한자 번역	본서 사용 용어
Central Nervous System(CNS)		중추신경계, 중추신경계통	중추신경계
Meninges		수막, 뇌척수막	수막
Peripheral Nervous System(PNS)		말초신경계, 말초신경계통	말초신경계
Blood Brain Barrier		혈액뇌장벽, 혈뇌장벽	혈액뇌장벽
Autonomic Nervous System(ANS)		자율신경계, 자율신경계통	자율신경계
Somatic Nervous System		체성신경계	체성신경계
Sensory System		감각계, 통각계	감각계
Sympathetic Nervous System		교감신경계	교감신경계
Parasympathetic Nervous System		부교감신경계	부교감신경계
Sensory Nerve		감각신경	감각신경
Motor Nerve		운동신경	운동신경
Reflex Arc	반사활	반사궁	반사활
Neuron	뉴런	신경세포, 신경원	뉴런
Cell Body(Soma)		세포체	세포체
Gland	샘		샘
Sensory Neuron		감각신경세포, 감각신경원	감각뉴런
Motor Neuron	운동뉴런	운동신경세포	운동뉴런
Interneuron	사이신경세포	개재뉴런	개재뉴런
Dendrite	가지돌기	수상돌기	수상돌기
Axon		축삭	축삭

영어 원문	한글 번역	한자 번역	본서 사용 용어
Telodendron			축삭끝가지
Synaptic Terminal	시냅스종말		시냅스종말
Axon Hillock	축삭둔덕	축삭소구	축삭둔덕
Golgi Apparatus		골지기관, 골지체	골지기관
Dendrite Branch			수상돌기가지
Mitochondrion	미토콘드리아	사립체	미토콘드리아
Endoplasmic Reticulum	세포질그물	세포질세망	세포질그물
Resting Potential		안정막전위, 정지막전위, 휴식전위, 정지전위	정지전위
Action Potential		활동전위, 활동전압	활동전위
Polarization		분극	분극
Depolarization		탈분극	탈분극
Repolarization		재분극	재분극
Synapse	시냅스	연접	시냅스
Presynaptic Neuron			시냅스전부뉴런
Postsynaptic Neuron	시냅스이후신경세포	시냅스후부뉴런, 연접후신경세포	시냅스후부뉴런
Voltage Gated Calcium Channel	칼슘전압작동통로, 칼슘전압개통로		칼슘전압작동통로
Synaptic Vesicle	시냅스소포	연접소포	시냅스소포
Neurotransmitter		신경전달물질	신경전달물질
Synaptic Cleft	시냅스틈새	연접틈새	시냅스틈새
Dendritic Spine	가지돌기가시	수지상극, 수상돌기극	수상돌기가시

5장

영어 원문	한글 번역	한자 번역	본서 사용 용어
Origin	이는곳	기원, 기시	이는곳
Insertion	닿는 곳	삽입, 주입, 부착	닿는 곳
Action			작용
Iliopsoas	엉덩허리근	장요근	엉덩허리근
Iliac Fossa	엉덩뼈오목	장골와	엉덩뼈오목
Lesser Trochanter	작은돌기	소전자	작은돌기
Coracoid Process	부리돌기	오훼돌기	부리돌기
Supraglenoid Tubercle	관절위결절	관절와상결절	관절위결절
Radial Tuberosity	노뼈거친면	요골조면	노뼈거친면
Bicipital Aponeurosis	두갈래근널힘줄	이두근건막	두갈래근널힘줄
Quadriceps	넙다리네갈래근	대퇴사두근	넙다리네갈래근
Tibial Tuberosity	경골거친면	경골조면	경골거친면

영어 원문	한글 번역	한자 번역	본서 사용 용어
Slow Twitch			느린경련
Fast Twitch			빠른경련
Red Muscle		적색근육	적근
Capillary			모세혈관
White Muscle		백색근육	백근
Isometric Contraction	제길이수축	등척수축	등척수축
Concentric Contraction		동심수축, 집중성수축	동심수축
Eccentric Contraction		편심수축, 신장성수축	편심수축

6장

영어 원문	한글 번역	한자 번역	본서 사용 용어
Range of Motion(ROM)		운동범위, 운동한계	운동한계
Sprain	삠	염좌	염좌
Strain		과도긴장	근육긴장

7장

영어 원문	한글 번역	한자 번역	본서 사용 용어
Tilting	경사짐		기울임
Phalanx	손가락뼈, 발가락뼈		지골
Talocrural Joint	발목관절		발목관절
Subtalar Joint	목말밑관절	거골하관절	목말밑관절
Inferior Tibiofibular Joint		하경비관절	아래정강종아리관절
Achilles Tendon	아킬레스힘줄	아킬레스건	아킬레스건
Fibula	종아리뼈	비골	종아리뼈
Tibia	정강뼈	경골	정강뼈
Talus	목말뼈	거골	목말뼈
Calcaneus	발꿈치뼈	종골	발꿈치뼈
Adductor	근	내전근	모음근
Gluteal Muscle	볼기근	둔부근, 둔근	볼기근
Tibialis Posterior	뒤정강근	후경골근	뒤정강근
Gastrocnemius	장딴지근	비복근	장딴지근
Soleus	가자미근, 넙치근		가자미근
Fibularis Longus	긴비골근	장비골근	긴종아리뼈근
Fibularis Brevis	짧은비골근	단비골근	짧은종아리뼈근
Longitudinal Arch	세로활	종족궁	세로아치

영어 원문	한글 번역	한자 번역	본서 사용 용어
Transverse Arch	가로활	횡족궁	가로아치
Patella	무릎뼈	슬개골	무릎뼈
Patella Groove	무릎뼈 고랑		무릎뼈 고랑
Collateral Ligament	곁인대	측부인대	곁인대
Cruciate Ligament		십자인대	십자인대
Patella Ligament	무릎인대	슬개인대	무릎인대
Hamstrings	뒤넙다리근, 넙다리뒤근육, 오금줄	슬굴곡근	뒤넙다리근
Meniscus	반달연골	관절반달	반월판
Popliteus	오금근	슬와근	오금근
Lateral Meniscus	가쪽반달	외측반월	가쪽반월판
Lateral Collateral Ligament	가쪽곁인대	외측측부인대	가쪽곁인대
Groove	고랑		고랑
Femoral Groove	넙다리뼈 고랑		넙다리뼈 고랑
Ilium	엉덩뼈	장골	엉덩뼈
Ischium	궁둥뼈	좌골	궁둥뼈
Sacrum	엉치뼈	천골	엉치뼈
Coccyx	꼬리뼈	미골	꼬리뼈
Sacroiliac Joint	엉치엉덩관절	천장골관절, 천장관절	엉치엉덩관절
Latissimus Dorsi	넓은등근	광배근	넓은등근
Erector Spinae	척주세움근	척주기립근	척주세움근
Quadratus Lumborum	허리네모근	요방형근	허리네모근
Acetabulum	볼기뼈절구	관골구, 관골절구, 비구	볼기뼈절구
Curvature	척추굽이	척추만곡	척추굽이
Thoracic Curvature	등굽이	흉추만곡	등굽이
Pelvic Curvature	골반굽이	골반만곡	골반굽이
Primary Curve			1차굽이
Cervical Curvature	목굽이	경추만곡	목굽이
Lumbar Curvature	허리굽이	요추만곡	허리굽이
Secondary Curve			2차굽이
Straight Neck			일자목
Intervertebral Disc	척추사이원반	추간판, 척추원반	추간판
Atlas	고리뼈	환추	고리뼈
Axis	중쇠뼈	축추	중쇠뼈
Cervical Vertebrae	목뼈	경추	경추
Thoracic Vertebrae	등뼈	흉추	흉추
Lumbar Vertebrae	허리뼈	요추	요추
Spinous Process	가시돌기	극돌기	가시돌기
Coccygeal Vertebrae	꼬리뼈	미추, 미추골	꼬리뼈

영어 원문	한글 번역	한자 번역	본서 사용 용어
Sacral Curvature	엉치굽이	천추만곡	엉치굽이
Spinous Process	가시돌기	극돌기	가시돌기
Transverse Process	가로돌기	횡돌기	가로돌기
Vertebral Foramen	척추뼈 구멍, 척추 구멍	추공	척추뼈 구멍
Vertebral Canal		척주관	척주관
Spinal Cord		척수	척수
Nerve		신경	신경
Annulus Fibrosus	섬유테	섬유륜	섬유테
Vertebral Body	척추뼈 몸통	척추체	척추뼈 몸통
Pedicle	척추뿌리	척추경	척추뿌리
Superior Articular Process	위관절돌기	상관절돌기	위관절돌기
Lamina	판	층	판
Process		돌기	돌기
Facet Joint		후관절	돌기사이관절
Vertebral Column	등골뼈	척주	척주
Anterior Longitudinal Ligament	앞세로인대	전종인대	앞세로인대
Posterior Longitudinal Ligament	뒤세로인대	후종인대	뒤세로인대
Ligamentum Flavum		황색인대	황색인대
Interspinous Ligament	가시사이인대	극간인대	가시사이인대
Supraspinous Ligament	가시끝인대	극상인대	가시끝인대
Intertransverse Ligament	가로가시사이인대	횡돌간인대, 횡간인대	가로사이인대
Capsular Ligament	관절주머니인대	관절낭인대	관절주머니인대
Bulging Disc	부푼추간판	섬유륜팽창	부푼추간판
Nucleus Pulposus	속질핵	수핵, 수질핵	수핵
Fibrocartilage		섬유연골	섬유연골
Disc Herniation		원반탈출, 추간판 탈출	추간판 탈출
Iliopsoas	엉덩허리근	장요근	엉덩허리근
Transversus Abdominis	배가로근	복횡근	배가로근
Rectus Abdominis	배곧은근	복직근	배곧은근
Internal Oblique	배속빗근	내복사근	배속빗근
External Oblique	배바깥빗근	외복사근	배바깥빗근
Splanchnoptosis	내장처짐(증)	내장하수	내장하수
Nerve Root	신경뿌리	신경근	신경뿌리
Erector Spinae	척주세움근	척주기립근	척주세움근
Quadratus Lumborum	허리네모근	요방형근	허리네모근
Diaphragm	가로막	횡격막	가로막
Thoracic Cavity	가슴 안	흉강	가슴 안
Abdominal Cavity	배 안	복강	배 안

영어 원문	한글 번역	한자 번역	본서 사용 용어
Rib Cage		흉곽	흉곽
Central Tendon	중심널힘줄	건중심	중심널힘줄
Sternal Part		복장부분, 흉골부	가슴 부분
Costal Part	갈비 부분	늑골부	갈비 부분
Lumbar Part	허리 부분	요부	요추 부분
Musculotendinous Crura			근건접합부다리
External Intercostal Muscles	바깥늑골사이근	외늑간근	바깥갈비사이근
Internal Intercostal Muscles	속갈비사이근		속갈비사이근
Sternocleidomastoid Muscle	목빗근	흉쇄유돌근	목빗근(흉쇄유돌근)
Scalene Muscle	목갈비근	사각근	목갈비근(사각근)
Abdominal Muscle	배근육	복근	복근
Glenohumeral Joint		상완와관절, 견관절, 견갑관절	견갑관절
Acromioclavicular Joint	봉우리빗장관절	견봉쇄골관절	봉우리빗장관절
Sternoclavicular Joint	복장빗장관절	흉쇄관절	복장빗장관절
Glenoid Fossa		관절와	관절와
Articular Cartilage		관절연골	관절연골
Glenoid Labrum	오목테두리, 관절테두리	관절순	관절테두리
Ball & Socket	절구공이관절		볼 & 소켓
Serratus Anterior	앞톱니근	전거근, 전방거근	앞톱니근
Pectoralis Minor	작은 가슴근	소흉근	작은가슴근
Levator Scapulae	어깨올림근	견갑거근	어깨올림근
Pectoralis Major	큰가슴근	대흉근	큰가슴근
Rhomboid	마름근	능형근	마름근
Latissimus Dorsi	넓은등근	광배근	넓은등근
Upper Fiber			위섬유
Middle Fiber			중간섬유
Lower Fiber			아래섬유
Anterior Fiber	앞섬유		앞섬유
Posterior Fiber	뒷섬유		
Subclavius	빗장밑근	쇄골하근	빗장밑근
Teres Major	큰원근	대원근	큰원근
Deltoid	어깨세모근	삼각근	어깨세모근
Supraspinatus	가시위근	극상근	가시위근
Infraspinatus	가시아래근	극하근	가시아래근
Coracobrachialis	부리위팔근	오훼완근	부리위팔근
Biceps Brachii	위팔두갈래근	상완이두근	위팔두갈래근

영어 원문	한글 번역	한자 번역	본서 사용 용어
Triceps Brachii	위팔세갈래근	상완삼두근	위팔세갈래근
Long Head	긴갈래	장두	긴갈래
Short Head	짧은갈래	단두	짧은갈래
Arches of the hand			손의 아치
Proximal Transverse Arch			가까운쪽가로아치
Distal Transverse Arch			먼쪽가로아치
Longitudinal Arch			긴세로아치
Dorsiflexion	손등굽힘, 굽힘	후방굽힘	손등굽힘
Palmar Flexion	손바닥굽힘		손바닥굽힘

8장

영어 원문	한글 번역	한자 번역	본서 사용 용어
Hip Joint	엉덩관절	고관절	엉덩관절
Rhomboid Major	큰마름근	대능형근	큰마름근
Rhomboid Minor	작은마름근	소능형근	작은마름근
Antagonist	대항근	길항근	길항근
Rotator Cuff	돌림근띠, 회전근띠, 근육둘레띠	회전근개	돌림근띠
Long Thoracic Nerve	긴가슴신경	장흉신경	긴가슴신경
Winged Scapula	날개어깨뼈	날개견갑골, 익상견갑	날개어깨뼈
Attachment		부착	부착점
Subscapularis	어깨밑근	견갑하근	어깨밑근
Teres Minor	작은원근	소원근	작은원근
Teres Major	큰원근	대원근	큰원근
Bursa	윤활주머니	윤활낭	윤활주머니
Acromion	어깨뼈봉우리	견봉	어깨뼈봉우리
Fossa	오목, 우묵	와	오목
Forward Head Posture			거북목
Rectus Femoris	넙다리곧은근	대퇴직근	넙다리곧은근
Vastus Intermedius	중간넓은근	중간광근	중간넓은근
Vastus Lateralis	가쪽넓은근	외측광근	가쪽넓은근
Vastus Medialis	안쪽넓은근	내측광근	안쪽넓은근
Hamstring	뒤넙다리근, 넙다리뒤근육, 오금줄	슬굴곡근, 슬근군	뒤넙다리근
Semitendinosus	반힘줄모양근, 반힘줄근	반건형근, 반건상근	반힘줄근
Semimembranosus	반막모양근	반막상근	반막모양근
Biceps Femoris	넙다리두갈래근	대퇴이두근	넙다리두갈래근
Ischium	궁둥뼈	좌골	궁둥뼈

영어 원문	한글 번역	한자 번역	본서 사용 용어
Adductor	모음근	내전근, 내향근	모음근
Adductor Brevis	짧은모음근	짧은내양근, 단내전근	짧은모음근
Adductor Longus	긴모음근	장내향근, 장내전근	긴모음근
Adductor Magnus	큰모음근	큰내향근, 대내전근	큰모음근
Pectineus	두덩근	치골근	두덩근
Gracilis	두덩정강근	박근	두덩정강근
Muscles of Pelvic Floor	골반바닥	골반저	골반저근육
Tensor Fascia Latae	넙다리근막긴장근	대퇴근막긴장근, 대퇴근막장근	넙다리근막긴장근
Iliac Crest	엉덩뼈능선	장골능선	엉덩뼈능선
Iliotibial Tract	엉덩정강근막띠	장경대, 장경인대	엉덩정강근막띠
Gluteal Muscle		둔부근, 둔근	볼기근
Gluteus Maximus	큰볼기근	대둔근	큰볼기근
Gluteus Medius	중간볼기근	중둔근	중간볼기근
Gluteus Minimus	작은볼기근	소둔근	작은볼기근
Lateral Rotator		외선근	가쪽돌림근
Piriformis	궁둥구멍근, 조롱박근	이상근	궁둥구멍근
Gemellus Superior	위쌍둥이근	상쌍자근	위쌍둥이근
Gemellus Inferior	아래쌍둥이근	하쌍자근	아래쌍둥이근
Obturator Internus	속폐쇄근	내폐쇄근	속폐쇄근
Obturator Externus	바깥폐쇄근	외폐쇄근	바깥폐쇄근
Quadratus Femoris	넙다리네모근	대퇴방형근	넙다리네모근
Hip Flexor			엉덩이굽힘근
Psoas Major	큰허리근	대요근	큰허리근
Psoas Minor	작은허리근	소요근	작은허리근
Iliacus	엉덩근	장근	엉덩근
Sartorius	넙다리빗근	봉공근	넙다리빗근
Hip Joint	엉덩관절	고관절	엉덩관절
Tibialis Anterior	앞정강근	전경골근	앞정강근
Fibularis Longus	긴비골근	장비골근	긴종아리뼈근육
Gastrocnemius	장딴지근	비복근	장딴지근
Soleus	가자미근		가자미근
Plantaris	장딴지빗근	족척근	장딴지빗근
Tibialis Posterior	뒤정강근	후경골근	뒤정강근
Abductor	벌림근	외전근, 외향근	벌림근
Ischial Tuberosity	궁둥뼈결절	좌골결절	궁둥뼈결절
Pes Anserinus	거위발		거위발
Anterior Inferior Iliac Spine(AIIS)	아래앞엉덩뼈가시	전하장골극	아래앞엉덩뼈가시

영어 원문	한글 번역	한자 번역	본서 사용 용어
Anterior Superior Iliac Spine(ASIS)	위앞엉덩뼈가시	전상장골극	위앞엉덩뼈가시
Acetabulum	볼기뼈절구	관골구, 관골, 비구	볼기뼈절구
Core Muscle			핵심근육
Multifidus	뭇갈래근	다열근	뭇갈래근
Iliocostalis	엉덩갈비근	장늑근	엉덩갈비근
Longissimus	가장긴근	최장근	가장긴근
Spinalis	가시근	극근	가시근

9장

영어 원문	한글 번역	한자 번역	본서 사용 용어
Carpal Tunnel Syndrome	손목굴증후군	수근관증후군	손목굴증후군
Median Nerve		정중신경	정중신경
Sciatica	엉덩뼈신경통, 궁둥신경통	좌골신경통	좌골신경통
Sciatic Nerve	궁둥신경	좌골신경	좌골신경
Osteophyte	뼈곁돌기	골증식, 골증식체, 뼈돌기체, 골극	뼈곁돌기

10장

영어 원문	한글 번역	한자 번역	본서 사용 용어
Pubic Symphysis	두덩결합	치골결합	두덩결합
Anterior Pelvic Tilt			골반전방경사
Posterior Pelvic Tilt			골반후방경사
Fibula	종아리뼈	비골	종아리뼈
Sacroiliac Joint	엉치엉덩관절	천장골관절, 천장관절	엉치엉덩관절

CONTENTS

제1장 – 해부학이란 무엇인가

제2장 – 호흡은 요가의 완성이다

제8장 – 근육 작용을 통한 아사나 이해하기

제9장 – 주요 증상에 따른 운동법

제10장 ─ 골반정렬, 전굴, 후굴 및 비틀기 이해하기

YOGA
ANATOMY

제1장

해부학이란 무엇인가

* 해부학의 사전적 정의

사전에서는 해부학을 '생물체의 몸을 해부하여 신체의 구조와 형태 그리고 특정 부위의 위치 및 상호관계를 연구하는 학문'이라고 설명한다. 해부학의 연구 방법은 맨눈으로 볼 수 있는지의 여부에 따라 '육안 해부학'과 '현미경 해부학'으로 구분한다. 해부학을 공부하는 목적에 따라 더 세부적으로 분류하기도 한다. 이와 같은 해부학에 대한 정의는 요가 아사나에서 필요한 범위를 많이 넘어선다. 요가를 이해하기 위한 해부학 적용의 목적에 기초하여 이 책에서 정의하는 '요가 해부학'은 다음과 같다. "요가 수련에 필요한 인체의 물리적·생리적 구조와 기능을 활용하여 요가 수련을 돕는 학문." 따라서 이 책에서는 요가 수련에 활용할 수 없는 해부학 지식은 가급적 제외하고 필요한 부분 위주로 범위를 한정했다.

* 요가에서 해부학을 배워야 하는 이유

요가 수련 중 발생하는 문제점에 적절하게 대응할 수 있다

수련자라면 누구나 아사나를 할 때 잘 되지 않는 자세가 있다. 그 이유를 몰라서 어떻게 대처해야 할지 방법을 찾지 못해 곤란했던 경험도 많았을 것이다. 요가 해부학에 대한 지식이 있었다면 신체의 구조와 기능에 대해 아는 만큼 자신의 몸이 허용하는 운동 범위의 한계를 인식했을 확률이 높다. 적절한 대응방법을 통해 훨씬 수월하게 수련했을 것이다.

요가 수련을 안전하게 할 수 있다

요가 해부학을 공부하면 우리 몸은 차례대로 열린다는 것을 이해할 수 있다. 신체 표면에서부터 몸속 깊은 곳까지 활성화하기 위해서는 근육과 관절의 운동한계$^{Range of Motion/ROM}$가 점진적으로 넓어져야 한다는 것을 이해하게 된다. 이러한 지식을 바탕으로 현재 자신의 신체 조건에 맞추어 안전하게 수련할 수 있다.

해부학적 근거를 바탕으로 요가를 더 잘 지도할 수 있다

수련 지도 시에 수련생이 아사나를 수행하며 경험하는 신체적 변화에 대하여 질문할 경우 해부학적 지식이 부족한 요가 강사는 적절한 설명을 할 수 없어 난처해지기 쉽다. 좋은 요가 강사가 되기 위해서는 요가 해부학을 익혀서 해부학적 근거를 바탕으로 수련생의 신체적 변화를 이해하며 수련을 지도할 수 있도록 노력해야 한다.

* 해부학적 자세 Anatomical Position

해부학적 자세를 간단하게 소개하면 다음과 같다.

"서서 정면을 향한 채 손바닥은 앞을 향하고 발은 살짝 벌린 상태"

일반적으로 사람은 한 자세와 방향으로만 머물러 있지 않다. 해부학적 특징과 전체 구조를 이해하기 위해서는 기준이 되는 자세를 정하는 것이 필요하다. 이 해부학적 자세는 몸의 균형 상태 파악, 움직임 묘사 및 해부학적 용어를 정의할 때 기준이 된다.

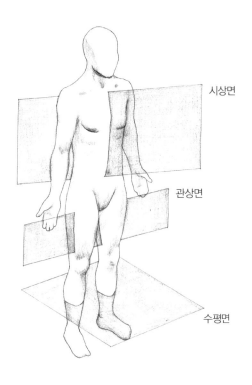

시상면

관상면

수평면

신체를 3축으로 나누어서 보는 이유

해부학적 자세에서는 사람의 몸을 시상면^{Sagittal Plane}, 관상면^{Coronal Plane}, 수평면^{Transverse Plane}의 축으로 나누어서 파악한다. 이 3가지 방법이 수련자의 신체 균형 상태와 정신적 성향을 파악하고 적절한 요가 수련 방식을 유추해내는 데 용이하기 때문이다.

시상면^{Sagittal Plane}

시상면은 몸의 한가운데에 가상의 선을 긋고 좌우로 분할하여 신체의 좌우 균형을 파악하는 방법이다. 몸의 한 중심에서 좌우로 1㎝씩 세로로 자른다고 상상해보자. 이때 이상적인 균형의 상태라면 잘린 좌우의 신체 부위는 대칭으로 동일해야 한다. 왼쪽은 가슴이 잘리는데 오른쪽은 어깨가 잘리는 현상이 발생한다면 몸이 왼쪽으로 기울어져 있다는 것을 알 수 있다. 시상면에서의 움직임은 전후 운동, 즉 굽힘과 신장 운동이다.

시상면으로 본 체형

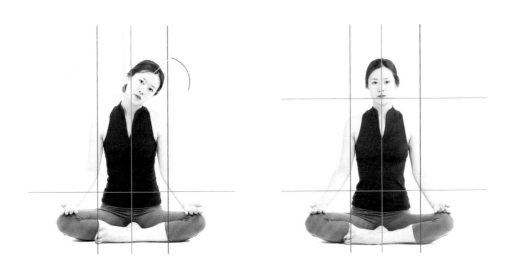

시상면으로 체형을 보면 좌우의 기울기를 파악할 수 있다.

관상면은 몸의 측면에 가상의 선을 긋고 앞뒤로 분할하여 신체의 전후 균형을 파악하는 방법이다. 귀에서부터 어깨측면—골반측면—무릎측면—복사뼈를 따라 가상의 선을 그어 몸이 앞뒤로 나뉘도록 반을 자른다고 상상해보자. 이때 만일 몸이 앞으로 기울어져 있다면 머리나 가슴 위쪽은 잘릴 부분이 없어 허공만 남아 있을 것이다. 관상면에서의 움직임은 좌우 운동, 즉 벌림과 모음 운동이다.

관상면으로 본 체형

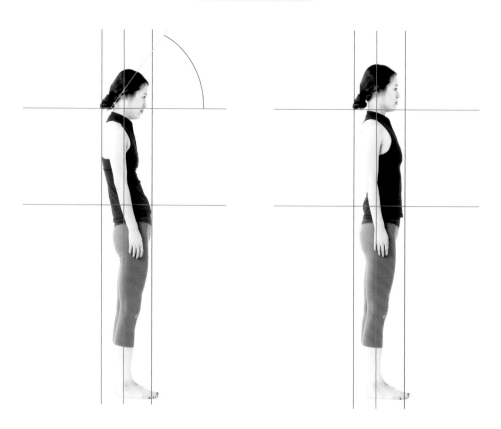

관상면으로 체형을 보면 전후의 기울기를 파악할 수 있다.

수평면은 몸을 상하로 이등분하여 신체의 좌우 균형과 전후 균형을 동시에 파악하는 방법이다. 예를 들어, 수련자의 몸을 수평면으로 자른다고 해보자. 잘린 단면을 정면에서 봤을 때 오른쪽은 요추 4번의 중간부위의 높이와 동일한 골반능선 상부가 잘리는데 왼쪽은 요추 5번의 가로돌기가 잘린다면 몸이 오른쪽으로 더 많이 기울어진 것이다. 이 때는 시상면에서처럼 신체의 좌우 균형 상태를 파악할 수 있다. 잘린 단면을 측면에서 봤을 때 뒤쪽은 요추 4번의 중간부위에서 잘렸는데 앞쪽은 요추 3번과 4번의 추간판이 잘린다면 몸이 앞쪽으로 더 많이 기울어진 것이다. 이 때는 관상면에서처럼 신체의 전후 균형상태를 파악할 수 있다. 이러한 예를 종합하면 골반의 오른쪽이 낮고 앞쪽으로 전방경사 된 체형이라는 것을 파악할 수 있다. 수평면에서의 움직임은 회전, 즉 가쪽회전과 안쪽회전이다.

수평면으로 본 체형

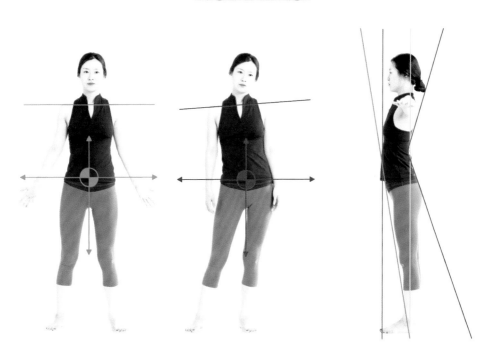

수평면으로 체형을 보면 시상면의 좌우 기울기와 관상면의 전후 기울기를 동시에 파악할 수 있다.

지시용어 Directional Terms

지시용어란 "몸의 특정 부위와 위치를 나타내기 위해 사용하는 명명법"이다. 해부학적 자세를 토대로 지어진 용어이기 때문에 '사람이 해부학적 자세에 있다'고 가정한 상태에서 사용해야 한다. 지시용어는 몸의 기본적인 움직임, 회전 방향, 뼈와 관절의 이름 등을 표시한다. 또한 골격계, 근육계, 신경계를 다루는 해부학의 근본적인 정보를 적절하게 나타내기 위해 사용한다.

요가에서 사용하는 주요 지시용어는 아래와 같다.

안쪽 Medial 과 가쪽 Lateral

몸을 이등분하는 가상의 선인 정중선 Median Line 을 기준점으로 신체의 양면에서 정중선에 가까운 어떤 부위 또는 구조를 안쪽으로 간주한다. 예를 들어 팔의 안쪽 표면은 오른쪽이든 왼쪽이든 안쪽이고 팔의 가쪽 표면은 가쪽이다.

먼쪽 Distal 과 가까운쪽 Proximal

머리를 기준점으로 하며 다리 또는 팔에 적용한다. 먼쪽은 머리로부터 더 먼 신체 부위를 말하고 가까운쪽은 머리로부터 더 가까운 신체 부위를 의미한다. 예를 들어 팔꿈치는 손목보다 가까운쪽이고 손목은 팔꿈치보다 먼쪽이다.

위쪽 Superior 과 아래쪽 Inferior

신체의 어떤 한 부위를 기준으로 정한 후 그보다 위쪽인지 아래쪽인지 구분할 때 사용한다. 예를 들어 어깨뼈가시 Spine of Scapula 를 기준으로 위쪽에 형성된 근육은 가시위근 Supraspinatus 이라 부르고 아래쪽에 형성된 근육은 가시아래근 Infraspinatus 이라 부른다.

앞쪽 Anterior 과 뒤쪽 Posterior

얼굴을 기준으로 얼굴이 있는 부분은 앞쪽, 등이 있는 부분은 뒤쪽으로 구분할 때 사용한다. 예를 들어 다리에서는 정강이 쪽이 앞쪽 이고 종아리 쪽은 뒤쪽이다.

손등/발등쪽 Dorsal 과 손바닥쪽 Palmar/Volar /발바닥쪽 Plantar

손과 발을 움직일 때 손등/발등 방향으로 움직이는지 손바닥/발바닥 방향으로 움직이는지를 나타낼 때 사용한다.

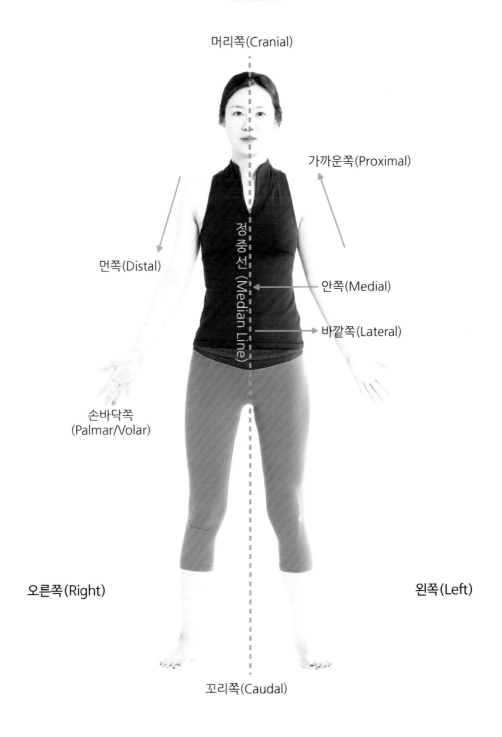

지시용어

머리쪽(Cranial)

가까운쪽(Proximal)

먼쪽(Distal)

정중선(Median Line)

안쪽(Medial)

바깥쪽(Lateral)

손바닥쪽
(Palmar/Volar)

오른쪽(Right)

왼쪽(Left)

꼬리쪽(Caudal)

지시용어

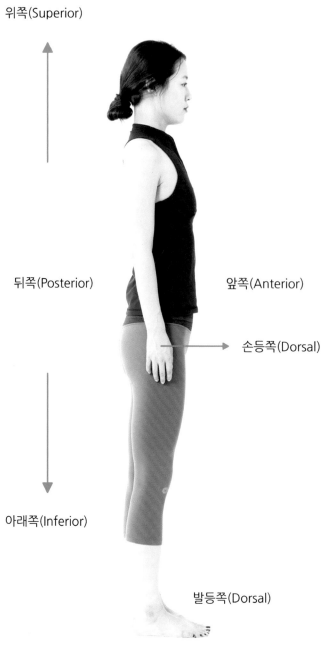

위쪽(Superior)

뒤쪽(Posterior)

앞쪽(Anterior)

손등쪽(Dorsal)

아래쪽(Inferior)

발등쪽(Dorsal)

발바닥쪽(Plantar)

기본적 움직임^{Basic Movements}

요가의 기본적인 움직임을 가리키는 해부학적 용어는 아래와 같다.

굽힘^{Flexion}과 신장^{Extension}

시상면을 기준으로 한 움직임으로 신체 부위를 굽히거나 펼 때 사용하는 용어이다. 굽힘은 관절의 각도가 작아지는 움직임이고 신장은 관절의 각도가 커지는 움직임이다.

- 팔꿈치를 기준으로 아래팔이 위팔로 다가오면 굽힘이고, 위팔로부터 아래팔이 멀어지면 신장이다.
- 무릎을 기준으로 종아리가 허벅지 뒤편으로 다가오면 굽힘이고, 허벅지 뒤편에서 종아리가 멀어지면 신장이다.
- 어깨관절을 기준으로 팔을 앞쪽으로 들어 올리면 굽힘이고, 팔을 원상태로 내리면 신장이다.
- 엉덩관절을 기준으로 다리 전체를 배쪽으로 당기면 굽힘이고, 다리 전체를 배에서 멀어지게 내려놓으면 신장이다.
- 발목관절을 기준으로 발등과 정강이가 가까워지면 굽힘이고, 멀어지면 신장이다.

> [예외] 발목의 경우
> 발목의 경우 발등과 정강이가 멀어져도 신장이라 부르지 않고 '발바닥 굽힘^{Plantar Flexion}'이라는 용어를 사용한다. 발등과 정강이가 가까워지면 '발등굽힘^{Dorsi Flexion}'이라고 부른다.

과도한 신장^{Hyperextension}

굽힘에서 다시 펴면 신장인데 이런 자연 상태의 위치를 초과해서 신장된 팔과 다리 상태를 과도한 신장이라고 부른다. 이 또한 신체에서 자연스러운 움직임이지만 무릎 관절이나 팔꿈치 관절처럼 구조에 따라 과도한 신장이 부자연스러운 움직임인 관절도 있다.

- 팔의 경우 자연 상태에서는 몸통옆선을 따라 골반 측면에 위치하고 있다. 그런데 팔을 올렸다가 내려놓을 때 자연 상태의 위치를 지나서 더 뒤쪽까지 보낼 수 있다. 이때가 팔의 과도한 신장이다.
- 다리의 경우 다리를 올렸다가 발바닥이 지면에 닿

> [예외] 팔꿈치와 무릎의 뼈 구조
> 팔꿈치와 무릎의 뼈 구조는 과도한 신장을 제한한다. 팔꿈치를 가쪽으로, 무릎을 앞쪽으로 굽힐 수 없는 이유는 이러한 뼈의 구조 때문이다.

는 자연 상태까지 내린 후 조금 더 뒤로 보낼 수 있다. 이때가 과도한 신장 상태이다.

벌림^{Abduction}과 모음^{Adduction}

관상면을 기준으로 한 움직임으로 신체 측면 동작을 묘사하는 데 사용하는 용어이다.

- 팔을 모은 상태에서 몸의 측면으로 팔을 올리면 벌림이고, 다시 내려 원위치로 돌아오면 모음이다.
- 다리를 모은 상태에서 몸의 측면으로 다리를 벌리면 벌림이고, 다시 원위치로 돌아오면 모음이다.

올림^{Elevation}과 내림^{Depression}

어깨와 구조적인 연결성 또는 연관성을 가진 신체 부위들의 움직임을 표현하기 위해 사용하는 용어이다.

- 등세모근^{Trapezius}의 위섬유들에 의해서 어깨가 머리 방향으로 이동하면 올림이고, 등세모근의 아래섬유들에 의해서 어깨가 지면 방향으로 이동하면 내림이다.
- 어깨뼈^{Scapula}나 빗장뼈^{Clavicle}의 경우 어깨의 움직임에 따라 올림과 내림 같은 움직임이 발생한다.

안쪽번짐^{Inversion}과 가쪽번짐^{Eversion}

발의 움직임을 묘사하는 데 사용하는 용어이다.

- 발바닥이 정중선을 향하고 엄지발가락이 들리며 뒤꿈치가 정중선에서 멀어지는 경우는 안쪽번짐이다.
- 발바닥이 정중선에서 멀어지고 새끼발가락이 들리며 뒤꿈치가 정중선 쪽으로 가까워지는 경우는 가쪽번짐이다.

발등굽힘^{Dorsiflexion}과 발바닥굽힘^{Plantarflexion}

발목에서 발생하는 움직임을 묘사하는 데 사용하는 용어이다.

는 자연 상태까지 내린 후 조금 더 뒤로 보낼 수 있다. 이때가 과도한 신장 상태이다.

벌림[Abduction]과 모음[Adduction]

관상면을 기준으로 한 움직임으로 신체 측면 동작을 묘사하는 데 사용하는 용어이다.

- 팔을 모은 상태에서 몸의 측면으로 팔을 올리면 벌림이고, 다시 내려 원위치로 돌아오면 모음이다.
- 다리를 모은 상태에서 몸의 측면으로 다리를 벌리면 벌림이고, 다시 원위치로 돌아오면 모음이다.

올림[Elevation]과 내림[Depression]

어깨와 구조적인 연결성 또는 연관성을 가진 신체 부위들의 움직임을 표현하기 위해 사용하는 용어이다.

- 등세모근[Trapezius]의 위섬유들에 의해서 어깨가 머리 방향으로 이동하면 올림이고, 등세모근의 아래섬유들에 의해서 어깨가 지면 방향으로 이동하면 내림이다.
- 어깨뼈[Scapula]나 빗장뼈[Clavicle]의 경우 어깨의 움직임에 따라 올림과 내림 같은 움직임이 발생한다.

안쪽번짐[Inversion]과 가쪽번짐[Eversion]

발의 움직임을 묘사하는 데 사용하는 용어이다.

- 발바닥이 정중선을 향하고 엄지발가락이 들리며 뒤꿈치가 정중선에서 멀어지는 경우는 안쪽번짐이다.
- 발바닥이 정중선에서 멀어지고 새끼발가락이 들리며 뒤꿈치가 정중선 쪽으로 가까워지는 경우는 가쪽번짐이다.

발등굽힘[Dorsiflexion]과 발바닥굽힘[Plantarflexion]

발목에서 발생하는 움직임을 묘사하는 데 사용하는 용어이다.

- 발목에서 발을 위쪽으로 당겨 발등과 정강이가 가까워지는 움직임은 발등굽힘이다.
- 발을 아래쪽으로 굽혀 발등과 정강이가 멀어지는 움직임은 발바닥굽힘이다.

엎침^{Pronation}과 뒤침^{Supination}

손과 발의 움직임을 묘사하는 데 사용하는 용어이다.

- 손의 경우
  해부학적 자세로 선 상태에서 아래팔^{Forearm}을 회전시킬 때 손바닥이 뒤쪽을 향하거나 아래쪽을 향하면 엎침이고, 손바닥이 앞쪽을 향하거나 위쪽을 향하면 뒤침이다.
  손등을 기준으로 손등이 위를 향하면 엎침이고, 손등이 아래를 향하면 뒤침이다.
- 발의 경우
  발바닥이 가쪽을 향하고 엄지발가락 부위가 바닥에 닿으면 엎침이고, 발등이 지면을 향하고 새끼발가락 부위가 바닥에 닿으면 뒤침이다.
  발등이 위를 향하면 엎침이고, 발등이 아래를 향하면 뒤침이다.

> **[참고] 발의 경우**
>
> 발의 경우 엎침은 벌림, 발등굽힘, 가쪽번짐이 합쳐진 동작이고, 뒤침은 모음, 발바닥굽힘, 안쪽번짐이 합쳐진 동작이다. 발의 엎침과 뒤침은 실제로 걷거나 뛰는 동작에서 종합적으로 발생하는 움직임이다.

회전^{Rotation}

손바닥이나 발바닥을 바닥과 수평으로 둔 상태에서 안쪽 또는 가쪽을 향해 틀어주는 동작에 사용하는 용어이다. 일상생활에서는 손바닥 또는 발비닥을 수평으로 놓지 않은 상태에서도 회전이라는 말을 쓴다. 해부학에서 사용하는 회전은 반드시 손바닥 또는 발바닥이 바닥과 수평을 유지한다는 전제하에 용어를 정의한다.

손바닥이나 발바닥을 몸의 중심선을 향해서 틀면 안쪽회전^{Internal Rotation}이고, 몸의 중심선과 멀어지도록 틀면 가쪽회전^{External Rotation}이다.

휘돌림^{Circumduction}

팔다리의 움직임에서 가까운쪽은 고정되어 있고 먼쪽은 원운동을 하는 동작에 사용된다. 휘돌림은 모음, 벌림, 굽힘, 신장이 결합된 운동으로 넙다리뼈^{Femur}는 볼기뼈절구^{Acetabulum}에서, 위팔뼈^{Humurus}는 관절오목^{Glonoid Cavity}에서 일어난다. 눈의 안구 운동은 대표적인 휘돌림 운동이다.

지금까지 살펴본 지시용어들은 일반적으로 전후·좌우·상하·회전·휘돌림과 같은 움직임을 묘사하는 데 사용한다. 다른 움직임 대한 해부학적인 지시용어는 없다.

기본적인 움직임들

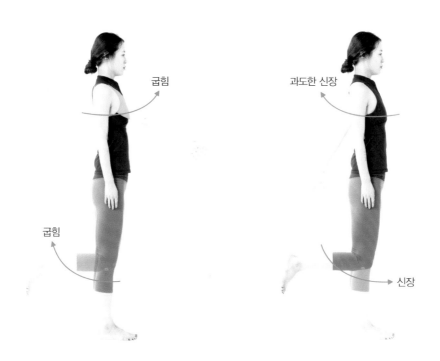

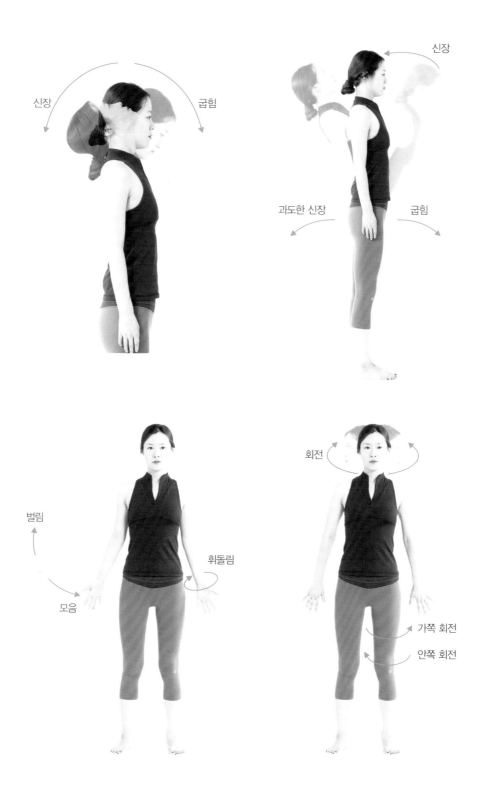

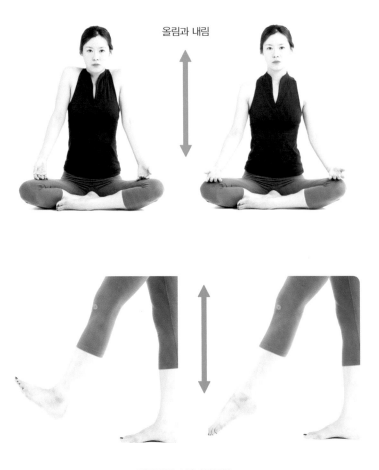

올림과 내림

발등굽힘과 발바닥굽힘

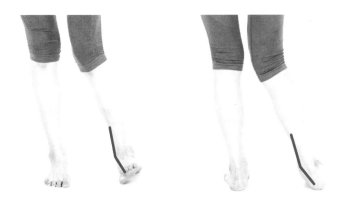

발의 가쪽번짐

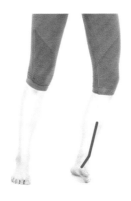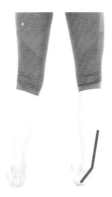

발의 안쪽번짐

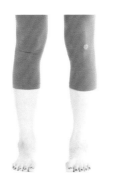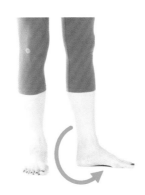

발의 회전

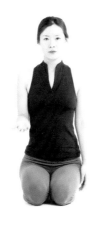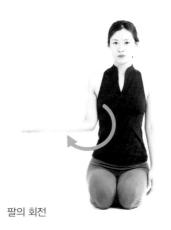

팔의 회전

해부학 용어 ^{Anatomical Terms}

신체에서 근육, 관절 등에 대한 이름을 만드는 방식은 아래와 같은 규칙을 따른다.

"명명법 공식: 뼈 이름(영문) + O(영문 O) + 다음 뼈(영문)"

이 규칙은 몸의 다른 구조나 신체 부위에도 적용된다. 규칙을 적용하여 아래의 예시와 같이 사용할 수 있다.

예시 1: 무릎

무릎은 해부학 용어로는 넙다리뼈^{Femur}와 정강뼈^{Tibia}가 만나 이룬 관절이다. 규칙대로 해부학적 용어를 만든 후 '관절(Joint)'이란 말을 붙여서 '넙다리정강관절(Femorotibial Joint)'이라 부른다.

"넙다리뼈(Femur) + O + 정강뼈(Tibia) = 넙다리정강관절(Femorotibial Joint)"

예시 2: 팔꿈치

팔꿈치는 위팔뼈가 노뼈^{Radius} 및 자뼈^{Ulna}와 만나서 이루는 관절이다. 위팔뼈와 노뼈의 경우를 적용하여 용어를 만들어보면 아래와 같다.

"위팔뼈(Humerus) + O + 노뼈(Radius) = 위팔노관절(Humeroradial Joint)"

예시 3: 복장빗장관절 ^{Sternoclavicular Joint}

복장빗장관절은 가슴 부위에서 빗장뼈와 가슴 중간의 복장뼈^{Sternum}가 만나서 이루는 관절이다. 복장빗장관절은 좌우 각각 1개씩 2개가 있고 줄여서 'SC Joint'라고 부른다.

"복장뼈(Sternum) + O + 빗장뼈(Clavicle) = 복장빗장관절(Sternoclavicular Joint)"

예시 4: 어깨봉우리빗장관절^{Acromioclavicular Joint}

어깨봉우리빗장관절은 어깨뼈봉우리^{Acromion}와 빗장뼈^{Clavicle}가 만나서 이루는 관절로 좌우 1개씩 2개가 있고 줄여서 'AC Joint'라고 부른다.

"어깨뼈봉우리(Acromion) + O + 빗장뼈(Clavicle)
= 어깨봉우리빗장관절(Acromioclavicular Joint)"

앞 단어의 어미 쪽에 'O'가 들어 있는 경우에는 맨 마지막 자음을 생략하고 연결한다.

예시 5: 접합부

신경^{Neuron}과 근육^{Muscle}이 만나는 접합부를 지칭할 때도 같은 명명법을 사용한다.

"신경(Neuron) + O + 근육(Muscle) = 신경근접합부(Neuromuscular Junction)"

마찬가지로 앞 단어의 어미 쪽에 O가 들어 있기 때문에 맨 마지막 자음을 생략한다.

YOGA
ANATOMY

제2장

호흡은
요가의 완성이다

"요가는 구슬을 꿰어 목걸이를 만드는 것과 같다."

'아사나'라는 구슬을 '호흡'이라는 실로 꿰어 요가라는 목걸이로 만든다는 뜻이다. 아무리 예쁜 구슬도 실로 꿰어 완성시키지 않는다면 목걸이라는 진정한 가치를 발휘할 수 없다. 수련자는 아사나와 요가식 호흡법을 함께 익혀 요가를 완성해야 한다.

'요가식 호흡'은 일반적으로 상체와 하체가 가까워지면 내쉬고, 상체와 하체가 멀어지면 마신다는 가로막$^{Diaphragm/Thoracic\ Diaphragm}$의 운동 원리에 근거한 자연스러운 호흡 방식을 사용하고 있다. 물론 호흡은 운동의 목적에 따라 달라진다. '빈야사' 수련과 같이 강한 근력이 필요하고 핵심근육$^{Core\ Muscles}$의 안정성이 더 중요한 경우에는 마시고 내쉴 때에도 배가 움직이지 않는 필라테스식 호흡$^{Lateral\ Breathing}$, 즉 측면호흡을 사용하기도 한다.

* 요가식 호흡법$^{Yogic\ Breathing}$

"수련 효능을 높이고 신체의 생명력을 증강시키기 위해 요가 수련 과정에서 수행하는 모든 호흡 방식" 이것은 요가식 호흡법에 대한 정의이다. '호흡'을 의미하는 '프라나야마^{Pranayama}'가 '호흡의 연장' 또는 '생명력의 연장'이라는 뜻을 가진 것에 기초하였다. 아눌로마빌로마(교호호흡), 우짜이호흡(승리호흡), 바스트리카(풀무호흡), 카팔라바티(정뇌호흡), 쿰바카(지식) 등은 대표적인 요가식 호흡법이다. 이외에도 수십 가지에 이르는 요가식 호흡법이 존재하며 세부 방법론에서 조금씩 차이가 있다.

요가식 호흡법은 3단계 호흡 방식을 통합한 것으로 완전호흡이라 부른다. 완전호흡이란 신체의 가슴안$^{Thoracic\ Cavity}$과 배안$^{Abdominal\ Cavity}$ 모두를 충분히 사용하여 호흡하는 가슴배호흡 방식이다.

요가의 가슴배호흡은 '가슴호흡'과 '배호흡'을 통합한 것이다. 호흡에 필요한 신체 내부 공간이 더 많이 확보되며, 한 번의 호흡으로 많은 양의 산소를 공급할 수 있다. 호흡 횟수가 적어지고 호흡에 관여하는 근육의 움직임이 느려지면서 근육이 느끼는 피로가 줄어드는 효과도 있다.

가슴호흡과 배호흡을 비교해보자

호흡의 해부학적 원리는 다음과 같다.

숨을 마실 때 호흡의 핵심근육인 가로막이 원래 위치에서 아래로 움직이고, 이에 따라 가슴의 내부가 확장되어 기압이 대기압보다 낮은 상태로 바뀌면서 코와 입을 통해 외부 공기를 몸 안으로 빨아들인다. 이때 배의 내부는 가로막이 내려온 만큼 팽창되며 마시는 숨에 배가 나오게 된다. 반대로 숨을 내쉴 때는 가로막이 다시 원래 위치로 돌아가고 배의 내부가 수축하면서 숨이 코와 입을 통해 몸 밖으로 나간다.

우리가 일상적으로 하는 호흡으로는 '가슴호흡'과 '배호흡'이 있다. 호흡에 대한 해부학적 원리를 염두에 두고 이 둘의 차이점을 비교하며 올바른 호흡법에 대해 알아보도록 하자.

가슴호흡

배안이 수축된 상태에서는 숨을 마실 때 가로막이 내려갈 수 있는 공간이 제한되기 때문에 팽창이 가능한 가슴 부위가 확장되며 공기를 빨아들이는 방식으로 호흡하게 된다. 가로막이 원래 위치에서 많이 내려가지 못해 신체 내부의 압력이 낮아진 공간도 협소해지므로, 들어오는 공기의 양 또한 적을 수밖에 없다. 신체는 부족해진 인입 공기량을 만회하기 위해 흉곽의 갈비뼈들을 들어 올려 공간을 확보하게 된다. 이러한 이유로 가슴호흡을 하면 배보다는 가슴 부분이 더 많이 움직이고, 숨 쉬는 횟수가 늘어나 호흡근육의 피로도가 높아진다.

배호흡

배안이 이완된 상태에서는 가로막이 내려갈 수 있는 공간이 확보되기 때문에 숨을 마실 때 배가 부풀면서 공기가 안으로 빨려 들어온다. 이러한 방식으로 숨을 쉬는 것이 배호흡이다. 가로막의 원래 위치와 아래로 이동한 가로막 사이의 공간이 넓어서 신체 내부의 압력이 낮아진 공간도 크므로, 들어오는 공기의 양 또한 많아진다. 신체는 충분한 양의 공기를 받아들이기 때문에 더이상 내부공간을 확보할 필요가 없다. 가슴 부분은 움직임이 거의 없고 호흡의 횟수도 줄어들어 호흡근육의 피로도가 낮아진다.

가슴호흡은 비교적 호흡 길이가 짧고 횟수가 많은 반면, 배호흡은 호흡 길이가 길고 횟수가 적다. 둘 중 어떤 호흡을 하더라도 신체에 필요한 산소량은 일정하므로 적은 양의 호흡을 빠르게 여러 번 하든지 많은 양의 호흡을 느리고 길게 하는 식으로 우리 몸은 알아서 필요로 하는 산소량을 채운다. 가슴호흡은 호흡의 속도가 빠르고 횟수가 많아 근육의 피로도가 높고 긴장이 증가하기 때문에 올바른 호흡법이라고 할 수 없다. 따라서 가슴호흡보다는 배호흡이 더 건강한 호흡이다.

가슴호흡을 배호흡으로 바꾸는 방법

배호흡이 건강한 호흡법임에도 불구하고 자세의 불균형이나 부상, 질병으로 인해 가슴호흡을 하는 사람들이 있다. 잘못된 호흡법을 올바르게 교정하는 방법을 알아보자.

자세의 불균형으로 인한 가슴호흡 교정

관상면에서 봤을 때 허리(요추)가 뒤로 굽으면 자연스럽게 가슴과 배는 가까워진다. 그러면 신체 앞쪽의 근육이 수축되는데, 이때 가로막이 움직일 수 있는 공간이 줄어들면서 호흡이 가슴호흡으로 바뀐다.

시상면에서 봤을 때 몸이 좌우 중 어느 한쪽으로 기울면 가슴안과 배안이 눌려 가로막이 움직일 수 있는 공간이 줄어든다. 이때에도 자연히 가슴호흡을 하게 된다.

좌우 대칭을 맞춘 상태에서 척추를 늘여 펴고 가슴을 열어주기만 해도 호흡은 자연스럽게 가슴호흡에서 배호흡으로 바뀐다.

복부비만 또는 임신으로 인한 가슴호흡 교정

복부비만이 심하거나 임신을 한 사람은 배 내부에 가로막이 움직일 수 있는 절대 공간이 확보되지 못해 가슴호흡을 하게 된다.

복부비만의 경우 음식 섭취 조절이나 운동으로 배 부위의 체지방을 줄이면 배호흡이 가능하다. 임신한 경우 역시 태아와 양수 무게를 제외한 나머지는 체지방이라고 생각하면 된다. 임신 중에도 체지방 관리를 적절히 한다면 배호흡을 유지할 수 있다.

부상이나 질병으로 인한 가슴호흡 교정

부상이나 질병이 생겼을 때 신체를 움직이면 통증이 생긴다. 호흡도 자연히 가슴호흡으로 바뀌게 된다. 배호흡은 가슴호흡에 비해 움직이는 부위가 많아 통증을 더 많이 유발하기 때문이다. 이때 신체가 좀 더 이완된 상태로 배호흡을 시도하면 통증을 줄이고 호흡도 바르게 유지할 수 있다.

변비로 인한 가슴호흡 교정

정제 가공식품 섭취가 늘고 스트레스가 심해지면서 변비로 고생하는 사람도 많아졌다. 배안의 많은 부분을 차지하는 대장이 변비로 인해 경직되면 가로막의 운동 범위도 제한되면서 호흡이 가슴호흡으로 변한다. 섭취하는 음식의 종류와 식습관을 바꾸고 운동을 하는 등 변비를 치료하면 배호흡 방식으로 호흡할 수 있다.

긴장으로 인한 가슴호흡 교정

호흡을 지도하다 보면 수련자의 배가 너무 경직되어서 숨을 마실 때 배가 나오도록 유도해도 가슴이 나오고 호흡이 아주 짧게 끊어지는 것을 볼 수 있다. 평소 긴장을 해소하지 못한 상태가 누적되어 굳은 몸과 가슴호흡이 습관이 된 경우이다.

이런 경우에는 앉아서 호흡하는 것보다는 누워서 몸에 힘을 빼도록 한 후 호흡을 유도하면 배호흡으로 바꿀 수 있다. 누워서 하는 호흡은 앉아서 하는 호흡보다 배호흡으로 유도하기 쉽다. 눕는 순간 신체의 뒤편이 바닥에 닿으면서 구부러진 척추와 가슴이 확장되어 가로막의 운동 범위가 넓어지기 때문이다.

* 요가식 완전호흡을 실행하자

요가식 완전 호흡을 익히기 위해서는 '항아리에 물을 채우는 방식'을 연상하면 도움이 된다. 항아리에 물을 부으면 밑바닥부터 물이 차올라서 윗부분까지 가득해진다. 요가식 완전호흡도 이와 마찬가지다. 마실 때 아랫배-윗배-가슴-빗장뼈 밑까지 순서대로 공기가 차오른다는 느낌으로 하면 된다. 반대로 내쉴 때는 빗장뼈-가슴-윗배-아랫배가 순서대로 수축하면서 공기를 밖으로 내보낸다는 느낌으로 한다.

준비 단계

앉거나 누운 자세 중 편안한 자세를 취한다. 눈을 감고 이완한다.

가슴에 집중하고 가슴호흡을 관찰한다. 마실 때 가슴을 최대한 부풀리고 내쉴 때 최대한 이완시켜 가라앉힌다. 마실 때 가슴이 들리고 내쉴 때 가슴이 내려가는 것을 알아차린다. 이때 알아차림을 위해 의도적으로 가슴의 움직임을 더욱 깊게 한다.

가슴호흡

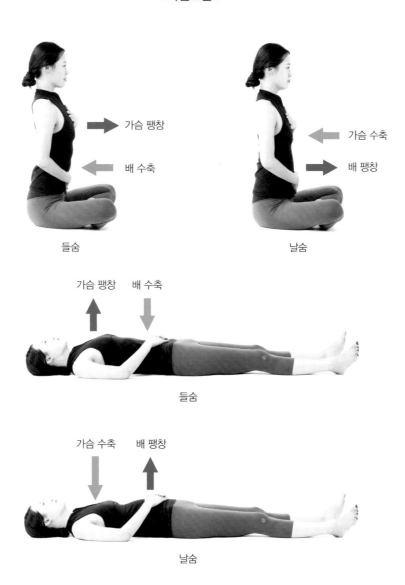

제2장_ 호흡은 요가의 완성이다   65

배에 집중하고 배호흡을 관찰한다. 마실 때 배를 최대한 부풀리고 내쉴 때 최대한 이완시켜 가라앉힌다. 마실 때 배가 나오고 내쉴 때 배가 들어가는 것을 알아차린다. 이때 가슴은 많이 움직이지 않도록 주의하며 알아차림을 위해 의도적으로 배의 움직임을 더욱 깊게 한다.

배호흡

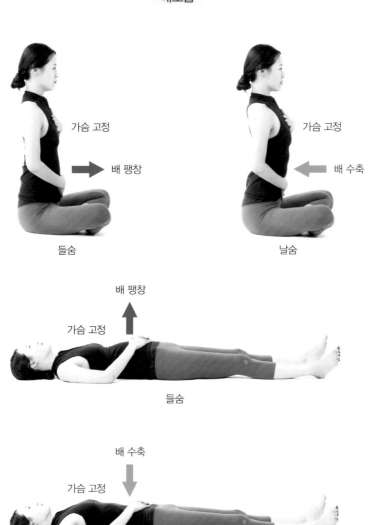

3단계: 요가식 완전호흡

배호흡과 가슴호흡을 통합한다. 마시면서 배를 아래와 앞으로 내밀며 배안을 먼저 채우고 계속해서 가슴을 확장하여 가슴 내부를 채운다. 내쉬면서 가슴부터 수축하여 공기를 내보내고 배 부분도 수축하여 배꼽이 등에 달라붙는다는 느낌으로 완전히 내쉰다.

이 호흡 실습은 단계별로 처음에는 10회 정도 실시하고 숙련되면 횟수를 20회 또는 그 이상으로 늘리도록 한다.

요가식 호흡의 장점

- 호흡과 관련된 근육의 피로도가 낮아진다.
- 긴장을 완화시켜 정서적 안정을 유지할 수 있다.
- 호흡기 관련 질환 증세가 호전된다.
- 산소와 이산화탄소의 교환량을 늘려 해독 작용을 촉진한다.
- 내분비계에 에너지를 충만하게 하여 면역력이 증진된다.
- 혈압을 낮추어 고혈압 치유에 도움을 줄 수 있다.

빠른 호흡의 문제점

"모든 만성 통증, 고통 및 질병은 세포 수준에서 산소 결핍으로 초래된다."

– A.C Guyton의 『Textbook of Medical Physiology』 중에서 –

요가 수련 시는 물론 일상생활 중에 이상적인 호흡은 어떻게 할 수 있는지 과학적 근거를 가진 연구자료를 통해 알아보기로 한다. 또한, 잘못된 호흡 방식도 알아보자.

* 신체에 이상적으로 산소를 공급하기 위한 호흡 조건은 다음과 같다.

- 한 호흡마다 500㎖의 공기를 순환시킨다.
- 분당 12회의 호흡으로 6ℓ의 환기량을 충족시킨다.
- 동맥혈에 98~99%가량의 이상적인 산소량을 공급한다.

분당 호흡 횟수가 위의 조건보다 많아지게 되면 환기량의 과다로 인해 폐와 혈액 및 세포에서 이산화탄소(CO_2)의 함량이 매우 낮아지면서 오히려 혈중 산소공급량이 감소한다.

이산화탄소는 혈관 확장에 관여한다. 신체는 적정량의 이산화탄소 농도를 유지해야 하는데 호흡 횟수가 과도한 수준으로 증가하면 신체의 이산화탄소 농도가 저하된다. 이어서 혈관이 경직되고, 최종적으로 세포에 저산소혈증[Hypoxemia]과 저탄산혈증[Hypocapnia]을 유발하여 부작용을 일으킨다.♥

정상 호흡 패턴과 이산화탄소 결핍의 문제

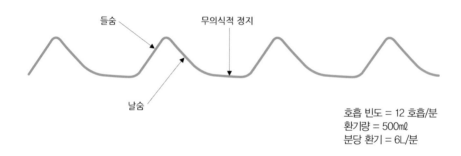

들숨

무의식적 정지

날숨

호흡 빈도 = 12 호흡/분
환기량 = 500㎖
분당 환기 = 6L/분

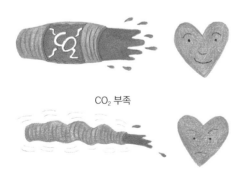

CO_2 부족

CO_2 부족은 혈관 경직과 산소 공급 부족의 원인이 됨

'비크람 요가(핫요가)'에서는 '카팔라바티^{Kapalabhati}'라는 빠르고 격한 호흡을 통해 산소를 많이 받아들이고 몸 안의 독소인 이산화탄소를 배출시키도록 가르친다. 카팔라바티를 실제로 수행해보면 약간 어지럽거나 머릿속이 서늘해지는 느낌을 받는데, 이는 과도한 이산화탄소 배출로 인해 혈류 속 산소공급량이 줄어들어 생기는 부작용으로 보인다.

나의 요가 수련 경험과 생리학이라는 학문을 바탕으로 판단했을 때 현대의 비크람 요가에서 카팔라바티의 목적을 이산화탄소 배출이라고 주장하는 것은 17세기 후반에 저술된 하타 요가 고전 『게란다 상히타$^{Gheranda\ Samhita}$』에서 소개하는 전통적인 카팔라바티에 대한 내용과 다르다. 『게란다 상히타』에 따르면 카팔라바티는 '뇌'라는 의미의 'Kapal'과 빛나게 한다는 의미를 가진 'Bhati'의 합성어이다. 당시는 지금처럼 생리학의 원리가 규명되지 못했기 때문에 이산화탄소를 배출시켜 뇌를 정화한다는 의미로 해석하기에는 무리가 있다. 당시 요가 수련자들이 카팔라바티를 통해 뇌가 정화되는 느낌을 받았을 수도 있고, 생리적으로 신체에 유익함을 깨달았을 수도 있다. 하지만 그것이 꼭 이산화탄소를 배출했기 때문이라고 단정하기에는 근거가 부족하다.

고전요가의 호흡 방식

* 하타 요가 프라디피카$^{Hatha\ Yoga\ Pradipika}$ (15세기)

호흡이 몸 안에 머무는 것이 생명이고 몸 밖으로 나가는 것이 죽음이다. 그러므로 호흡을 참을 필요가 있다. 딸꾹질, 천식, 기침, 두통, 이통, 안통 등 기타 질병은 잘못된 호흡에서 기인한다. 호흡이 안정되어야 마음이 고요하고 평화로워진다.

게란다 상히타$^{The\ Gheranda\ Samhita}$ (17세기)

요기는 항상 혀를 위(입천장)로 유지하고 지속적으로 호흡을 보유해야 한다. 이러한 나보무드라^{Nabhomudra}가 요기의 질병을 없애준다.

요가수트라$^{The\ Yoga\ Sutra\ of\ Patanjali}$ (기원전 4~2세기)

프라나야마는 들숨과 날숨의 중지, 곧 들숨과 날숨을 멈추는 것이다.

버나드 티의 하타 요가^{Hatha Yoga Written by Bernard T} (1944)

케발라^{Kevala}는 완전한 호흡의 보유이고 모든 호흡의 궁극적 목적이다.

고스와미 교수의 하타 요가^{Hatha Yoga Written by Prof.SS Goswami} (1959)

호흡 조절은 길고 느린 방식과 짧고 빠른 방식, 두 가지로 분류한다. 호흡의 보유는 길고 느린 방식이 가장 중요하다.

이와 같은 호흡 방식들의 공통점은 호흡을 참거나 오랫동안 보유하여 호흡 횟수를 줄였을 때 신체에 더 유익하다는 것이다.♥

비크람 요가에서 가르치는 카팔라바티를 딱 잘라서 잘못되었다고 할 수는 없다. 최소한 카팔라바티의 목적이 이산화탄소라는 독소 제거라고 생각하는 잘못된 믿음을 바로잡아야 한다. 생리학적으로도 이러한 해석은 틀렸음이 밝혀졌다. 요가 수련자들은 이 사실을 분명히 알고 수련하는 것이 바람직하다.

카팔라바티의 대안으로 제시하는 호흡은, 일반적으로 많이 행해지는 '바스트리카(풀무호흡)' 또는 '요가식 완전호흡'이다. 호흡의 속도가 비교적 완만하여 이산화탄소의 과도한 배출을 일으키지 않으며 요가 수련뿐만 아니라 일상생활에서도 신체에 무리를 주지 않는다.

> ***적합한 호흡법**
> 현대 의료 연구는 과도한 호흡이 내부 장기에 산소 공급을 감소시킨다는 점을 증명하고 있다. 반대로 호흡이 길고 느리거나 횟수가 적을수록 세포에 산소를 더 많이 공급한다는 사실이 밝혀졌다. 이처럼 전통 요가의 호흡법이 우리 몸에 적합한 방식이라는 것을 알 수 있다.

만성 질환 환자들의 호흡 패턴

다수의 의료 연구에서는 건강한 사람일수록 느리고 가벼운 호흡을 한다고 주장한다. 다음의 표는 건강한 사람들과 질병에 걸린 사람들의 분당 호흡수를 비교한 것이다. 질병에 걸린 사람들의 분당 호흡 횟수가 건강한 사람들보다 많다는 것을 알 수 있다.

연도별 분당 호흡량

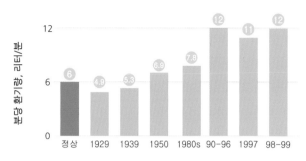

위 정보는 24개의 의학 연구자료를 기초로 하였다.

아픈 사람들의 분당 호흡량

조건	분당 환기량	사람 수	출처
정상호흡	6 L/min	-	Medical textbooks
건강한 사람들	6-7 L/min	> 400	Results of 14 studies
허파동맥고혈압	12(±2) L/min	11	D'Alonzo et al, 1987
암	12(±2) L/min	40	Travers et al, 2008
수면무호흡	15(±3) L/min	20	Radwan et al, 2001
간경화	11-18 L/min	24	Epstein et al, 1998
간질	13 L/min	12	Esquivel et al, 1991
만성과호흡증후군	13(±2) L/min	134	Han et al, 1997
공황장애	12(±5) L/min	12	Pain et al, 1991
조울증	11(±2) L/min	16	MacKinnon et al, 2007
긴장성 근이영양증	16(±4) L/min	12	Clague et al, 1994

호흡 방식의 차이

90% 이상의 환자들은 가슴호흡을 한다

　가슴호흡을 할 경우 분당 환기량과 분당 호흡량이 증가된다. 가슴호흡을 하는 사람들은 휴식이나 수면 중에 과도한 환기(보통보다 호흡 횟수가 증가)로 인해서 자연스러운 호흡에 어려움을 겪는다. 호흡 횟수가 늘어나면 세포 내 산소 공급이 줄어든다. 이산화탄소의 양이 적어지는 저탄산혈증의 영향 때문이다.

폐의 하부 10%는 분당 40㎖의 산소를 운반하며 폐의 상부 10%는 분당 6㎖의 산소를 운반한다. 중력의 영향으로 혈액이 폐의 아래쪽에 더 많이 공급되기 때문에 생기는 차이다. 폐의 하부는 산소 운반에 가장 중요한 역할을 하는데, 가슴호흡을 하면 신선한 공기(산소)의 확보가 제한되어 폐의 동맥혈에 저산소혈증을 유발하고 폐기종 같은 환기살포 모순이 생긴다. 정상 호흡인 배호흡(가로막호흡)을 하면 모든 폐포들은 수직으로 신장하고 산소를 더 많이 함유한 신선한 공기가 상부 동맥혈에 공급된다.

호흡방식이 림프계에 미치는 영향

가슴호흡이 림프관^{Lymphatics} 정체를 유발하는 것과는 달리 배호흡은 림프계를 통과하는 림프액의 음압^{Negative Pressure}으로 끌어당김으로써 림프계의 정화작업을 촉진한다. 이로 인해 내장의 독소 제거 비율이 약 15배까지 증가한다.

림프계는 심혈관계와 달리 펌프가 없다. 신체를 움직일 때 림프절들은 밸브를 통해 림프액을 밀기 위한 기계적 자극을 받는데, 이것이 림프계가 작동하는 방식이다. 림프절은 몸을 움직일 때 자연스럽게 압박을 받는 부위인 목 주변, 겨드랑이 위, 사타구니 부위 등에 위치하고 있다.

코호흡과 입호흡

코로 호흡할 때는 코 통로의 보호 점액층으로 인해 들어오는 공기의 습도가 유지되고 이물질이 걸러지며 온도가 올라간다. 얇게 형성된 보호 점액층은 98~99%의 박테리아, 바이러스, 먼지 입자 및 공기 중의 다른 이물질을 걸러낸다.

입으로 호흡을 하면 공기가 들어오는 통로가 넓고 짧으며 거의 직선을 이루고 있어 공기 중의 이물질이 걸러지지 않아 면역계에 생화학적 스트레스를 유발한다. 이물질이 여과 없이 폐포와 혈액으로 들어가면 독소를 배출하는 장기들이 더 많은 스트레스를 받는다. 입으로 호흡하는 사람은 폐 속에 들어간 일부 병원균들로 인해 감염과 같은 심각한 문제를 겪게 된다. 지구력을 요하는 운동선수나 천식이 있는 환자는 반드시 코를 통해서만 호흡해야 한다. 스포츠에서 유산소 운동의 효과를 보기 위해서는 코호흡이 필수적이다.

코호흡을 하면 코의 얇은 점액층이 부비동, 기관지 및 다른 내부 표면에서 길이가 긴 카

펫처럼 위를 향하여 유동한다. 점액질에 의해 붙들린 박테리아와 바이러스, 균류들은 GI 효소들과 염산의 작용으로 위에서 죽거나 약해진다. 이렇게 죽거나 약해진 병원균의 일부 가 소장에서 혈액으로 통과하고(장 투과 효과), 감염 가능성이 낮은 병원균을 통해 면역 계가 학습할 기회가 생긴다. 이러한 과정을 통해 자가 면역을 상승시킬 수 있다. 코호흡이 입호흡보다 유익한 또 하나의 이유이다.

입호흡 시 이산화탄소와 연관된 생화학적 효과

호흡과 관련된 연구 논문들을 보면 이산화탄소는 독소(가스)가 아니며 다른 중요한 역 할을 한다는 사실을 사강(코 안에서 폐포까지의 공간)의 예를 들어 언급하고 있다. 사강 은 코, 목, 기관지에서 신체를 위한 여분의 이산화탄소를 저장하기 위해 사용되는 공간으 로, 용적은 보통 성인 기준 약 150~200㎖이다. 실제로 숨을 마시는 동안 이산화탄소 속 의 풍부한 공기는 사강에서 폐포로 재흡수된다.

입으로 호흡을 할 경우 사강이 좁고 짧아지며 코 쪽의 통로를 호흡에 사용하지 않게 된 다. 마치 공기가 외부에서 폐포로 직접 닿는 것처럼 공기 교환이 더 강해지면서 폐포의 산 소와 동맥혈의 이산화탄소 농도를 낮춘다. 코로 호흡할 경우에는 이런 현상이 발생하지 않는다. 코호흡을 하면 입호흡을 할 때에 비해 더 많은 근육이 동원되기 때문에 에너지 손실을 최소화하기 위한 인간의 내재적 성향에 의해 호흡 횟수가 줄어든다.

일본의 연구자들은 코로 호흡하면 약 43.7mmHg의 이산화탄소를, 입으로 호흡하면 약 40.6mmHg의 이산화탄소를 흡입하게 되기 때문에 입호흡보다 코호흡을 했을 경우에 종 말 이산화탄소(내쉬는 호흡의 전체 기체 중에 포함된 이산화탄소)의 농도(End-Tidal CO_2 Concentration)가 더 높다는 사실을 발견했다. 코로 호흡할 때 이산화탄소의 혈관 확장 작용으로 더 많은 혈액을 공급하게 되고 이로 인해 더 많은 산소를 공급하게 된다. 이러 한 사실을 근거로 볼 때 입으로 하는 호흡이 몸 전체의 산소 공급을 감소시키는 것으로 판명된 셈이다.

이산화탄소와 관련해 입호흡은 생화학적으로 수많은 부정적인 증상을 불러온다. 폐포 에서의 저탄산혈증, 저탄산성 혈관 수축(이산화탄소 결핍으로 인한 혈관 수축), 보어 효과 (낮은 pH또는 이산화탄소의 분압이 상승할 때 헤모글로빈으로부터 산소가 쉽게 분리되 어 조직에 산소 공급이 증가하는 현상) 억제, 장기들의 세포와 조직에서 산소 공급 감소,

불안, 스트레스, 중독, 불면증, 부정적 감정, 구부정한 자세, 근육 긴장 등을 유발한다. 특히 건조하며 정화되지 않은 찬 공기가 폐로 직접 들어오는 것으로 인해 장기의 생화학적 스트레스가 증가한다. 그밖에 자가 면역 효과의 부재로 인한 감염 가능성의 증가, 폐포 및 혈관의 염증, 정상 신경신호 전달의 교란, 호르몬 영향으로 인한 혈관 수축, 기생충 박멸 능력 저하, 바이러스 및 악성 세포 박멸 능력 저하(호흡 연쇄 효소를 비활성화함으로써)를 포함하여 박멸 능력을 저하(호흡 연쇄 효소를 비활성화함으로써)시킨다.

또한 코 통로인 부비강^{Sinus}을 포함한 다양한 신체조직에서 생성되는 산화질소(NO)는 혈압을 낮추고 심장 박동수를 낮추어 심장병 환자들의 혈관을 팽창시키는 역할을 하는데 입으로 호흡하면 산화질소 사용이 제한되어 이러한 혜택을 누릴 수 없게 된다.

신체 산소 레벨 측정법

① 앉아서 5~7분 동안 휴식을 취하며 호흡 근육을 포함한 모든 근육을 완전히 이완한다.
② 날숨의 끝에서 코를 막고 숨을 참는 시간을 초 단위로 확인한다.
③ 호흡(들숨)이 필요하다고 느낄 때까지 계속 코를 막고 유지한다. 연구를 통해서 밝혀진 바에 따르면 호흡을 하고 싶어 하는 첫 느낌은 가로막이 움직이거나 침을 삼키는 움직임과 더불어 나타난다. 이때 코를 막았던 손을 떼고 호흡을 다시 시작하여 테스트를 하기 전과 같은 방식의 일상적인 호흡을 계속한다.
④ 호흡을 통제하는 시간을 늘리기 위해 숨을 참는 시간을 억지로 늘려서는 안 된다. 숨이 턱 막히지 않은 상태여야 하고 막았던 코를 개방할 때 입을 벌리지 않아야 한다. 테스트는 편안한 상태로 진행해야 하며 스트레스가 생길 정도여서는 안 된다.
⑤ 통제된 호흡 멈춤$^{Controlled Pause}$ 시 건강한 사람과 환자의 호흡 멈춤 시간이 어떤지 확인해본다.♥

> **"만일 어떤 사람이 정상적인 날숨 후에 호흡을 참으면**
> **약 40초 후에 다음 호흡을 시작하게 된다."**
>
> – Mcardle W.D., Katch F.I., Katch V.L., 『Essentials of Exercise Physiology』 –

※ 이 장의 모든 이미지와 ★~♥ 부분은 www.normalbreathing.com에서 허락을 얻어 인용하였다.

신체 산소 레벨 측정법

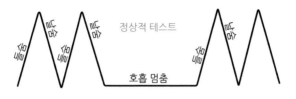

정상적 테스트

호흡 멈춤

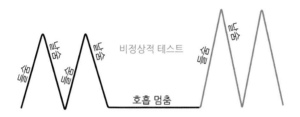

비정상적 테스트

호흡 멈춤

호흡 멈춤 테스트 패턴

아픈 사람들의 통제된 호흡 멈춤

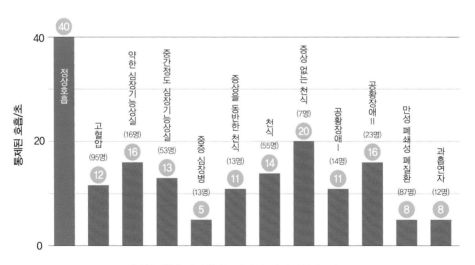

다양한 질환을 가진 환자들에 대한 9개의 의학 연구자료

YOGA
ANATOMY

제3장

골격계는
몸의 틀이다

* 골격계의 구조

성인을 기준으로 인체의 뼈는 206개이다. 인간은 약 270여 개의 뼈를 가지고 태어나지만 성인으로 성장하며 일부 뼈가 몸통뼈대^{Axial Skeleton}에서 융합되어 최종적으로 206개의 뼈를 갖게 된다. 해부학에서는 인간의 골격 구조를 머리와 몸통에 속하는 몸통뼈대, 팔다리에 속하는 팔다리뼈대^{Appendicular Skeleton}로 구분한다. 몸통뼈대는 6부분, 80개의 뼈로 구성되고 팔다리뼈대는 6부분 126개의 뼈로 구성된다.

인간은 머리가 몸의 가장 위쪽에 위치함으로써 척추의 구조와 팔다리가 직립 자세에 적합하도록 진화했다. 직립 자세를 하는 인간에 비해 척추가 가로로 된 네발 동물은 하중이 몸의 어느 한 부분에 과도하게 누적되지 않고 분산된다. 척추가 세로인 인간은 하중이 머리에서부터 몸통을 거쳐 다리 쪽으로 층층이 누적되는 구조를 가지고 있다. 인간의 척추는 누적된 하중을 효율적으로 분산하면서 운동성과 안정성이라는 두 가지 필요를 만족시킬 수 있도록 진화했다. 이것이 현재의 골격 구조를 갖게 된 원인이다.

몸통뼈대^{Axial Skeleton}

몸통뼈대는 6부분 80개의 뼈로 구성되어 있다. 각 부분을 구성하는 뼈의 이름과 개수는 다음과 같다.

① 두개골^{Skull Bones}

뼈의 개수: 총 22개 = 두개뼈^{Cranial Bones} 8개 + 얼굴뼈^{Facial Bones} 14개

- 두개뼈 8개 = 마루뼈^{Parietal Bone} 2개 + 관자뼈^{Temporal Bone} 2개 + 이마뼈^{Frontal Bone} 1개 + 뒤통수뼈^{Occipital Bone} 1개 + 벌집뼈^{Ethmoid Bone} 1개 + 나비뼈^{Sphenoid Bone} 1개
- 얼굴뼈 14개 = 아래턱뼈^{Mandible} 1개 + 위턱뼈^{Maxilla} 2개 + 입천장뼈^{Palatine Bone} 2개 + 광대뼈^{Zygomatic Bone} 2개 + 코뼈^{Nasal Bone} 2개 + 눈물뼈^{Lacrimal Bone} 2개 + 아래코선반^{Inferior Nasal Concha} 2개 + 보습뼈^{Vomer} 1개

② 중이의 귓속뼈^{Ossicles}

뼈의 개수: 총 6개 = 망치뼈^{Malleus} 2개 + 모루뼈^{Incus} 2개 + 등자뼈^{Stapes} 2개

③ 목의 목뿔뼈^{Hyoid Bone}

뼈의 개수: 총 1개
역할: 혀의 움직임과 삼키는 작용을 돕는다.

④ 갈비뼈^{Rib Bones}

뼈의 개수: 총 24개 = 흉추^{Thoracic Vertebrae} 1~12번에 부착된 12쌍의 뼈

⑤ 복장뼈^{Sternum}

뼈의 개수: 총 1개 = 뼈 3개의 융합
융합: 복장뼈자루^{Manubrium} 1개 + 복장뼈몸통^{Body of Sternum} 1개 + 칼돌기^{Xiphoid Process} 1개

⑥ 척주^{Vertebral Column}

뼈의 개수: 총 26개 = 경추 7개 + 흉추 12개 + 요추^{Lumbar Vertebrae} 5개
+ 엉치뼈^{Sacrum} 1개 + 꼬리뼈^{Coccyx} 1개
- 엉치뼈: 태어날 때는 5개. 성장하며 1개로 융합
- 꼬리뼈: 태어날 때는 3~5개로 다양함. 성장하며 1개로 융합

> [참고] 두개골을 구성하는 뼈의 개수
> 두개골을 구성하는 뼈의 개수는 중이의 귓속뼈와 목뿔뼈의 포함 여부에 따라 달라진다.
>
> 22개: 두개뼈(8개) + 얼굴뼈(14개)
> 23개: 두개뼈(8개) + 얼굴뼈(14개) + 목뿔뼈(1개)
> 28개: 두개뼈(8개) + 얼굴뼈(14개) + 중이의 귓속뼈(6개)
> 29개: 두개뼈(8개) + 얼굴뼈(14개) + 중이의 귓속뼈(6개) + 목뿔뼈(1개)

팔다리뼈대^{Appendicular Skeleton}

팔다리뼈대는 6부분 126개 뼈로 구성되어 있다. 각 부분을 구성하는 뼈의 이름과 개수는 다음과 같다.

① 팔이음뼈^{Pectoral Girdles/Shoulder Girdles}

뼈의 개수: 총 4개 = (빗장뼈 1개 + 어깨뼈^{Scapula} 1개) ×2(좌우)

② 위팔^{Upper Arms}과 아래팔^{Forearms}

뼈의 개수: 총 6개 = (위팔뼈 1개 + 자뼈 1개 + 노뼈 1개) ×2(좌우)

③ 손^{Hands}

뼈의 개수: 총 54개 = (손목뼈^{Carpal Bone} 8개 + 손허리뼈^{Metacarpal Bone} 5개 + 첫마디뼈^{Proximal Phalanges} 5개 + 중간마디뼈^{Intermediate Phalanges} 4개 + 끝마디뼈^{Distal Phalanges} 5개) ×2(좌우)

④ 골반^{Pelvis}

뼈의 개수: 총 2개 = 볼기뼈^{Hip Bone} 1개 ×2(좌우)

⑤ 허벅지^{Thighs}와 다리^{Legs}

뼈의 개수: 총 8개 = (넙다리뼈^{Femur} 1개 + 무릎뼈^{Patella} 1개 + 정강뼈^{Tibia} 1개 + 종아리뼈^{Fibula} 1개) ×2(좌우)

⑥ 발^{Feet}과 발목^{Ankles}

뼈의 개수: 총 52개 = (발목뼈^{Tarsal Bone} 7개 + 발허리뼈^{Metatarsal Bone} 5개 + 첫마디뼈 5개 + 중간마디뼈 4개 + 끝마디뼈 5개) ×2(좌우)

몸통뼈대

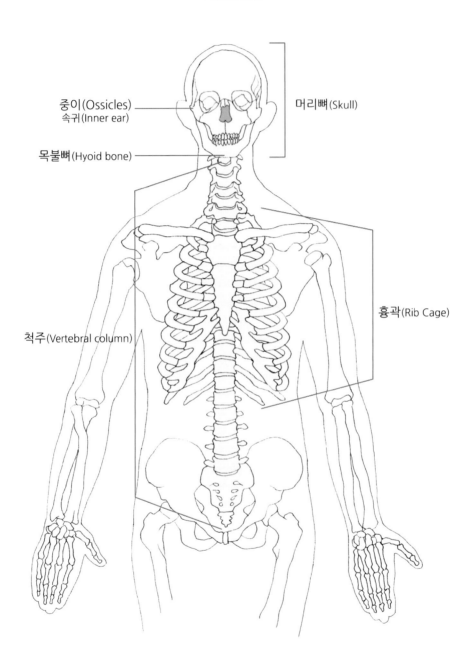

중이(Ossicles)
속귀(Inner ear)

목뿔뼈(Hyoid bone)

머리뼈(Skull)

흉곽(Rib Cage)

척주(Vertebral column)

팔다리뼈대

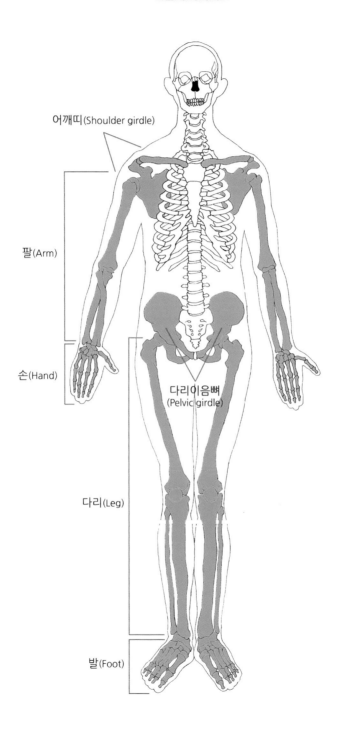

어깨띠(Shoulder girdle)

팔(Arm)

손(Hand)

다리이음뼈
(Pelvic girdle)

다리(Leg)

발(Foot)

* 관절의 연결 형태

관절이 연결된 형태는 크게 인대성 섬유형태 연결, 연골성 연결, 윤활성 연결의 3가지로 나눌 수 있다.

인대성 섬유형태 연결Ligamentous Fibrous Type of Connection

움직임이 거의 없이 뇌를 안전하게 보호하는 두개뼈는 대표적인 인대성 섬유형태 연결 관절이며 관상봉합Coronal Suture, 시상봉합Sagittal Suture, 삼각봉합Lambdoid Suture의 방법으로 연결되어 있다. 두개뼈는 성장 후에는 거의 움직이지 않는 단단한 형태로 이루어져 있지만, 태어날 당시에는 형태 변형이 가능하여 산도를 수월하게 빠져나오도록 해준다. 만일 신생아의 머리가 전구와 같은 하나의 둥근 형태라면 분만 시에 두개골이 수축하지 않아 산도를 지나치게 확장시킬 것이고, 이는 산모의 몸에 심한 부담이 되어 안전한 출산이 불가능해질 것이다.

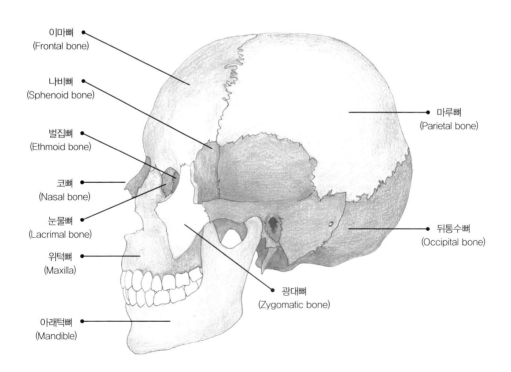

이마뼈 (Frontal bone)
나비뼈 (Sphenoid bone)
벌집뼈 (Ethmoid bone)
코뼈 (Nasal bone)
눈물뼈 (Lacrimal bone)
위턱뼈 (Maxilla)
아래턱뼈 (Mandible)
마루뼈 (Parietal bone)
뒤통수뼈 (Occipital bone)
광대뼈 (Zygomatic bone)

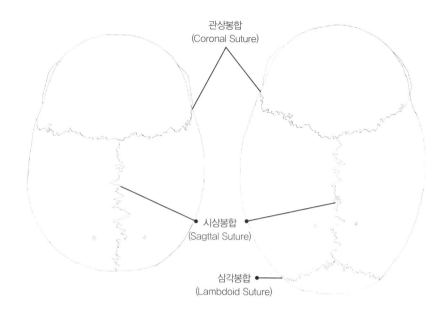

관상봉합
(Coronal Suture)

시상봉합
(Sagttal Suture)

심각봉합
(Lambdoid Suture)

연골성 연결^{Cartilaginous Connection}

연골성 연결은 관절에서 일정 수준의 움직임이 필요하거나 충격을 흡수할 때 완충제 역할을 할 수 있는 연결 형태이다. 갈비뼈가 복장뼈와 접합할 때 딱딱한 뼈들이 직접 접촉하는 것이 아니라 연골^{Cartilage}이라는 무르고 완충성을 가진 결합조직을 통해서 접합한다. 두덩뼈^{Pubic Bones} 역시 연골을 사이에 두고 접합한다. 척추^{Spine}는 척추뼈들이 만날 때 완충제 역할을 하는 추간판^{Discs}을 사이에 두고 서로 결합한다.

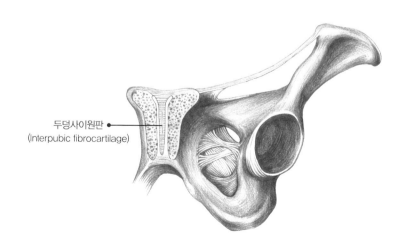

두덩사이원판
(Interpubic fibrocartilage)

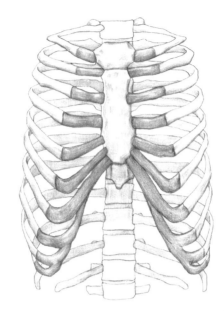

갈비뼈와 복장뼈를 연결하고 있는 짙은 색 부분이 연골이다.

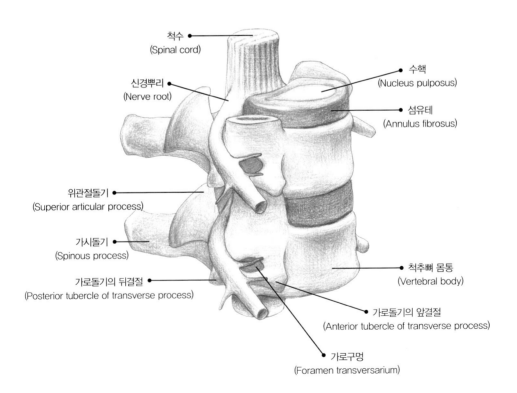

척수
(Spinal cord)

수핵
(Nucleus pulposus)

신경뿌리
(Nerve root)

섬유테
(Annulus fibrosus)

위관절돌기
(Superior articular process)

가시돌기
(Spinous process)

척추뼈 몸통
(Vertebral body)

가로돌기의 뒤결절
(Posterior tubercle of transverse process)

가로돌기의 앞결절
(Anterior tubercle of transverse process)

가로구멍
(Foramen transversarium)

윤활성 연결^{Synovial Connection}

윤활성 연결은 포유류의 몸에 가장 많은 관절 연결 형태이며 움직임에 적합한 구조이다. 손가락, 발가락, 손목, 팔목, 발목, 무릎 등은 모두 윤활성관절^{Synovial Joint}이다. 윤활성 관절은 공통적으로 관절주머니^{Joint Capsule}가 있고 관절에서 양쪽 **뼈**의 끝을 피막으로 감싸고 있다. 섬유형태 연결과의 차이는 관절주머니와 윤활액의 유무로 구분한다. 즉, 관절주머니와 윤활액이 없으면 윤활성 연결이 아니다.

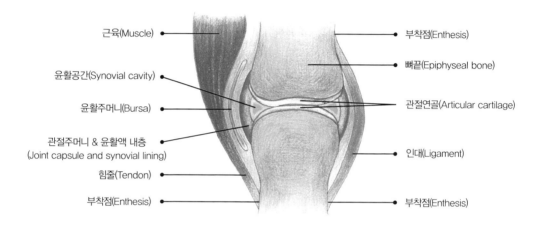

* 골격계의 기능

골격계의 대표적인 기능 6가지를 자세히 알아본다.

보호 기능

외부 자극이나 충격으로부터 신체 기관이나 부위를 보호하는 기능을 한다. 외부 충격이 전달되면 생명에 위협이 되는 경우나 신체의 특정 기능 수행을 위해 절대 공간이 필요한 경우에 해당한다. 뇌는 두개골로 둘러싸여 있다. 척수^{Spinal Cord}는 뇌의 연장으로 뇌와 더불어 중추신경계^{Central Nervous System}를 구성한다. 척추뼈의 추간공^{Intervertebral Foramen}은 척수를 보호하기 위한 장치이다. 심장과 폐는 흉곽$^{Rib\ Cage}$으로 둘러싸여 있는데 12쌍의 갈비뼈가 마치 성곽처럼 심장과 폐를 보호한다. 심장과 폐는 수축과 팽창을 통해 생리 기능을 수행하기 때문에 어떠한 신체의 움직임과 자세에서도 눌리지않는 절대 공간이 확보되어야 하는 장기이다. 보호 기능이 조금 제한적이기는 하지만 골반뼈는 생식기를 보호한다.

무기질 저장 기능

신체 조직을 구성하고 생리 기능 조절이나 대사 활동 등에 필요한 칼슘, 인, 철과 같은 무기질을 저장하며 필요한 경우에 이를 공급하는 기능을 한다. 뼈 바탕질은 칼슘을, 골수는 철분을 저장한다. 음식물 섭취 후 대사 과정에 칼슘이 필요할 때 우선 대사에 필요한 만큼 뼈에서 꺼내 쓰고 잉여 칼슘이 생기면 다시 뼈 안으로 넣어주는 것이다.

조혈 기능

유아·아동기 때는 거의 모든 뼈의 골수에서 혈액을 생성하지만 성인의 경우에는 척추, 갈비뼈, 골반 등 일부 뼈의 골수에서만 혈액을 생성한다. 혈구를 활발히 생성하는 골수는 붉은색을 띠므로 적색골수라고 한다. 혈액 생성이 활발하지 않은 골수는 지방 침착으로 인해서 색이 노랗게 변하므로 황색골수라고 한다.

구조를 이루는 기능

외적으로 드러나는 사람 형상은 골격이 사람 모양을 먼저 갖추고 있어야 한다. 사람이 사람으로 불릴 수 있는 것은 그 골격 구조가 사람만의 독특한 특성을 갖고 있기 때문이다. 즉, 뼈로 철골과 같은 사람의 구조를 형성하며 인대^{Ligament}로 뼈와 뼈를 접합시켜서 구조를 이룬다.

움직임의 토대가 되는 기능

구조를 이루는 뼈는 힘줄을 통해서 근육이 부착될 수 있는 토대이다. 모든 움직임은 골격으로 구조를 이룬 뼈대에 근육이 작용할 때 관절에서 발생한다.

대사 조절 기능

골세포에서 혈당과 지방 저장 조절에 관여하는 오스테오칼신^{Osteocalcin}이라는 호르몬을 분비하기도 하고 과도한 수소이온농도(pH) 값을 조절한다. 뼈 조직은 혈액 속의 중금속 및 다른 이물질을 제거하고 저장하는 기능도 한다.

YOGA
ANATOMY

제4장

신경계가
몸을 지배한다

* 신경계의 정의

"생명체 내 신체 다른 부분들 사이에서 신호를 전달하고 의지적 작용과 비의지적 작용을 조절하는 체계"

세포 수준에서 신경계는 뉴런이라 불리는 특정한 형태의 신경세포로 구성된다. 인간의 신경계는 중추신경계와 말초신경계^{Peripheral Nervous System}로 이루어진다. 중추신경계는 뇌와 척수로 이루어져 있다. 말초신경계는 중추신경계와 신체의 모든 부분을 연결해주는 긴 신경섬유들로 구성되어 있다. 말초신경계는 뇌신경 12쌍과 척수신경 31쌍으로 구성되는데, 의지적으로 개입이 가능한 '수의작용'에 관여하는 신경과 무의식적으로 생명체의 기능을 조절하고 통제하는 '불수의작용'에 관여하는 신경으로 구분한다. 수의작용을 하는 신경은 '체성신경'으로 '감각신경'과 '운동신경'이 있다. 불수의 작용을 하는 '자율신경계'로는 '교감신경계'와 '부교감신경계', 반독립적인 부분인 위장계를 제어하는 '장관신경계'로 구분한다. 신경계를 다이어그램을 통해 정리해보면 아래와 같다.

신경계 다이어그램

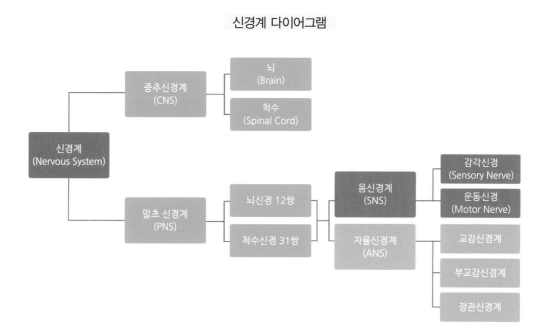

* 신경계의 분류

중추신경계^{Central Nervous System/CNS}

말초신경계를 통해 전달되는 신체의 정보를 받아 해석하고 통합한 후 말초신경계를 통하여 신체의 모든 부분에 정보를 전달한다. 말초신경계와 더불어 신체의 기능을 제어하는 데 핵심적인 역할을 한다. 중추신경계를 구성하고 있는 것은 뇌와 척수이다. 신체의 주요한 기능을 가진 만큼 뇌와 척수는 3겹으로 된 결합조직인 수막^{Meninges}에 의해 둘러싸여 있다. 뇌는 대부분의 감각정보를 통합하고 신체의 기능을 의식적 또는 무의식적으로 조정하는 역할을 한다. 척수는 뇌와 신체의 나머지 부분 사이에서 신호를 전달하는 통로 역할을 하며 뇌의 개입 없이도 일정 수준의 근골격계 반사를 제어한다.

말초신경계^{Peripheral Nervous System/PNS}

중추신경인 뇌와 척수 이외의 신경과 신경절로 구성된 신경계를 말초신경계라 지칭한다. 주된 작용은 중추신경계에 신체의 전 부분을 연결하여 중추신경계와 말단 사이의 신호전달 역할을 하는 것이다. 뇌나 척수가 두개골이나 척추뼈 또는 혈액뇌장벽^{Blood Brain Barrier}에 의해서 보호되는 것과 다르게 말초신경계는 독소나 기계적 손상^{Mechanical Injury}에 노출되어 있다. 말초신경계는 자율신경계^{Autonomic Nervous System}와 체성신경계^{Somatic Nervous System}로 나누어져 있고 감각계^{Sensory System}를 포함하기도 한다.

자율신경계^{Autonomic Nervous System/ANS}

말초신경계의 일부로서 불수의적 작용을 하는 내장운동, 중추신경계에서 심장근과 민무늬근^{Smooth Muscle} 또는 샘^{Gland}으로 자극을 보내는 역할을 맡고 있다.

- 교감신경계^{Sympathetic Nervous System}

  자율신경계의 일부로서 투쟁^{Fight} 또는 도피^{Flight}와 같은 스트레스 반응에 의해서 활성화되며 활동하는 동안 신체조직을 움직이게 하는 기능이 있다. 교감신경계가 활성화되면 아드레날린이 증가하면서 혈압이 상승하고 심장박동이 빨라지는 등 각성 효과와 함께 몸이 긴장 상태가 된다. 또한 항진 작용으로 간에서 혈액으로의 혈당 방출이 증가되는 등의 현상이 일어난다. 반대로 에너지 저장과 소화 기능, 침 분비 등은 감소한다. 교감신경은 12쌍의 가슴신경(T1~T12)과 1, 2번째 허리신경(L1~L2)의 일부로 구성된다.

- 부교감신경계^{Parasympathetic Nervous System}

자율신경계의 일부로서 외부자극에 의한 스트레스를 경험한 후에 항상성(균형 잡힌 상태 또는 안정된 상태)을 회복시키는 기능을 한다. 부교감신경계는 교감신경계와 반대의 기능을 가지고 있어 교감신경계가 스트레스 자극에 의해 활성화하는 반면 부교감신경계는 신체를 평정 상태로 되돌린다. 부교감신경계가 활성화하면 심장박동 감소, 소화촉진, 에너지 저장 등의 기능이 향상된다. 부교감신경은 3, 7, 9, 10번째 뇌신경(B3, B7, B9, B10)과 2, 3, 4번째 엉치신경(S2~S4)의 일부로 구성된다.

체성신경계^{Somatic Nervous System}

말초신경계의 일부이며 중추신경계에 운동 정보와 감각 정보를 전달하는 기능을 한다. 체성신경계는 피부 감각기관 및 골격근에 연결된 신경들로 구성되어 대부분 수의적 근육 운동을 담당하고, 오감을 통해서 수집된 외부 자극에 의한 감각 정보를 처리한다. 체성신경계의 대표적인 신경은 감각신경^{Sensory Nerve}과 운동신경^{Motor Nerve}이다. 감각신경은 몸과 내장의 감각신경 섬유들을 지칭한다. 수용체들로부터 취합된 감각 정보를 중추인 뇌와 척수로 전달하는 구심성 작용을 하고 있다. 운동신경은 말 그대로 운동신경 섬유들을 지칭하며, 중추신경계인 뇌와 척수에서 발생한 명령이나 신경흥분을 골격계로 전달하는 원심성 작용을 한다.

체성신경계는 의지적으로 개입하여 근육 운동을 제어하는 것 외에 의지적 개입이 불가능한 근육 운동인 반사활^{Reflex Arc}과도 관련이 있다. 반사활 작용으로 인한 반사는 뇌에서 신경전달이 없어도 '불수의적'으로 근육이 움직인다. 이런 현상은 신경 경로가 척수에 직접 연결될 때 나타난다. 손에 물리적으로 강한 자극이 가해지면 손이 반사적으로 튕겨 나오거나 무릎을 가볍게 두드릴 때 무릎이 튕겨 올라오는 현상 등에서 확인할 수 있다.

* 뉴런^{Neuron}

뉴런은 신경계를 구성하는 기본이 되는 신경세포이다. 신체의 다른 세포들과는 달리 신체 도처에 정보를 전달하는 데 특화되었다. 인간은 뉴런의 전기적·화학적 신호체계를 통해 정신적·육체적 작용을 수행할 수 있다.

뉴런은 형태가 다양하지만 크게 감각뉴런^{Sensory Neuron}, 운동뉴런^{Motor Neuron}, 개재뉴런^{Interneuron}으로 구분한다. 감각뉴런은 신체 도처에 분포하는 '감각 수용기'를 통해 입수된 감각 정보를 중추인 뇌와 척수에 전달하며 오감의 다양한 자극에 반응한다. 운동뉴런은 중추인 뇌와 척수에서 발생한 신호를 받아들여 근수축을 유발하고 '샘 활성화'에 영향을 끼친다. 개재뉴런은 뇌와 척수의 동일 영역에서 뉴런끼리 연결하며 신호전달 기능을 담당한다.

전형적인 뉴런은 몸통인 세포체^{Cell Body}, 다른 뉴런에서 정보를 받아들이는 다수의 수상돌기^{Dendrite}, 다른 뉴런에 정보를 전달하는 1개의 축삭^{Axon}으로 이루어진다. 뉴런 사이의 신호는 축삭에서 일방적으로 수상돌기에 전달된다. 신호 전달 시에 시냅스^{Synapse}라는 뉴런 사이의 연접 부위를 통한다.

뉴런의 구조와 모양

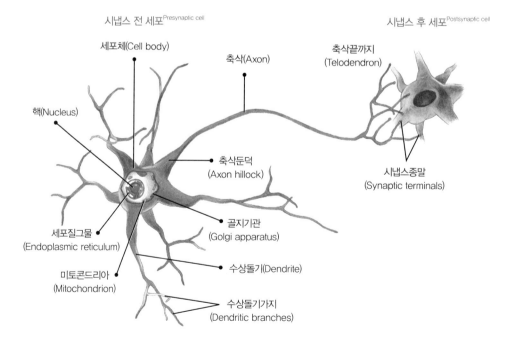

* 정지전위와 활동전위 Resting Potential & Action Potential

세포가 자극을 전달하지 않을 때 신경 세포막 내벽과 외벽 사이의 전위차를 정지전위라고 부른다. 세포막 안쪽은 바깥쪽에 비해 칼륨이온의 분포가 많고 세포막 바깥쪽은 안쪽에 비해 나트륨이온의 분포가 많다. 나트륨/칼륨 펌프(Na+/K+Pump)의 능동수송에 의해 세포막 안쪽의 나트륨 3분자가 세포막 바깥쪽으로 내보내지고 세포막 바깥쪽의 칼륨 2분자가 세포막 안쪽으로 들어오기 때문이다. 세포막 안쪽은 세포막 바깥쪽보다 전압이 낮은 음(−) 상태를 유지한다. 이 상태가 분극^{Polarization}이며, 정지전위라고 말한다.

정지전위 상태에서는 칼륨이온과 나트륨이온의 농도 차이로 인해서 전위차가 생기는데 그 크기가 약 −70mV에 달한다. 신경섬유의 어느 한 지점에 자극이 가해지면 세포막 바깥쪽의 나트륨 이온이 세포막 안쪽으로 쏟아져 들어와 세포막 안쪽이 양(+) 상태로, 세포막 바깥쪽이 음(−)상태로 바뀐다. 막전위가 문턱값^{Threshold Value}인 약 −55mV~−50mV에 이르면 더 많은 나트륨(Na+) 통로가 열리고 나트륨이온이 세포 안쪽으로 더 확산되어 막전위가 약 +30mV~+35mV로 역전이 된다. 이 상태를 탈분극^{Depolarization}이라 한다. 탈분극 상태에서는 활동전위가 일어난다. 활동전위는 인접 부위의 활동전위를 촉발하고 최초의 자극 부위는 원래의 정지전위 상태로 돌아가는데 이 상태를 재분극^{Repolarization}이라 한다.

정지전위와 활동전위

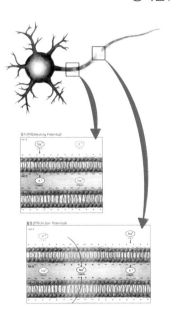

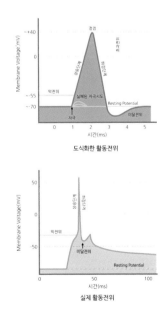

* 시냅스^{Synapse}

시냅스는 뉴런 사이의 연접 부위를 지칭한다. 즉, 하나의 뉴런(신경세포)이 또 다른 뉴런과 물리적으로 가까이 밀착되어 앞 뉴런의 정보가 뒤 뉴런에 전달되게 만드는 정보전달 부위인 것이다. 단일 뉴런 내에서의 자극은 세포막 내벽과 외벽 사이의 전압 차이에 의한 전기적 자극이다. 이것이 축삭의 말단에 도달하면 그 정보는 시냅스 틈을 통해서 연접한 다음 뉴런의 수상돌기에 전달된다. 이때 보통은 축삭말단에서 방출하는 화학적 전달물인 신경전달물질^{Neurotransmitter}을 매질로 하여 정보를 전달하는데 이것을 화학적 시냅스라 부른다. 경우에 따라서는 전기적 자극이 뉴런 사이의 틈을 동시에 연결하면서 '매질 없이' 바로 정보를 전달한다. 이를 전기적 시냅스라 부른다.

시냅스를 통한 뉴런간 신경흥분 전도

시냅스 전부 뉴런^{Presynaptic Neuron}의 '축삭말단'에서 시냅스 후부 뉴런^{Postsynaptic Neuron}의 '수상돌기'로 신경전달물질을 방출하여 신경전달(흥분)이 일어난다. 전부 뉴런의 축삭 말단과 후부 뉴런의 수상돌기 사이는 약 20nm 정도의 틈이 있는데 이것이 시냅스이다. 시냅스 전부 뉴런에서의 전기적 활동은 자극에 의한 '활동전위'의 발생이다. 칼슘전압작동통로^{Voltage Gated Calcium Channel}(탈분극 반응에서 칼슘 유입을 조정하고 수축, 분비, 신경전달 등과 같은 세포 사이 과정들을 조절하는 곳)를 열어서 세포벽 바깥쪽의 칼슘이 세포벽 안쪽으로 유입되어 시냅스소포^{Synaptic Vesicle}(다양한 신경전달물질을 저장하는 작은 주머니) 내의 신경전달물질을 방출한다. 시냅스 후부 뉴런에 위치한 수용체가 신경전달물질을 수용하여 시냅스 후부 뉴런을 흥분시키거나 억제시키는 전기적 반응을 일으키고, 또는 2차 전달물질을 준비한다.

시냅스를 통한 뉴런 사이의 신경흥분 전달 요약

시냅스 전부 뉴런에서의 신경전달물질 방출 ···▶ 시냅스 틈을 통한 확산 ···▶ 시냅스 후부 뉴런의 막투과성 변화 ···▶ 화학적 변화를 통한 전기적 변화 촉발 ···▶ 신경흥분 전달

신경전달물질이 축삭말단에만 존재하기 때문에 신경흥분 전달은 반드시 축삭에서 수상돌기를 향해 일방향으로 진행된다.

시냅스를 통한 뉴런간 신경흥분 전도

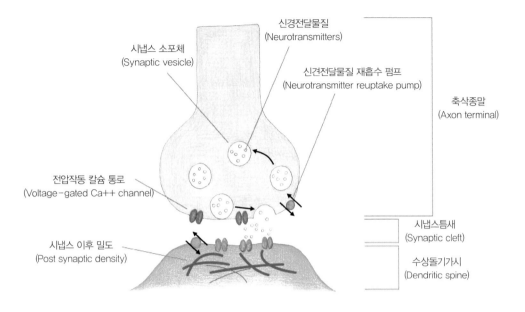

- 시냅스 소포체 (Synaptic vesicle)
- 신경전달물질 (Neurotransmitters)
- 신견전달물질 재흡수 펌프 (Neurotransmitter reuptake pump)
- 축삭종말 (Axon terminal)
- 전압작동 칼슘 통로 (Voltage-gated Ca++ channel)
- 시냅스 이후 밀도 (Post synaptic density)
- 시냅스틈새 (Synaptic cleft)
- 수상돌기가시 (Dendritic spine)

* 신경전달물질^{Neurotransmitter}

신경전달물질은 뉴런 사이의 자극을 전달하기 위해 시냅스를 통해서 신호를 전달하는 내부 화학물질이다. 뉴런의 축삭말단 내부 막 속의 시냅스 소포체에 들어 있다. 이것은 정신적·육체적 자극을 조절하는 데 사용하며, 시냅스 후막에 끼치는 영향에 따라 억제성 신경전달물질^{Inhibitory Neurotransmitter}과 흥분성 신경전달물질^{Excitatory Neurotransmitter}로 구분한다.

신경전달물질 수용체 활성화로 과분극이 유발되고 활동전위 생성이 저하되면 억제성 신경전달물질이 관여하는데 세로토닌^{Serotonin}, 가바^{GABA} 등이 대표적이다.

신경전달물질 수용체 활성화로 탈분극이 유발되고 활동전위 생성이 촉진되면 흥분성 신경전달물질이 관여하는데 아세틸콜린^{Acetylcholine}, 도파민^{Dopamine}, 노르에피네프린^{Norepinephrine}, 에피네프린^{Epinephrine} 등이 대표적이다.

* 요가를 통한 신경계 활성화 훈련

　요가의 아사나는 전후·좌우·상하·안팎과 같은 대칭 방식으로 몸을 사용하도록 구성되어서 신체의 균형 상태를 측정하여 불균형을 회복시킨다.

　불균형으로 인해 비대칭이 되는 체형의 경우는 대부분 근육이 과도하게 경직되거나 이완된 상태이다. 뼈 자체의 이상에 의한 경우는 여기서는 예외로 한다. 뼈는 선천적으로 기형이거나 후천적으로 외상을 입어 영향을 받지 않는 한 체형의 불균형에 영향을 끼치지 않는다. 왜냐하면 뼈 자체는 스스로 움직이지 못하기 때문이다. 이때 근육 이상을 단지 물리적인 원인만으로 설명하기엔 한계가 있다. 물리적인 원인은 현상이 드러난 것을 나타낼 뿐이다. 현상이 드러나기 이전에 정신적 영역에서 일어난 불균형 상태가 원인일 가능성도 높다. 정신적 원인을 간과하고 물리적 또는 생리적인 원인으로만 한정하여 문제를 해결한다면 아사나를 통해 일시적으로 체형을 균형 상태로 바꾸더라도 동일한 패턴에서 불균형의 원인이었던 정신적 영향을 받아 또다시 균형을 잃을 수도 있다.

　근육은 결합조직이기 때문에 중추에서 연산된 반응에 대한 정보를 신경을 통해 전달 받고, 전달받은 운동에 관한 모든 정보는 결합조직의 반응 방식을 결정한다. 이때 신경은 발생한 자극에 대해 특한한 방식으로 정보 전달과 반응을 일으키는데 이러한 과정은 일상 속에서 무의식적으로 반복된다. 우리는 일상생활 중에 거의 의도적인 집중을 하지 않는다. 유전적 요소와 환경적 학습에 의해 통합된 정보가 오랜 세월 반복을 통해 강화되어서 의식하지 않아도 특정한 정신적·육체적 반응을 만들어내기 때문이다. 무의식적 반응이 오랜 기간 누적되면 특별한 성향이 되는데 정신적으로는 사고방식으로, 육체적으로는 체형과 표정, 몸짓 등으로 드러난다.

　아사나는 정렬, 균형, 대칭, 긴장과 이완 반응 등에 대해 계속해서 시행착오를 겪으며 필요한 요소들의 완성도를 높이는 과정에서 신체를 무의식적으로 사용하던 습관을 의식적으로 사용하는 방식으로 전환한다. 신체의 균형을 회복시키고 최종적으로는 신체의 균형 상태를 의식의 개입 없이도 사용할 수준으로 만드는 것이다. 자신이 수행하는 아사나의 완성도가 낮다는 의미를 신경계의 관점으로 본다면, 신경계에 아직 충분한 자극이 주어지지 않아서 여전히 의식적인 연산이 필요한 단계라고 설명할 수 있다. 이러한 문제는 반복 훈련을 통해서 극복할 수 있다. 즉 신경계와 근육의 상호 작용이 일어나는 운동 경험을 통해서 뇌의 연산이 필요치 않을 정도로 해당 조건들을 반복하는 것이다. 이 과정에서 무의식적으로 자신이 원하는 아사나를 완성도 있게 만들어 가게 된다.

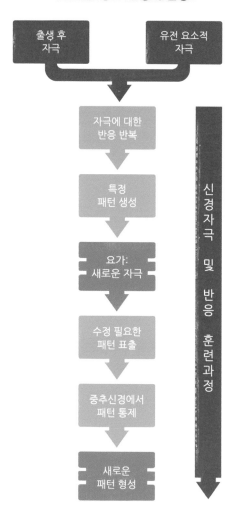

요가를 통한 신경계 활성

신경 활성화를 통한 마음의 눈으로 몸 정렬하기 – 앉은 자세

요가에서 '신경계를 활성화한다'는 것은 신경에 관한 내용을 이론적으로 아는 것만을 의미하지 않는다.

인간에게 내재된 균형감은 이완된 집중을 통해서 신체 구조와 배치를 알아내고 왜곡된 정신적·육체적 습관이나 유전적 요인 등으로 신체 균형이 깨졌을 때 균형을 맞출 수 있도록 돕는다. 심상화 훈련을 통해 신경계를 활성화하거나 거울을 통해 신체 정렬 상태를 확인한 후 처음 균형이 깨진 상태와 수정된 균형 상태에서 느껴지는 차이를 반복하여 느끼다 보면 올바르게 정렬된 신체 상태를 회복할 수 있다. 심상화 훈련은 신체의 감각을 활용해서 말초신경의 감각 정보를 중추신경계인 뇌와 척수로 보내 새로운 균형점을 다시 설정해가는 과정이다. '신경 활성화를 통한 마음의 눈으로 몸 정렬하기'라고 명명한 이 심상화 훈련은 물리적 구조나 생리적 반응으로 신체를 이해하고 활용하는 수준을 넘어 정신의 영역까지도 요가 해부학의 범주에 포함시킴으로써 새로운 가능성을 여는 시도라 할 수 있다.

'차크라'와 '나디' 시스템도 인간의 정신기능, 즉 신경계의 기능을 극대화하여 보이지 않는 영역의 미세한 에너지 흐름과 에너지의 중심들을 찾아낸 것이다. 이를 현대적으로 풀이하면 신경계 활성화를 통해 인지의 영역을 확장한 것이라 할 수 있다. 1장의 '해부학적 자세'에서 배웠던 원리를 잠시 떠올려보자. 신체의 3가지 축인 시상면, 관상면, 수평면을 이용하여 신경계를 활성화하는 구체적인 수행 방법들은 다음과 같다.

① 시상면으로 정렬하는 방법

- 자신의 이미지 3개를 만들어 정면을 향해 상하로 배치한다.
- 정중선과 양 어깨를 관통하는 선이 자신의 상·중·하 3개의 이미지와 일치하는 느낌이 들 때까지 심상화한다.

② 관상면으로 정렬하는 방법

- 자신의 이미지 3개를 만들어 이번에는 측면을 향해서 상하로 배치한다.
- 귀와 어깨를 관통하는 중심선과 앞뒤의 선이 자신의 상·중·하 3개의 이미지와 일치하는 느낌이 들 때까지 심상화한다.

③ 수평면으로 정렬하는 방법

- 자신의 이미지 3개를 만들어 정면을 향해서 좌우로 배치한다.
- 머리, 어깨, 무릎을 관통하는 선이 좌우와 중심에 있는 자신의 이미지 3개와 일치하는 느낌이 들 때까지 심상화한다.

시상면 정렬과 관상면 정렬

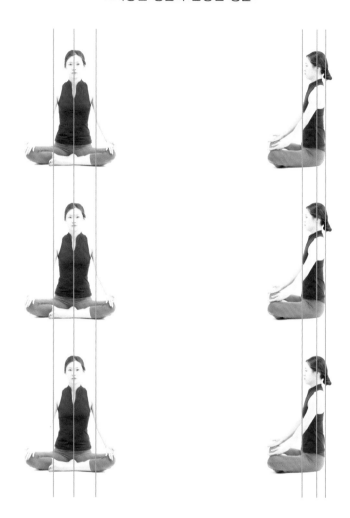

수평면 정렬

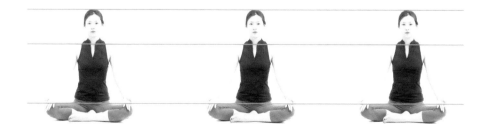

팔의 수평 관찰 및 균형 맞추기

① 거울 앞에 정면으로 서서 몸을 이완한 후 가장 편안한 느낌으로 선다.

② 눈을 감고 양팔을 올려 양팔의 높이가 동일하다고 느껴질 때까지 수정한다.

  ⋯▸ 이때의 느낌을 기억해둔다(수정 전이므로 불균형 상태의 느낌이다).

③ 눈을 뜬 상태에서 자신의 체형을 본다. ⋯▸ 먼저 왼쪽 및 오른쪽 팔의 수평을 비교해본다.

④ 눈을 뜬 상태에서 양팔의 수평이 동일하도록 수정한다.

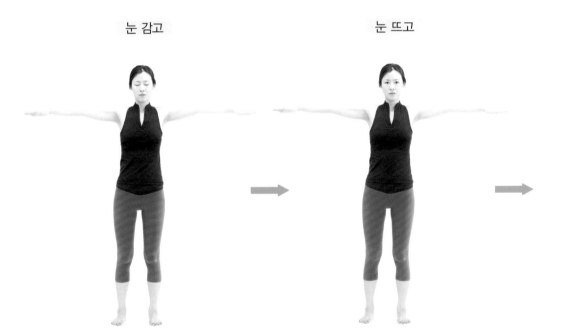

눈 감고   눈 뜨고

⑤ 다시 눈을 감고 수정한 느낌을 기억해둔다.

⑥ 제자리에서 한 바퀴 돌고 난 뒤 다시 눈을 감고 양팔의 수평이 동일하다고 느껴질 때까지 팔 높이를 수정한다. 수정하기 전 불균형일 때의 느낌과 수정 후의 새로운 느낌을 기억해서 수정 후의 느낌으로 양팔의 수평을 맞춰야 한다. 특히 수정된 상태의 느낌은 새롭게 몸에 적응시켜야 하는 느낌이므로 잘 기억해둔다.

⑦ 위의 방법을 수차례 반복한다.

눈 감고   눈 뜨고

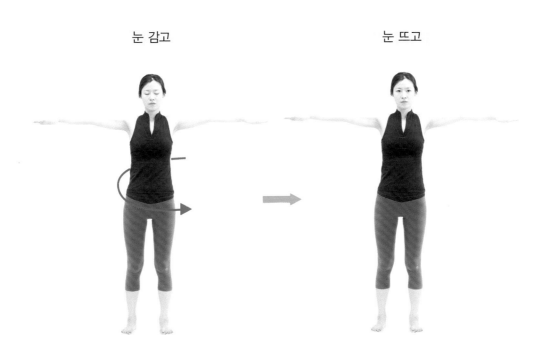

'머리와 어깨의 기울기 관찰 및 균형 맞추기'와 '팔의 수평 관찰 및 균형 맞추기'에서 설명한 방법을 동시에 응용하여 실시한다.

① 거울 앞에 정면으로 서서 몸을 이완한 후 가장 편안한 느낌으로 선다.

② 눈을 감고 머리와 양 어깨의 거리가 동일하다고 느껴질 때까지 수정하고, 곧바로 양 어깨를 올려 양팔의 높이가 동일하다고 느껴질 때까지 수정한다. ⋯ 이때의 느낌을 기억해둔다(수정 전이므로 불균형 상태의 느낌이다).

③ 눈을 뜬 상태에서 자신의 체형을 본다. ⋯ 먼저 머리와 양 어깨의 거리가 동일한지 비교하고 이어서 팔의 수평을 비교해본다.

④ 눈을 뜬 상태에서 목과 양 어깨의 거리 및 양팔의 수평이 동일하도록 수정한다.

⑤ 다시 눈을 감고 수정된 느낌을 기억해둔다.

⑥ 목과 양 어깨의 거리가 동일하다고 느껴질 때까지 수정하고 양팔의 수평이 맞았다고 느껴질 때까지 수정한다. 수정 후의 새로운 느낌을 기억해서 목과 양 어깨의 거리 및 양 어깨의 수평을 맞춘다.

⑦ 위의 방법을 수차례 반복한다.

신체 불균형과 정신적 영역의 관계

오랜 기간 정신적·육체적 불균형 상태가 지속되면 균형 상태의 체형이 오히려 어색하게 느껴지고, 나중에는 불균형한 상태의 체형이 더 익숙하게 느껴진다. '마음의 눈으로 몸 정렬하기'는 이처럼 몸의 피드백 시스템(신경의 감지 작용)이 정상적으로 작동하지 않을 때 의식적 훈련과 반복적 신경 자극을 통해서 몸을 균형 상태로 되돌리는 신경계 각성 훈련이다.

여기서 질문을 하나 해보자. 우리 몸은 전후·좌우·상하 균형이 맞을 때 체중이 가장 효율적으로 분산되고 에너지 효율도 가장 높은 이상적인 상태가 된다. 그럼에도 왜 신체는 이상적인 상태를 벗어나는 것일까? 표면적인 이유로는 잘못된 생활습관이나 자세를 지적할 수 있겠다. 근본적인 이유로는 '특정 정신 영역(감정 및 생각)의 약화로 인해 해당 정신적 부분과 관련된 신체 부위가 약해진 탓에 그 부위를 보호하려고 몸을 수축시킨 결과'라는 가설을 설정할 수 있다. 반대로 '약해진 신체 부위를 사용하지 않고 더 강한 쪽만을 사용하여 무의식적으로 약한 부위를 보호하려는 데서 나타난 결과'라는 가설도 설정할 수 있다.

이러한 가설들에 대한 이해를 돕기 위해 감정 및 생각과 몸의 반응을 예로 들어보자. 우울하거나 기쁠 때의 신체 반응은 다르게 나타난다. 우울할 때는 신체를 앞쪽으로 숙이고 기쁠 때는 신체를 편다. 쉽게 말해 우울하면 고개가 땅으로 떨어져서 등과 허리가 굽게 된다. 기쁘면 가슴도 펴지고 고개도 들린다. 정신적 성향은 개인만의 특징이기 때문에 특정 감정이나 사고를 반복하면 몸은 그런 성향에 따라 움직인다고 가정해볼 수 있다. 이러한 몸의 반응이 누적되면 그것이 곧 체형이 된다는 결과를 유추하는 것도 가능하다.

* 신체의 안정 구조

우리의 신체는 무겁고 단단한 머리를 가느다랗고 유연한 척추 위에 얹어둔 형상의 구조이다. 척추는 머리의 무게로 인해서 압박을 받고 있기 때문에 이상적으로 체중을 분산하기 위해서는 전후 혹은 좌우의 어느 한쪽으로 머리의 체중이 쏠리지 않아야 한다.

머리의 체중이 앞쪽으로 쏠리면 목과 등의 근육은 긴장한다. 동시에 신체 앞쪽의 장기에는 과도한 압박이 생긴다. 이때 경추의 추간판에 과도한 압박이 생기면 일자목^{Straight} ^{Neck}(군인목)이 될 확률이 높다. 머리의 체중이 뒤쪽으로 쏠리면 목 앞쪽에서 머리가 과도하게 뒤로 넘어가는 것을 방시하는 근육이 긴장하며, 후두가 압박을 받아 호흡이 얕고 빠르고 거칠어진다. 머리의 체중이 좌우로 쏠리면 기울어진 쪽의 반대 방향의 신경뿌리$^{Nerve\ Root}$가 과도하게 눌려 목과 어깨의 통증을 유발하기 쉽다. 장기화되면 목의 추간판 탈출$^{Cervical\ Vertebral\ Disc\ Herniation}$에 이르기도 한다.

전후좌우 어느 쪽으로 치우침이 없이 머리와 척추가 한 중심에 놓여 있을 때가 가장 자연스럽고 이상적인 대칭 구조의 자세이다. 신체가 장시간 동안 균형이 깨진 자세를 지속할 경우 머리의 쏠림 현상으로 인해 체형이 불균형하게 변한다. 척추의 건강과 체형의 올바른 균형을 유지하기 위해서 바른 자세가 필수이다.

체형의 균형을 회복하기 위해서는 우선 이상적인 신체의 자세가 무엇인지를 알아야 한다. 다음으로 몸의 느낌을 통해서 균형이 깨진 자세를 감지해낼 수 있어야 한다. 긴장한 상태에서는 신체의 균형을 객관적으로 확인하기 어려우므로 우선 몸을 이완시키는 것이 필요하다.

앞모습과 옆모습

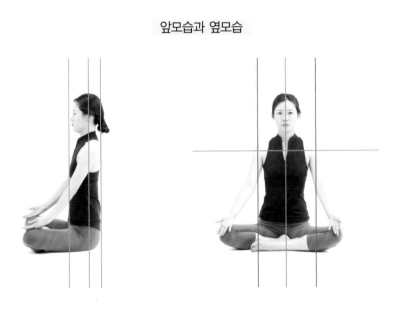

제시된 사진을 보면 바닥에 앉았을 때 양 무릎이 바닥과 가까워져 바닥에 닿은 엉덩이와 높이차가 작을 때 자세가 안정된다는 것을 알 수 있다. 이처럼 '이상적인 앉은 자세'는 엉덩이와 무릎의 높이가 같거나 엉덩이가 무릎보다 더 높아질 때이다. 이 상태가 되면 자연스럽게 요추굽이Lumbar Curvature가 살아나 가슴이 열리고 턱은 당겨져 균형 잡힌 신체 정렬 상태가 완성된다(이 원리는 7장의 '척추'편에서 더욱 자세하게 설명할 예정이다).

'신체의 안정 구조' 그림 속의 점을 머리의 중심인 정수리로 정하고 정수리가 삼각형의 한 중심에서 어느 한쪽으로 치우치지 않는다면 신체는 가장 이상적으로 체중을 분산하고 있는 상태가 된다.

신체의 안정 구조

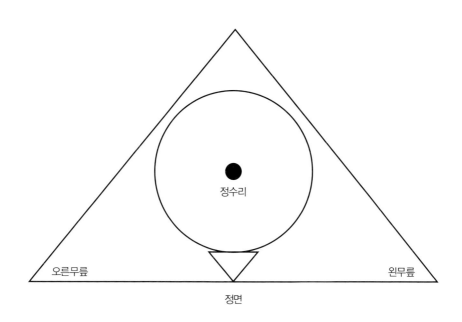

YOGA
ANATOMY

제5장

근육계는
몸의 내용이다

* 근육이란 무엇인가

근육의 정의는 다음과 같다.

신체에서 수축·이완 작용을 하며 특정 부위를 움직이거나 자세를 유지하는 섬유조직으로 된 띠 또는 다발.

근육은 수축과 이완 작용으로 신체 대부분의 움직임을 관리한다. 그 기능은 내부 장기에서도 사용되어 혈액을 순환시키는 심장의 운동$^{Cardiac\ Motion}$이나 내장에서 음식물과 배설물을 이동시키는 꿈틀운동^{Peristalsis}에도 관여한다. 근육을 세포 단위로 보면 근섬유$^{Muscle\ Fiber}$, 즉 근세포로 이루어져 있다. 신체의 다른 조직에서는 세포가 최소 기능단위로 작용하지만 근육은 더 작은 단위인 근육원섬유^{Myofibril}가 수축과 이완을 하는 최소기능단위로 작용한다. 근육원섬유는 스프링 기능을 하는 구조의 연속적 연결체인 근육원섬유마디^{Sarcomere}로 이루어졌는데, 이 근육원섬유마디가 직접적으로 수축과 이완작용을 한다.

모든 근육은 근육원섬유마디에 속해 있는 2가지 단백질 섬유인 액틴^{Actin}과 미오신^{Myosin}의 움직임을 통해 수축과 이완 작용을 한다. 덧붙여 골격근과 민무늬근의 경우에는 근육 수축 시 '아세틸콜린'이라는 신경전달물질이 관여한다.

더욱 알기 쉽게 근육을 개괄해보면 가장 작은 기능단위로 '액틴'과 '미오신'이라는 단백질 섬유가 있고, 이들은 '근육원섬유마디'에 속해 있으며, 근육원섬유마디의 연속체가 '근육원섬유'이고, 다수의 근육원섬유의 집합이 '근섬유(근세포)'를 이루고, 다시 다수의 근섬유가 합쳐져서 '섬유속^{Fascicle}'을 이루며, 최종적으로 다수의 '섬유속 다발'이 우리가 현실적으로 느끼는 근육이라고 할 수 있다.

신체의 근육은 크게 골격근$^{Skeletal\ Muscle}$, 심근$^{Cardiac\ Muscle}$, 민무늬근의 3가지로 구분된다. 또한 '의지작용의 개입 여부'에 따라서 맘대로근$^{Voluntary\ Muscle}$(수의근)과 제대로근$^{Involuntary\ Muscle}$(불수의근)으로 구분할 수 있다. 골격근은 맘대로근이며 심근과 민무늬근은 제대로근이다. 근육을 형태로 구분하면 근육의 무늬에 따라 가로무늬근과 민무늬근으로 구분할 수 있는데 골격근과 심근은 가로무늬근이고, 내장근은 민무늬근이다.

맘대로근인 골격근은 힘줄에 의해서 뼈에 부착되고(일부에서는 막처럼 얇고 넓은 널힘줄에 의해서 부착함) 운동 수행이나 자세 유지 같은 골격의 움직임에 사용된다. 제대로근인 민무늬근은 장기의 벽이나 식도, 위, 내장, 기관지, 자궁, 요도, 방광, 혈관, 피부의 털세움근 같은 구조에서 기능하며 자율신경의 지배를 받아 환경의 변화에 따라 조절된다.

골격근의 구조

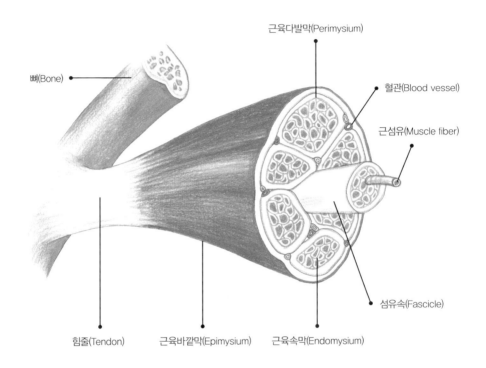

뼈(Bone)
근육다발막(Perimysium)
혈관(Blood vessel)
근섬유(Muscle fiber)
섬유속(Fascicle)
힘줄(Tendon)
근육바깥막(Epimysium)
근육속막(Endomysium)

3가지 형태의 근육들

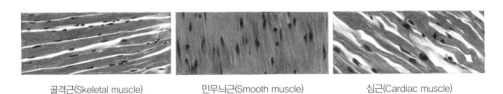

골격근(Skeletal muscle) 민무늬근(Smooth muscle) 심근(Cardiac muscle)

* 근육의 이는곳과 닿는곳^{The Muscle Origin & Insertion}

근육의 이는곳

특정한 한 뼈에 근육이 부착된 곳을 이는곳이라 부른다. 근육이 수축할 때 더 안정된 뼈(또는 고정된 뼈)에서 시작된 근육의 부착점^{Attachment} 역할을 하며 근육이 수축할 때 움직이지 않는 쪽이 이는곳이다.

근육의 닿는곳

특정한 한 뼈에 근육이 부착된 곳을 닿는곳이라 부른다. 근육이 수축할 때 움직여지는 뼈에 있는 근육의 부착점 역할을 한다.

예외의 경우

근육의 이는곳과 닿는곳은 기본적으로 어느 한쪽이 고정되어서 움직이지 않고 다른 한쪽만 움직인다는 고정관념으로 보아서는 안 된다. 이는곳이든 닿는곳이든 고정성이 강해지면 반대 부분이 움직일 수 있다는 예외의 경우를 이해해야 한다. 다음의 예시를 통해 알아보자.

[예시 1]

엉덩허리근^{Iliopsoas}의 경우 이는곳은 흉추 12번, 요추 1~4번 및 엉덩뼈오목^{Iliac Fossa}이고 닿는곳은 넙다리뼈의 작은돌기^{Lesser Trochanter}이다. 일반적인 설명을 따른다면 이는곳 쪽은 움직이지 않는 안정된 뼈들이어야 하고 닿는곳 쪽인 엉덩관절 아래인 다리 부분만 움직여야 한다. 하지만 '윗몸 일으키기'나 '상체를 숙이는 운동'을 할 경우 다리를 고정시키면 닿는곳 부분인 다리는 움직이지 않고 이는곳 부분인 상체가 움직이는 상황이 발생한다.

팔의 위팔두갈래근^{Biceps Brachii}의 경우 이는곳은 어깨뼈의 부리돌기^{Coracoid Process}와 관절위결절^{Supraglenoid Tubercle}이고 닿는곳은 노뼈거친면^{Radial Tuberosity}와 아래팔의 두갈래널힘줄^{Bicipital Aponeurosis}이다. 일반적인 설명을 따른다면 이는곳은 움직이지 않는 안정된 뼈들이어야 하고 닿는곳 쪽인 팔꿈치 관절 아래인 아래팔 부분만 움직여야 한다. 하지만 철봉을 잡고 팔을 당기면 닿는곳 쪽인 팔꿈치 아래의 부분이 움직이는 것이 아니라 이는곳 쪽인 어깨뼈와 어깨 쪽이 위로 움직이는 상황이 발생한다.

근육의 이는곳과 닿는 곳

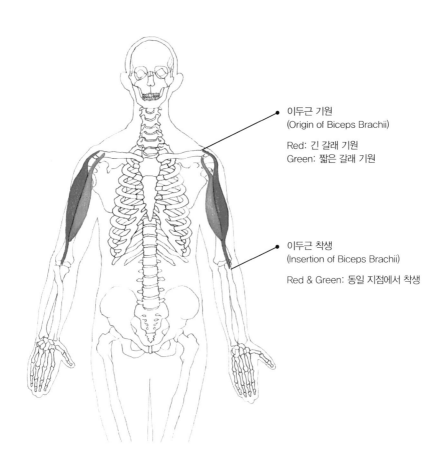

이두근 기원
(Origin of Biceps Brachii)

Red: 긴 갈래 기원
Green: 짧은 갈래 기원

이두근 착생
(Insertion of Biceps Brachii)

Red & Green: 동일 지점에서 착생

* 근육의 기능

근육의 기능은 부착점들 간의 관계에 의해서 결정되는데 실제 느낌으로는 수축력과 수축 속도로 표현할 수 있다. 근육원섬유의 개수는 한정되어 있으므로 근육이 생성해 낼 수 있는 힘은 이는곳과 닿는곳의 거리 및 근육원섬유의 두께에 의해서 결정된다.

하퇴$^{Lower\ Leg}$를 들어 올리는 넙다리네갈래근^{Quadriceps}의 경우를 보면, 닿는곳이 경골거친면$^{Tibial\ Tuberosity}$인데 만일 닿는곳을 발목 부근으로 옮긴다면, 즉 닿는곳이 멀어진다면 수축력과 수축 속도에서 역비례 관계를 드러내게 된다. 다리를 들어 올리는 힘은 약해지지만 다리를 들어 올리는 속도는 증가한다는 뜻이다.

이처럼 이는곳과 닿는곳이 가까울수록 수축 속도는 낮아지고 수축력은 높아진다. 반대로 이는곳과 닿는곳이 멀수록 수축 속도는 높아지고 수축력은 낮아진다.

동물의 근육 구조와 특성으로 살펴보면 힘으로 땅을 파야 하는 두더지 같은 동물은 이는곳과 닿는곳의 거리가 비교적 짧게 형성되어 있으며 달리는 속도가 중요한 말이나 영양 같은 경우에는 이는곳과 닿는곳의 거리가 상대적으로 멀리 형성되어 있다.

* 골격근의 분류

맘대로근인 골격근은 경련 속도에 따라 느린경련$^{Slow\ Twitch}$의 타입 I 섬유와 빠른경련$^{Fast\ Twitch}$의 타입 II 섬유의 2가지로 분류할 수 있다.

타입 I 섬유의 경우,

경련 속도가 느리고 붉은색을 띠고 있어 적근$^{Red\ Muscle}$이라고 불린다. 이는 모세혈관^{Capillaries} 밀도가 높고 미토콘드리아와 미오글로빈이 풍부하여 근섬유가 붉은색이 되었기 때문이다. 적근 섬유는 수축이 긴 대신 힘이 약하다. 느린경련 근육은 유산소 운동에 적합하며 지방과 탄수화물을 에너지원으로 사용한다.

타입 II 섬유의 경우,

빠르게 경련을 일으키는 근육으로서 세부적으로 '타입 IIA 섬유들'과 '타입 IIX 섬유들'

로 나뉜다. 수축 속도 및 생성된 힘을 다양하게 세분할 수 있다. '타입 IIA 섬유들'은 산화성과 당분해성이 빠르다. '타입 IIX 섬유들'은 당분해성이 빠르다. 빠른경련 근육은 미오글로빈이 없고 당분해효소들^{Glycolytic Enzymes}에 의존하며 흰색을 띠기 때문에 백근^{White Muscle}이라고 부른다. 백근 섬유는 빠르고 강력하게 수축하지만 쉽게 피로해진다. 아주 짧은 순간만 유지되고 근육 수축으로 통증이 생기기전에 무산소 운동방식으로 작용한다.

* 근수축 기제

근육의 수축은 근육원섬유마디 내의 액틴과 미오신에 의해 발생한다. 근수축 발생을 위해서는 신경 자극이 전달되어야 하고 수축을 일으키는 화학물질이 필수적으로 관여해야 한다. 그 기제를 간단히 정리해보면 다음과 같다.

① 전부 뉴런의 축삭말단인 시냅스 전막에 활동전위가 도착
② 신경근육접합부에서 아세틸콜린이 분비
③ 시냅스후막에서 활동전위를 일으킴
④ 시냅스후막의 활동전위가 T-세관을 통과
⑤ 근육세포질세망에서 칼슘을 세포내액으로 방출
⑥ 액틴의 상태 변화를 유발
⑦ 미오신이 액틴에 결합
⑧ 근육원섬유마디가 수축
⑨ 근육원섬유마디에서 액틴과 미오신의 수축이 끝나면 두 단백질 섬유는 분리됨
⑩ 근수축이 완료되면 칼슘은 근육세포질세망으로 재흡수

* 3가지 근수축

근육의 수축은 등장수축^{Isotonic Contraction}, 등척수축^{Isometric Contraction}, 등운동성수축^{Isokinetic Contraction}의 3가지로 구분된다.

근수축을 지칭하는 영어 단어를 살펴보면 3가지 수축의 의미가 명확해진다. Iso는 '동일하다, 같다'는 의미이고 Tonic은 '힘의, 장력의(긴장의)', Metric은 '미터법에 따라 측정된', Kinetic은 '운동의, 운동에 의한' 이라는 의미를 가진다. 어원을 바탕으로 간단히 정리해보자.

등장수축은 근수축 동안 힘의 변화가 없이 동일한 수축을 지칭한다.
등척수축은 근수축 동안 길이의 변화가 없는 수축을 지칭한다.
등운동성수축은 근수축 동안 수축 속도의 변화가 없는 수축을 지칭한다.

요가에서는 주로 등장수축과 등척수축 방식을 사용하고 등운동성수축 방식은 거의 사용하지 않는다.

등장수축에는 동심수축^{Concentric Contraction}과 편심수축^{Eccentric Contraction}의 두 가지 수축이 있다. 동심수축은 근육의 길이가 짧아지는 수축이고 편심수축은 근육의 길이가 길어지는 수축이다. 팔을 예로 들면 손에 물건을 들고 어깨쪽으로 당기면 동심수축이고 어깨에서 멀어지면 편심수축이다. 편심수축의 경우 요가의 정지 동작을 생각하면 이해가 쉬울 것이고 일상 생활에서는 벽에 손을 대고 미는 동작을 할 때 근육의 길이 변화 없이 수축하는 것을 보면 쉽게 이해할 수 있다.

요가 아사나에서 등운동성수축이 거의 사용되지 못하는데, 그것은 인간의 감각에 의존해서는 동일한 수축 속도를 유지하는 것이 거의 불가능하기 때문이다. 동일한 운동 속도를 유지하기 위해서는 어떤 움직임의 각도와 부하에서도 동일한 속도를 유지하도록 특수하게 고안된 장비의 도움을 받아야 한다.

손에 물건을 들고 어깨쪽으로 당기는 동심수축과 어깨에서 멀어지는 편심수축을 할 때 관절 각도에 따른 부하의 가중치가 달라지므로 수축속도는 동일하기가 거의 불가능하다. 등운동성수축이 가능하도록 도움을 주는 장비를 갖추면 근육이 움직임의 전 구간 동안 근력을 균일하게 유지하게 만들어 근력을 증가시키는 장점이 있다.

등장수축과 등운동성수축의 유사점은 동심수축과 편심수축을 한다는 점이고, 차이점은 등장수축은 수축력의 변화가 없다는 것, 등운동성수축은 수축속도의 변화가 없다는 것이다.

근수축 방식 설명에 대한 참고사항

근수축 방식을 설명할 때 '언어 표현의 편의성'과 '실제 근육 상태의 표현'에는 차이가 있어서 2가지 표현 방식을 다음과 같이 구분한다.

언어 표현의 편의성

'근육의 길이에 변화가 없다 / 짧아진다 / 길어진다'는 표현은 우리 몸을 바깥에서 본 모습을 묘사한 것이다. 팔꿈치 관절의 각도가 변하지 않고 동일하거나 / 줄어들거나 / 늘어나는 것을 설명했다고 이해하면 된다. 하지만 근세포 단위에서 보면 여전히 수축작용은 일어난다는 것을 이해해야 한다.

실제 근육 상태 표현

근수축 기제로 보면 미오신이 액틴에 달라붙어 당기는 현상이 근육의 수축이기 때문에 근수축 시 부하가 걸리는 모든 근육 운동은 기본적으로 근섬유에서 수축이 일어나는 것이다. 이는 우리 몸을 안에서 본 모습을 설명한 것이라고 이해하면 된다.

요가에서 사용하는 3가지 근수축 방식

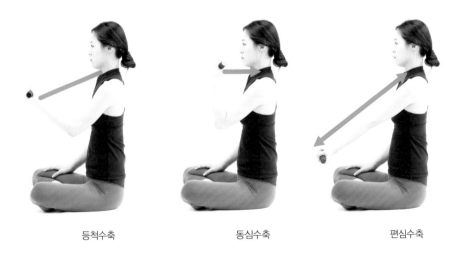

| 등척수축 | 동심수축 | 편심수축 |

YOGA ANATOMY

YOGA
ANATOMY

제6장

결합조직은
몸의 연결고리다

결합조직^{Connective Tissue}은 신체에 분포하는 조직 중에서 가장 광범위하고 풍부한 조직이다. 명칭에서 알 수 있듯이 결합조직은 신체의 다양한 부위들을 유지하고 고정하고 연결하는 역할을 한다. 상피조직을 근섬유에 연결하고, 신체 구조상 골조의 공급, 장기 보호 및 에너지 저장 등의 주요 기능까지 담당한다.

* 결합조직의 분류

기존의 분류법에 의하면 결합조직은 크게 '고유결합조직^{Proper Connective Tissue}', '배아형결합조직^{Embryonic Connective Tissues}', '특수결합조직^{Specialized Connective Tissue}'으로 나뉜다.

고유결합조직^{Proper Connective Tissue}

성긴결합조직^{Loose Connective Tissue}

장기와 상피조직을 제자리에 고정시키고 콜라겐^{Collagen} 및 엘라스틴^{Elastin}을 포함한 다양한 단백질성 섬유들을 함유한다.

치밀결합조직^{Dense Connective Tissue}

인대와 힘줄을 형성한다. 하지만 다른 분류에서는 선유성결합조직으로 대신 포함되기도 한다. 단단한 규칙성 결합조직^{Dense Regular Connective Tissue}과 대체로 일치한다.

탄력조직^{Elastic Tissue}

탄력섬유로만 구성되며 섬유는 엘라스틴과 미세원섬유^{Microfibril}이다.

세망결합조직^{Reticular Connective Tissue}

세망섬유들의 망(미세 콜라겐 타입 III)으로 림프기관을 떠받치는 부드러운 골격을 형성한다.

지방조직^{Adipose Tissue}

지방세포를 함유하고 있다. 완충작용, 단열작용, 윤활작용을 하고 에너지 저장에 사용된다.

배아형결합조직^{Embryonic Connective Tissue}

어른에게는 중요하지 않은 중간엽조직과 점액조직으로 구성된다.

특수결합조직^{Specialized Connective Tissue}

특수결합조직은 뼈와 연골, 혈액으로 구성된다.

최근 방법에 의한 분류

기존 분류 방식과는 다르게 최근에는 결합조직을 '성긴결합조직', '치밀결합조직', '연골', '기타'의 4가지로 분류하기도 한다.

성긴결합조직^{Loose Connective Tissue}

성근조직^{Areolar Tissue}, 지방조직^{Adipose Tissue}, 그물조직^{Reticular Tissue}이 있다.

치밀결합조직^{Dense Connective Tissue}

규칙성결합조직^{Regular Connective Tissue}, 불규칙성결합조직^{Irregular Connective Tissue}, 탄력결합조직^{Elastic Connective Tissue}이 있다.

연골^{Cartilage}

유리연골^{Hyaline Cartilage}, 섬유연골^{Fibrocartilage}, 탄력연골^{Elastic Cartilage}이 있다.

기타^{Other}

뼈, 혈액, 림프관이 있다.

* 결합조직을 긴장시키는 요소들

평소 하지 않던 운동을 무리해서 하거나 자주 사용하지 않던 근육을 과도하게 사용할 경우에 결합조직이 경직되어 근육통을 경험할 수 있다.

요가와 등산을 비교해 예로 들어보자. 요가 수련의 경우 주로 근육을 골고루 늘여주는 운동을 많이 실시한다. 이는 긴장으로 인해 과도하게 근육이 수축되어 신체가 경직된 수련자에게 스트레칭을 시켜 근육을 늘여주고 신체를 이완시키는 데 목적이 있기 때문이다. 반면, 신체의 긴장과 경직도가 높은 사람이 등산을 할 경우에는 요가 수련을 꾸준히 하더라도 특정 근육이 쉽게 피로해질 수 있다. 등산할 때는 하체의 근육을 주로 사용하기 때문이다.

특히 엉덩관절에서 다리를 상체 쪽으로 들어 올리는 근육인 엉덩허리근이나 무릎을 펴는 근육인 넙다리네갈래근, 등산 시 몸을 앞으로 추진시키는 힘을 발휘하는 큰볼기근 Gluteus Maximus 같은 근육이 쉽게 피로해질 수 있다. 주로 스트레칭 위주의 요가 수련을 한 사람이 강한 근수축이 필요한 등산을 하게 되면 당연히 근육통을 겪을 확률이 높아진다.

결합조직은 너무 사용하지 않아도 경직된다. 예를 들어 다친 몸을 회복하기 위해 일정 기간 근육을 사용하지 못하면 결합조직의 운동성이 떨어져 심하게 경직될 수 있다. 치료를 목적으로 결합조직을 많이 사용하기 어려운 경우라도 가벼운 운동 또는 스트레칭을 지속적으로 반복하여 결합조직의 과도한 경직을 예방해야 한다.

* 결합조직을 변화시키는 방법

요가 해부학의 가장 중요한 개념 하나를 선택한다면 관절 운동한계의 극대화를 꼽을 수 있겠다. 이는 근육, 힘줄, 인대의 유연성 향상 정도와 비례한다.

우리 몸을 경직시키는 요소는 온도와 밀접한 관계가 있다. 신체의 온도 변화에 따라 유연성이 달라진다. 신체의 온도가 떨어지면 결합조직의 일부인 근육, 힘줄, 인대가 긴장하게 된다. 이는 관절 사이의 간격이 더 좁아진다는 뜻으로, 운동성이 떨어져 혈액 순환 및 에너지 순환이 원활하지 못한 경직 상태를 말한다. 이 경우 관절의 운동한계가 제한되어 충격흡수, 운동성 향상, 균형감 증진, 섬세한 움직임 등과 같은 기능을 제대로 수행해낼 수 없다.

요가 아사나 수련에서는 결합조직의 긴장을 풀어 관절의 운동한계를 극대화하는 데 유리한 방식을 사용하고 있다. 결합조직은 열에 의해서 활성화되기 때문에 요가에서는 신체의 열을 발생시키는 방식으로 크게 운동, 압박, 호흡을 사용한다. 기본적으로는 신체를 움직이는 운동을 함으로써 쉽게 열을 발생시킨다. 다음으로 신체의 특정 부위를 압박하는 방법(지압, 두드리기, 스트레칭, 비틀기)으로 열을 발생시킨다. 마지막으로 강한 호흡(우짜이)을 통해 열을 발생시킨다.

압박이나 호흡보다는 운동이 열 발생에 유리하다는 사실은 경험으로 알 수 있을 것이다. 요가 수련 도입부에 서서 하는 아사나^{Standing Asanas}를 통해서 상체를 전후, 좌우, 상하, 회전의 형태로 움직이며 강한 호흡을 활용하면 쉽게 열을 발생시킬 수 있다.

몸에 열을 내기 위해 요가 수련 도입부에 지압과 두드리기 등 바닥에 앉아서 하는 압박 방식을 주로 사용하는 경우가 있는데 효율을 고려한다면 수리야 나마스까라 A/B^{Surya Namaskara A/B}나 찬드라 나마스까라^{Chandra Namaskara}와 같이 서서 하는 아사나를 통해 열을 충분히 발생시키고, 그다음에 압박 방식을 적용하는 것이 훨씬 더 효과가 높다.

* 염좌와 근육긴장^{Sprain & Strain}

염좌^{Sprain}

관절은 인대라는 강한 결합조직 섬유에 의해서 결합되고 지지된다. 온전한 윤활 관절은 적절한 윤활작용을 하고 관절에 영양 공급을 촉진한다. 충격에 대해 여분의 완충재 역할을 하는 윤활액이 있는데 이것은 윤활막으로 둘러싸여 있다. 윤활막은 관절주머니와 인대에 의해 보호된다. 염좌는 인대와 관절주머니가 찢기는 것과 관련이 있는 관절 부상^{Joint Injury}이다. 일반적으로 손가락, 발목, 손목에서 자주 발생한다.

근육긴장^{Strain}

근육은 힘줄이라고 불리는 결합조직을 통해 골격에 부착된다. 힘줄 또는 근육의 부상을 근육긴장이라고 부른다. 과도한 근육긴장은 운동 중이나 일상생활 중에 자세의 변화에 따라 근육이 강하게 펴지면서 근섬유가 찢어진 상태를 말한다. 근육긴장이 발생하는

곳은 일반적으로 종아리, 사타구니, 뒤넙다리^{Hamstrings} 등이다. 상황에 따라 심한 스트레칭으로 인해 신체의 다른 부분에서도 발생할 수 있다. 근육긴장의 전형적인 증상은 부상당한 근육 주위가 국부적으로 경직되거나 변색되고 멍이 드는 것이다.

염좌 및 근육긴장 응급처치법

염좌 및 근육긴장에 대한 응급처치는 다음의 방법들을 통해 대응하되 부상자가 통증을 많이 호소하거나 부상의 정도가 심한 경우에는 응급처치 후 반드시 의사의 진단을 받아야 한다.

① 부상 부위를 붕대, 옷, 수건 등 부드러운 천으로 감싼다. 외부 물체와 접촉하지 않도록 하여 추가 부상을 막는다.

② 부상 부위를 일정 시간 동안 사용하지 않는다. 추가 부상을 방지하고 치유를 촉진하기 위함이다.

③ 얼음팩을 사용해 부상 부위의 혈액 흐름을 낮추면 부어오르는 것을 예방하는 동시에 통증을 완화시킬 수 있다. 너무 오랜 시간 사용해서는 안 되며 얼음팩이 피부와 직접 닿지 않도록 주의한다.

④ 부상 부위를 압박 붕대로 감아서 부어오르는 것을 방지한다.

⑤ 부상 부위를 가능하면 심장 높이까지 들어 올려 유지한다. 무리가 있다면 부상 부위를 조금이라도 높여서 혈액이 부상 부위로 심하게 몰리는 것을 방지한다.

* 긴장통합 모델^{Tensegrity Model}

긴장통합이라는 용어는 미국의 건축가인 리처드 버크민스터 풀러^{Richard Buckminster Fuller}가 만들었는데, 긴장 상태의 완전성^{Tensional Integrity}을 의미하는 합성어다. 긴장통합은 '막대기나 버팀목처럼 압박을 받는 요소들이 서로 직접 접촉하지 않은 상태에서, 압축응력을 받은 요소인 케이블을 통해, 어떻게 그 힘들을 적절히 상쇄시키는지'를 설명하는 이론이다. 긴장통합 모델을 통해서 '특정 구조물이나 동물의 외형은 역동적인 힘의 균형에 의해서 유지된다는 것을 알 수 있다. 이러한 이해를 인간의 몸에 적용시켜 봄으로써 '신체의 자세를 바꾸거나 유지하는 동안 압박을 받는 요소의 역할을 하는 골격이 서로 직접적인 접촉을 하지 않은 상태임에도, 압축응력을 받는 요소인 케이블 같은 역할을 하는 인대, 힘줄, 근육 같은 결합조직을 통해 어떻게 적절히 역동적인 힘의 균형을 유지하는지'를 알 수 있다.

신체의 움직임은 특정 근육의 수축에 의해 발생하고 바로 그 순간 다른 부위의 결합조직인 인대, 힘줄, 근육, 근막, 피부에서도 긴장통합을 위한 반응이 생성된다. 이미 생성된 수축에 대응해서 다른 신체 부위도 수축이나 이완을 함으로써 신체 균형을 유지하려는 것이다. 이를 통해 신체 균형 유지 체계를 알 수 있고 근육의 길항작용이 신체 균형 유지의 핵심이라는 것을 이해할 수 있다.

관절은 근육 작용에 의해 실제 움직임이 발생하는 곳으로 일정한 공간이 형성되어 있다. 요가의 아사나는 이러한 관절공간Articular Cavity의 활용을 극대화하고 최적화하는 운동법 중 하나다. 긴장통합의 관점에서 요가를 정의해보면, 관절에서 인대, 힘줄, 근육이 움직이는 한도를 최대한으로 확보하여 신체의 운동한계를 최적화하는 수련법이다.

긴장통합 모델

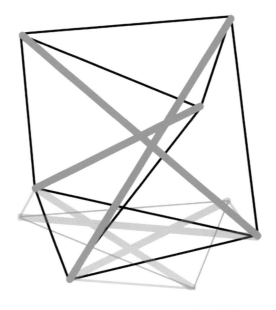

굵은 선은 골격을, 가는 선은 결합조직을 나타낸다.

YOGA ANATOMY

YOGA
ANATOMY

제7장

신체 부위별
분석

* 발^{Foot}

발의 구조

발은 발뼈 26개, 발관절 33개, 전체 다리뼈 30개, 전체 다리 관절 37개로 이루어져 있다. 발뼈는 발목뼈 부위 7개, 발허리뼈 부위 5개, 지골^{Phalanges} 부위 14개의 3그룹으로 구성된다. 발목은 발목관절^{Ankle joint/Talocrural joint}, 목말밑관절^{Subtalar joint}, 아래정강종아리관절^{Inferior tibiofibular joint}의 세 관절로 구성되며, 발등굽힘과 발바닥굽힘 작용을 할 때 움직인다.

발

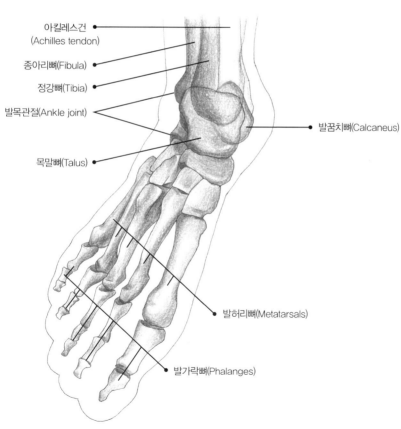

- 아킬레스건 (Achilles tendon)
- 종아리뼈(Fibula)
- 정강뼈(Tibia)
- 발목관절(Ankle joint)
- 목말뼈(Talus)
- 발꿈치뼈(Calcaneus)
- 발허리뼈(Metatarsals)
- 발가락뼈(Phalanges)

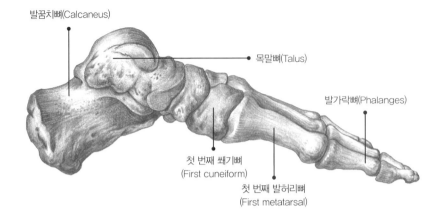

발꿈치뼈(Calcaneus)

목말뼈(Talus)

발가락뼈(Phalanges)

첫 번째 쐐기뼈
(First cuneiform)

첫 번째 발허리뼈
(First metatarsal)

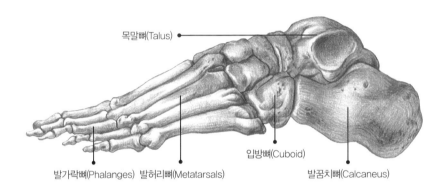

목말뼈(Talus)

입방뼈(Cuboid)

발꿈치뼈(Calcaneus)

발가락뼈(Phalanges)　발허리뼈(Metatarsals)

발의 움직임

발의 움직임은 3축을 통해서 발생한다(1장의 '기본적 움직임'편 참고).

- 수평면에서의 움직임: 안쪽회전과 가쪽회전
- 관상면에서의 움직임: 안쪽번짐과 가쪽번짐
- 시상면에서의 움직임: 발등굽힘과 발바닥굽힘

　발의 엎침과 뒤침은 보행 시에 발생하는 발의 종합적 움직임이다. '엎침'은 벌림과 발등굽힘과 가쪽번짐이 합쳐진 동작이고, '뒤침'은 모음과 발바닥굽힘과 안쪽번짐이 합쳐진 동작이다.

발의 움직임

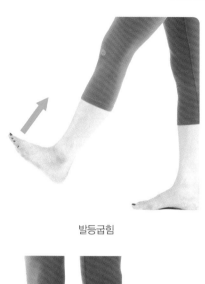

발등굽힘

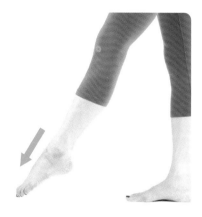

발바닥굽힘

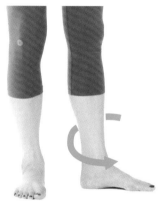

발의 가쪽회전

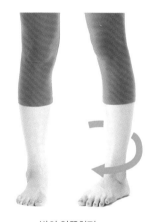

발의 안쪽회전

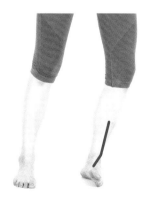

발의 안쪽번짐

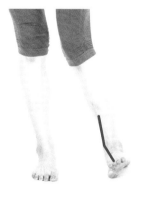

발의 가쪽번짐

발의 움직임에 따른 부상 유형

발의 뒤침과 엎침 발생에 대한 근육의 작용을 알아본다. 예방 운동의 상세한 방법은 8장 '근육 작용을 통한 아사나 이해하기'의 해당 운동법을 참고하면 된다.

발의 뒤침^{Supination}

뒤침 발생에 관여하는 근육의 작용은 다음과 같다.

- 허벅지의 모음근들^{Adductors}이 과도하게 이완되었을 때
- 볼기근들^{Gluteal Muscle} 및 6개의 돌림근들^{6 Rotators}이 지나치게 수축할 때
- 뒤정강근^{Tibialis Posterior}이 과도하게 긴장(수축)할 때
- 장딴지근^{Gastrocnemius}과 가자미근^{Soleus}이 심하게 긴장(수축)할 때
- 긴종아리뼈근^{Fibularis Longus}과 짧은종아리뼈근^{Fibularis Brevis}이 지나치게 이완되었을 때

이들 근육 작용 중 한 개 또는 여러 개가 상호 연관될 때 뒤침이 발생할 수 있다.

이러한 근육들은 크게 두 부분으로 분류할 수 있다. 모음근들과 볼기근들 및 6개의 돌림근들은 허벅지와 엉덩이 측면 근육들이며, 나머지 근육들은 하퇴의 근육들이다. 요가를 통해 뒤침을 예방하기 위해서는 관련 근육 중 긴장된 근육은 스트레칭 운동으로 이완시키고 이완된 근육은 근력 운동을 통해서 강화하는 아사나를 수행해야 한다.

발의 엎침^{Pronation}

엎침 발생에 관여하는 근육의 작용은 다음과 같다.

- 허벅지의 모음근들이 과도하게 긴장(수축)되었을 때
- 중간볼기근^{Gluteus Medius}, 작은볼기근^{Gluteus Minimus} 및 엉덩이 측면의 돌림근들이 지나치게 이완되었을 때
- 긴종아리뼈근과 짧은종아리뼈근이 심하게 긴장(수축)되었을 때

이들 근육 작용 중 한 개 또는 여러 개가 상호 연관될 때 엎침이 발생할 수 있다. 모음
근들과 중간볼기근, 작은볼기근 및 6개 돌림근들은 허벅지와 엉덩이 측면의 근육들이고,
나머지 근육들은 하퇴의 근육들이다. 요가를 통해 엎침을 예방하기 위해서는 뒤침을 예
방할 때와 마찬가지로 긴장된 근육은 스트레칭 운동으로 이완시키고 이완된 근육은 근력
운동을 통해서 강화하는 아사나를 수행해야 한다.

뒤침과 엎침

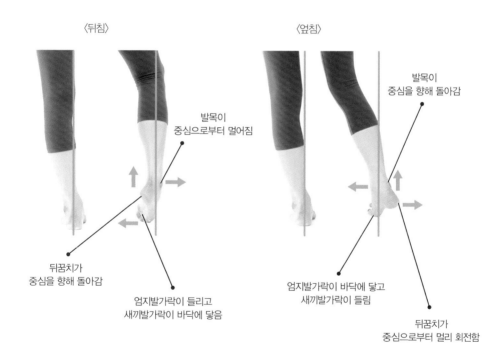

〈뒤침〉

〈엎침〉

발목이
중심으로부터 멀어짐

발목이
중심을 향해 돌아감

뒤꿈치가
중심을 향해 돌아감

엄지발가락이 들리고
새끼발가락이 바닥에 닿음

엄지발가락이 바닥에 닿고
새끼발가락이 들림

뒤꿈치가
중심으로부터 멀리 회전함

발의 아치^{Arches of the Foot}

발의 아치는 세로아치^{Longitudinal Arch}와 가로아치^{Transverse Arch}의 두 종류로 구분할 수 있다. 세로아치는 다시 안쪽세로아치^{Medial Longitudinal Arch}와 가쪽세로아치^{Lateral Longitudinal Arch}로 구분된다.

발은 발목뼈와 발허리뼈의 모양에 따라 자연스럽게 아치가 형성되고 충격 흡수나 균형 유지 등의 효율성을 높이기 위해 인대, 힘줄, 근육, 근막, 지방조직 등의 결합조직이 뼈 모양을 따라 보완되어 있다. 신체를 움직일 때 체중은 양쪽 발로 전이가 된다. 발의 모든 부분에서 움직임에 따른 균형 변화와 충격 흡수 또는 분배를 적절히 수행하기 위해 아치가 유기적으로 작용해야 한다.

발은 신체의 모든 하중을 지탱해야 하므로 발에 아치가 없거나 제 기능을 못하면 움직임, 균형 유지, 충격 완화에 있어서 많은 문제가 발생한다. 예를 들어, 발의 아치 중 가장 높은 세로아치가 약해지거나 제대로 형성이 되지 않았을 경우 피로감이 쉽게 누적되어 장거리를 걷기 힘들며, 걸을 때 통증이 발생할 수 있다.

발의 아치

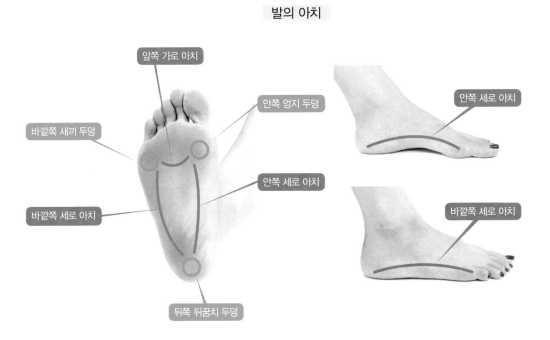

앞쪽 가로 아치

안쪽 엄지 두덩

바깥쪽 새끼 두덩

안쪽 세로 아치

안쪽 세로 아치

바깥쪽 세로 아치

바깥쪽 세로 아치

뒤쪽 뒤꿈치 두덩

발 아치의 기능

발의 아치는 기본적으로 체중 분산 및 충격 흡수 기능을 한다. 이를 통해 발바닥은 신체의 모든 하중을 받아내고 지면과 신체 하중 사이의 완충 역할을 맡는다. 발바닥의 모양은 사람에 따라 다른데 발의 길이와 폭이 신체의 안정성과 운동성을 결정하는 토대가 된다고 볼 수 있다. 발의 길이와 폭은 아치의 형성뿐만이 아니라 결합조직의 보조 기능에도 영향을 끼친다.

발의 길이와 폭은 4가지로 구분한다. 발의 길이가 짧고 폭이 좁은 경우, 발의 길이가 짧고 폭이 넓은 경우, 발의 길이가 길고 폭이 좁은 경우, 발의 길이가 길고 폭이 넓은 경우이다.

발의 길이와 폭의 형태

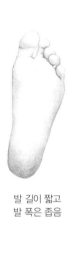

발 길이 짧고
발 폭은 좁음

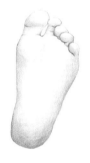

발 길이 짧고
발 폭은 넓음

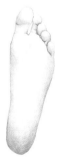

발 길이 길고
발 폭은 좁음

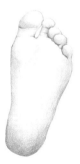

발 길이 길고
발 폭은 넓음

발은 3개의 아치가 삼각형 구조로 되어 균형을 잡는다. 사람이 직립 상태로 서 있다면 이론적으로 세 아치의 접합점인 뒤꿈치와 먼쪽 첫 번째 발허리뼈 밑(엄지발가락 앞볼)과 먼쪽 다섯 번째 발허리뼈 밑(새끼발가락 밑)의 세 점이 동일한 힘으로 하중을 분산시켜야 한다. 하지만 실제 요가 수련에서 반다^{Bandha}를 적용하는 점을 고려해보면, 반다를 조이기 위해 허벅지 안쪽을 조이므로 발의 아치는 첫 번째 발허리뼈 밑과 뒤꿈치를 연결하면서 생기는 안쪽세로아치를 주로 사용하게 된다. 요가 아사나에서는 두 발의 엄지발가락과 뒤꿈치를 맞닿게 한 후 그 힘으로 무릎 안쪽과 허벅지 안쪽을 조여 물라반다$^{Mula\ Bandha}$와 우띠야나 반다$^{Uddiyana\ Bandha}$를 조이는데, 이때 안쪽세로 아치를 더 많이 사용한다는 의미이다.

반다의 조임 상태를 외부에서 쉽게 판단할 수 있는 방법이 있다. 스탠딩 자세의 경우에는 엄지발가락과 뒷꿈치가 붙어 있는지 확인하고, 다운독 자세의 경우에는 먼 쪽 첫 번째 발허리뼈 밑에 더 많은 하중이 실려 있는지 확인하는 것이다.

정렬자세에서의 발 모양

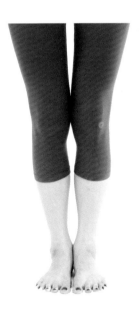

엄지발가락과 뒤꿈치를 붙이고 허벅지 안쪽을 조이고 그 힘으로
엉덩이와 아랫배를 조일 때 안정적인 정렬 자세의 토대가 완성된다.

발의 아치가 무너졌을 때

발의 아치가 무너지게 되면 걸을 때나 달릴 때 발의 통증이 심해지고 지면의 충격이 발목과 무릎으로 전이되어 문제가 생긴다. 발의 아치가 무너지는 것을 방지하고 균형을 회복하려면 아치를 발달시켜야 한다. 이를 위해서는 하퇴의 근육을 이용한 발등굽힘 또는 발바닥굽힘을 반복하는 것이 좋다. 구체적인 운동법은 다음의 이미지를 통해 알아보도록 하자.

발 아치 회복을 위한 운동법

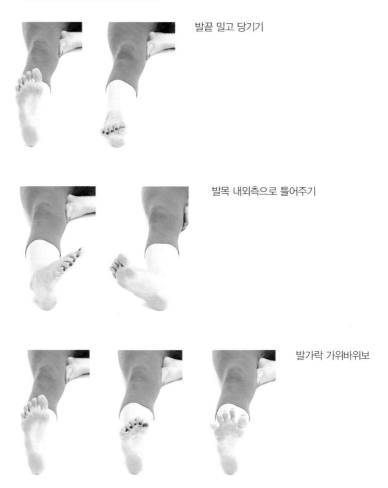

발끝 밀고 당기기

발목 내외측으로 틀어주기

발가락 가위바위보

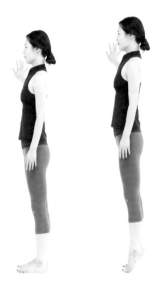
벽에 손 짚고 뒤꿈치 올리고 내리기

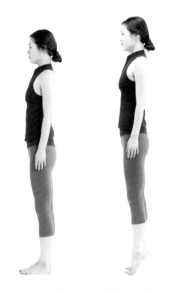
벽에 손 짚지 않고 뒤꿈치 올리고 내리기

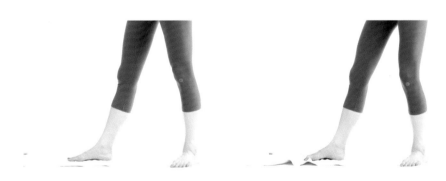
발가락으로 수건 잡아당기기

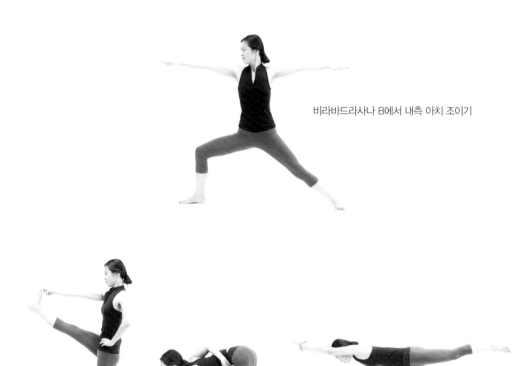

비라바드라사나 B에서 내측 아치 조이기

스탠딩 아사나에서 발 아치 강화하기

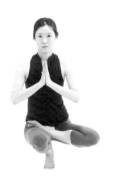

토 스탠딩에서 아치 강화하기

* 무릎^{Knee}

무릎의 구조

무릎은 넙다리뼈, 정강뼈, 무릎뼈가 만나 이루는 관절을 말한다. 경첩^{Hinge} 형태의 윤활 관절^{Synovial Joint}로서 무릎 관절은 관절주머니 안의 윤활액에 잠겨 있다. 무릎 관절은 동일한 역할을 하는 팔꿈치 관절과는 다르게 무릎뼈라고 불리는 삼각형 모양의 종자뼈가 있다. 무릎의 기본적인 움직임은 굽힘과 신장이고 미세한 수준에서 내외측으로 회전이 가능하다. 그러나 경첩관절의 특성상 과도한 신장은 불가능하다.

무릎은 기능상으로 '넙다리뼈와 정강뼈가 이루는 관절', '넙다리뼈와 무릎뼈가 만나는 관절', '넙다리뼈 앞쪽의 무릎뼈 고랑^{Patella Groove}의 세 구획으로 나뉜다. 또한, 무릎은 크게 5개의 인대로 결합되어 있다. 무릎의 안쪽과 가쪽에 1쌍의 인대가 있는데 안쪽은 안쪽곁인대^{Medial Collateral Ligament}, 가쪽은 가쪽곁인대^{Lateral Collateral Ligament}라고 한다.

무릎 안쪽에는 십자형으로 된 두 개의 인대가 있다. 앞쪽은 앞십자인대^{Anterior Cruciate Ligament}이고 뒤쪽은 뒤십자인대^{Posterior Cruciate Ligament}이다. 무릎뼈와 정강뼈를 연결하는 무릎인대^{Patella Ligament}는 종종 무릎뼈힘줄^{Patella Tendon}이라고 불린다. 넙다리네갈래근의 힘줄이 무릎뼈에 접합하고 무릎뼈에서 다시 정강뼈거친면^{Tibial Tuberosity}에 연결되어 근육이 힘줄을 통해서 뼈에 연결되는 것과 외적으로 별다른 차이를 보이지 않기 때문이다.

이렇게 총 5개의 인대가 가진 주요 역할은 무릎이 움직임의 범위를 넘어서지 않도록 제한하여 안정성을 확보하는 것이다. 무릎 안쪽과 가쪽의 두 개의 곁인대는 각각 외부에서 오는 힘과 내부에서 오는 힘에 대항하여 무릎의 안정성을 확보하는 역할을 한다. 마찬가지로 앞쪽과 뒤쪽의 십자인대는 넙다리뼈에 비해서 정강뼈가 너무 앞쪽이나 뒤쪽으로 움직이는 것을 방지하여 무릎의 안정성을 확보하는 역할을 한다. 또한 무릎인대는 넙다리네갈래근이 수축할 때 지레 효과를 낸다.

무릎은 두 가지 모순된 역할을 수행한다. 걷기나 달리기 같은 수평방향의 움직임, 점프와 같은 수직방향의 움직임, 이런 움직임을 동시에 만드는 역할과 몸의 균형을 유지하는 역할까지 담당하고 있다. 따라서 무릎의 어느 한쪽에서 균형을 상실할 경우 신체의 대칭성에 큰 변화가 생긴다.

무릎

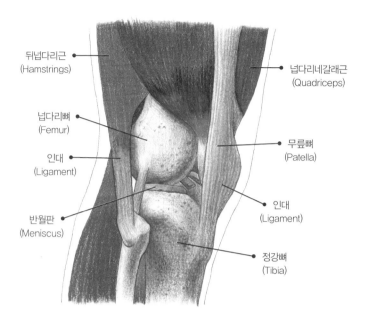

뒤넙다리근
(Hamstrings)

넙다리뼈
(Femur)

인대
(Ligament)

반월판
(Meniscus)

넙다리네갈래근
(Quadriceps)

무릎뼈
(Patella)

인대
(Ligament)

정강뼈
(Tibia)

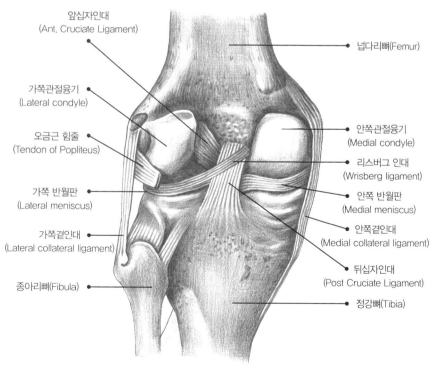

앞십자인대
(Ant. Cruciate Ligament)

가쪽관절융기
(Lateral condyle)

오금근 힘줄
(Tendon of Popliteus)

가쪽 반월판
(Lateral meniscus)

가쪽곁인대
(Lateral collateral ligament)

종아리뼈(Fibula)

넙다리뼈(Femur)

안쪽관절융기
(Medial condyle)

리스버그 인대
(Wrisberg ligament)

안쪽 반월판
(Medial meniscus)

안쪽곁인대
(Medial collateral ligament)

뒤십자인대
(Post Cruciate Ligament)

정강뼈(Tibia)

무릎뼈^{Patella}

무릎뼈는 두껍고 살짝 곡선 형태를 취한 삼각형 모양이며 넙다리뼈와 관절을 이루고 있다. 무릎뼈는 하퇴의 신장에 관여하는 근육인 넙다리네갈래근의 힘줄에 부착되어 정강이뼈로 연결되는 가교 역할을 한다. 넙다리네갈래근이 수축하며 지레 효과를 낼 수 있도록 지레의 중심점 역할도 맡는다. 아래 '무릎뼈의 지레 역할' 이미지를 통해 알 수 있듯이, 무릎뼈가 어디에 위치하느냐에 의해서 무릎뼈 이하의 신체 부위를 움직이는 데 요구되는 넙다리네갈래근의 근력이 달라진다. 인간의 무릎뼈는 하체의 길이 전체에서 거의 중간 부위에 위치하고 있다.

무릎뼈는 하지의 움직임인 굽힘과 신장을 하면서 탈구가 발생할 수 있다. 이때 탈구를 예방할 수 있는 이유가 넙다리뼈와 무릎뼈에 있다. 넙다리뼈 끝의 좌우에 형성된 융기들^{Femoral Condyles}로 인해 중간 부분에 고랑^{Groove}이 형성되고, 무릎뼈 모양이 역삼각형 구조를 이루고 있어 넙다리뼈 고랑^{Femoral Groove}과 안착하므로 탈구를 예방할 수 있는 것이다.

무릎뼈의 지레 역할

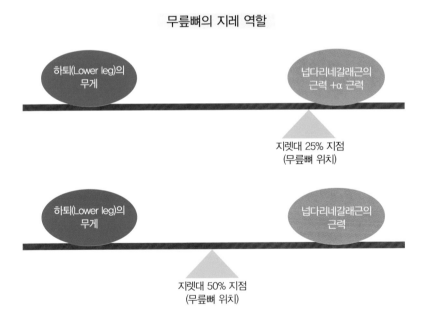

반월판^{Meniscus}

반월판은 관절공간을 부분적으로 분할하는 초승달 모양의 섬유연골 구조이다. 무릎에는 정강뼈 위에 2개의 반월판이 놓여 있는데 각각 안쪽반월판^{Medial Meniscus}과 가쪽반월판^{Lateral}

Meniscus으로 불린다. 반월판의 혈액 흐름은 주변부에서 중심부로 향한다. 나이가 들면서 혈액 흐름이 감소하며 중심부 반월판에는 혈관이 없어 성인기에 부상을 입으면 치유가 느리다.

반월판의 역할은 넙다리뼈가 정강뼈 위에 안착할 때 좌우로 미끄러지거나 벗어나지 않도록 하는 것이다. 반월판은 외연이 두껍고 중심부로 갈수록 얇은 형상으로 무게중심이 안쪽을 향하게 해서 넙다리뼈의 관절융기들Condyles이 정강뼈에 안정적으로 안착할 수 있도록 해준다. 연골조직으로서 긴장과 비틀림 같은 외부의 힘에 대응하여 체중을 분산시키고 신체의 움직임에서 발생하는 충격을 흡수하여 마찰력을 감소시킨다.

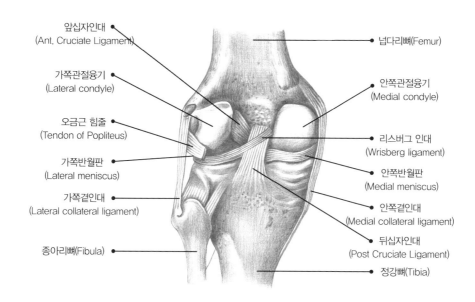

앞십자인대
(Ant. Cruciate Ligament)

가쪽관절융기
(Lateral condyle)

오금근 힘줄
(Tendon of Popliteus)

가쪽반월판
(Lateral meniscus)

가쪽곁인대
(Lateral collateral ligament)

종아리뼈(Fibula)

넙다리뼈(Femur)

안쪽관절융기
(Medial condyle)

리스버그 인대
(Wrisberg ligament)

안쪽반월판
(Medial meniscus)

안쪽곁인대
(Medial collateral ligament)

뒤십자인대
(Post Cruciate Ligament)

정강뼈(Tibia)

반월판

가로인대
(Transverse ligament)

앞십자인대
(Ant. Cruciate Ligament)

안쪽반월판
(Medial meniscus)

뒤십자인대
(Post Cruciate Ligament)

가쪽반월판
(Lateral meniscus)

리스버그 인대
(Wrisberg ligament)

무릎의 기능

무릎은 안정성을 유지하고 움직임을 만드는 역할을 한다. 안정성과 움직임은 상호 상반되는 역할이다. 안정성을 유지하면서 움직이기 어렵고 움직이면서 안정성을 갖기 어렵기 때문이다.

먼저 안정성에 대해 균형유지와 체중분산 두 가지 차원에서 알아보도록 하자. 몸은 지면과 가까워질수록 균형을 유지하기 쉽고 지면과 멀어질수록 균형을 유지하기 어렵다. 요가 아사나 중에 아르다받다빠드마타나사나$^{Ardha\ Baddha\ Padmottanasana}$의 경우를 예로 들어보자. 이 아사나는 한 다리로 서서 균형을 잡은 후 상체를 숙이는 자세이다. 이때 다리를 편 상태로 상체를 숙이면 균형을 잡기 어렵다. 따라서 상체를 숙일 때 무릎을 구부려서 바닥과 무릎의 거리를 가깝게 만들어야(중력 중심을 낮추어야) 안정감이 생겨 균형을 잡기 쉽다. 최종적으로 배가 허벅지에 달라붙으면서 턱이 무릎이나 정강이 부근에 닿게 되고, 여기서 다리를 다시 펴면 균형과 체중 분산의 목적을 달성하며 아사나를 완성할 수 있게 된다.

위의 상체를 숙이는 과정을 자세히 분석해보자. 선 다리의 무릎을 구부리지 않으면 배와 허벅지 사이의 거리가 멀어지기 때문에 중력방향(바닥)으로 쏟아지는 상체의 하중을 감당해야 하는 근육인 척주세움근$^{Erector\ Spinae}$, 뭇갈래근^{Multifidus} 같은 상체의 등 쪽 근육과 큰볼기근, 뒤넙다리근^{Hamstrings} 같은 하체의 근육이 과한 부담을 느낀다. 따라서 상체를 숙였을 때 배와 허벅지 사이가 멀어져 있으면(무릎을 계속 쭉 뻗고 있는 상태를 유지하면) 등이 둥글게 말리게 된다. 이때 가장 큰 힘을 받는 부분은 주로 요추와 흉추이다. 늘이고자 하는 근육인 뒤넙다리근은 늘어나지 않고 요추와 흉추 근육이 자극을 받아 늘어나면서 이 부위에 심한 긴장이 형성된다는 뜻이다.

흉추의 경우 골격 구조는 좌우 회전운동에 적합한 구조이지 앞뒤 굽힘과 신장에 적합한 구조가 아니다. 따라서 등이 과도하게 말릴 경우 흉추뼈들을 연결하고 있는 인대나 척주세움근의 힘줄 및 근육이 심하게 긴장하고 흉추가 보호하는 조직들이 부상을 입을 수 있다. 또한 요추의 경우 골격 구조는 전후 방향의 굽힘과 신장에 적합한 구조이기는 하지만 지나치게 긴장하게 되면 역시 부상이 생길 위험이 있다. 이와 더불어 하체의 큰볼기근이나 뒤넙다리근도 긴장이 심해지는데 특히 뒤넙다리근의 힘줄 및 근육에 부상을 입을 위험이 크다.

위와 같은 모든 부상은 무릎을 구부려서 중력 중심을 낮추고 배와 허벅지 사이를 밀착하면 손쉽게 예방할 수 있다. 중력 중심이 낮아지면 안정성이 확보되고 상체의 하중이 허벅지 상박의 넙다리네갈래근, 큰엉덩이근$^{Gluteus\ Maximus}$, 뒤넙다리근으로 분산된다. 동시에 신체 뒤쪽인 척주세움근에 걸려 있던 하중이 대부분 사라져서 흉추와 요추의 인대 및 근육에 부상이 발생할 가능성은 거의 없어진다. 따라서 전굴의 완성 자세에서는 선 다리의 무릎을 펴야 하지만 전굴의 과정에서는 무릎을 구부리고 배를 허벅지에 접촉해서 중력 중심을 낮춰 안정성을 확보함과 동시에 체중을 분산하여 흉추와 요추 근육에 불필요한 긴장을 제거하는 것이 바른 방법이다.

하체의 뒤넙다리근이 많이 경직되어 있을 경우 억지로 다리를 펴면 근육과 힘줄에 통증이나 부상을 유발할 수 있다. 따라서 뒤넙다리근의 경직을 보상하기 위해서는 무릎을 구부려서라도 상체를 숙일 때 배를 허벅지에 닿게 하여 흉추나 요추의 부상을 피해야 한다. 가능하면 무릎을 완전히 펴지 않고 긴장을 감당할 수 있는 수준을 유지하는 것이 올바른 자세이다.

아르다받다빠드마타나사나

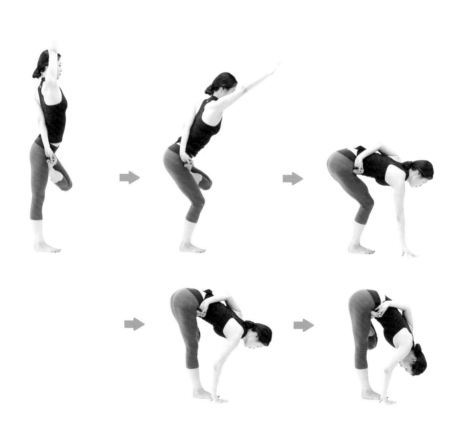

바닥에 놓여 있는 물건을 들어 올릴 때에도 무릎을 편 채로 상체를 숙이는 경우와 무릎을 구부려 중력 중심을 낮추는 경우로 나눠볼 수 있다. 무릎을 편 채로 바닥의 물건을 들어 올리면 앞서 설명한 것과 동일한 부위의 근육에 하중이 걸린다. 무릎을 구부리고 배를 허벅지에 대는(배와 허벅지가 가까워지는) 단순한 원칙만 지켜도 흉추와 요추에 과하게 긴장을 유발하는 하중이 하체 근육(넙다리네갈래근, 뒤넙다리근, 큰볼기근 등)으로 분산되어 부상의 위험을 없앨 수 있다.

바닥의 물건 들어 올리기의 좋은 예와 나쁜 예

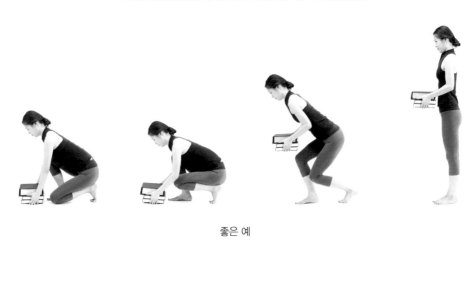

좋은 예

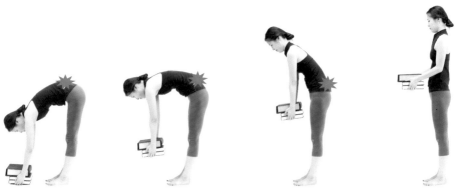

나쁜 예

선 자세의 무게중심선(관상면 중심선)에서 등이나 머리의 거리가 멀어질수록 척추(특히 요추)에 가해지는 하중의 값은 비례적으로 증가하고 이것은 결국 허리 통증 유발의 원인이 된다.

무게중심선과 머리의 거리에 따른 하중값

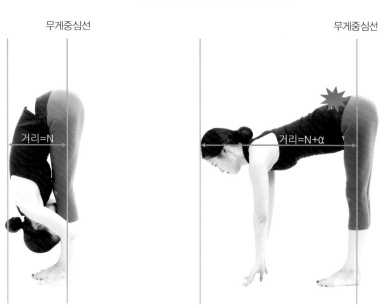

무게중심선에서의 거리가 증가할 때 허리에 가해지는 하중값도 비례하여 증가한다.

가부좌 자세에 적용

가부좌 자세는 요가 아사나 중에서 비교적 자극이 강한 편이다. 가부좌 자세를 편안한 수준에서 수행하기 위해서는 미리 이완해야 할 근육, 힘줄, 인대가 있다. 만약에 미리 이완되어 있어야 할 근육, 힘줄, 인대가 긴장된 상태에서 무리하게 가부좌 자세를 하게 되면 결과적으로 영향을 받는 부위는 발목, 무릎 및 엉덩관절이 될 것이다.

가부좌 자세에 관여하는 주된 근육으로는 엉덩이 가쪽 측면을 감싸고 있는 6개의 가쪽 돌림근과 3개의 볼기근이 있다. 주된 관절로는 발목관절, 무릎관절, 엉덩관절 등이 있다. 무릎관절은 엉덩관절, 발목관절의 중간 부위에 위치하고 있기 때문에 엉덩관절과 발목관절이 우선 이완되어 있지 않으면 가부좌 자세에 들어갔을 때 두 관절이 추가로 긴장을 받게 되어 무릎관절에 더 많은 통증이 생길 수 있다.

이때 무릎관절에 생기는 통증의 주된 원인은 넙다리뼈와 정강뼈 사이에서 완충제 역할을 하는 안쪽 반월판이 받는 압박이다. 넙다리뼈와 정강뼈의 안쪽 면이 서로 아주 가까워질 만큼 조여지면서 안쪽 반월판을 압박하는 것이다. 이러한 통증을 예방하기 위해서는 미리 발목관절과 엉덩관절을 충분히 이완시킨 후 가부좌를 실시해야 한다. 안쪽 반월판에 가해지는 압력이 현저히 줄어들어 편안한 상태로 가부좌를 할 수 있게 된다.

발목에 있는 인대, 힘줄, 근육을 먼저 이완하고 가부좌 자세를 수행하면 발등이 허벅지 안쪽에 놓였을 때 긴장이 줄어들어서 발목에 통증이 없어 편안하다. 동시에 무릎에도 긴장이 전이되지 않아 안쪽 반월판에 통증이 생기지 않는다. 같은 원리로 엉덩관절의 인대, 힘줄, 근육을 먼저 이완하여 가부좌를 하면 무릎에 전이되는 긴장이 줄어들어 안쪽 반월판에 통증이 생기지 않는다.

무릎관절에서는 넙다리뼈와 정강뼈가 안쪽을 향해서 아주 가깝게 밀착되면서 안쪽 반월판을 조여 통증이 생긴다고 설명했다. 이 경우 정강뼈의 종아리와 허벅지 안쪽을 모두 가쪽을 향해 열어준 후에 가부좌를 하면 넙다리뼈와 정강뼈가 안쪽 반월판을 압박하는 힘이 줄어들어 통증이 더욱 감소하게 된다.

가부좌 실행 전 예비 아사나

발목관절, 무릎관절, 엉덩관절의 긴장을 이완시키는 아사나는 다음과 같다.

- 받다코나사나^{Baddha Konasana}: 발날을 바닥에 댄 채 무게중심을 발날로 옮기고 엉덩이를 띄운다. 이때 발목관절에 자극이 가해짐과 동시에 엉덩이 측면의 볼기근과 돌림근도 같이 자극을 받는다.

받다코나사나

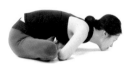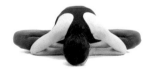

받다코나사나로 발목 긴장 이완

- 숩타바즈라사나^{Supta Vajrasana}: 무릎을 꿇은 자세에서 조심스럽게 뒤로 눕는다. 이때 발목에 자극이 가해지는데 발목의 자극이 과할 경우 꼬리뼈부터 시작해서 척추선을 따라 매트를 받쳐 자극의 강도를 낮춘다.

숩타바즈라사나

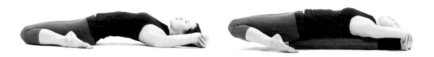

숩타바즈라사나로 발목 긴장 이완

- 비둘기 자세: 앞으로 접은 다리 쪽 엉덩이 측면의 볼기근과 돌림근을 자극한다. 더 깊은 자극이 필요하면 배가 종아리에 닿을 때까지 상체를 앞으로 낮춘다.

비둘기 자세

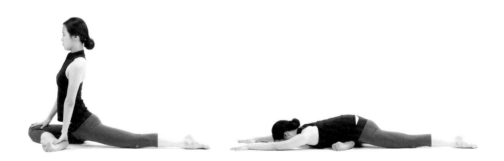

비둘기 자세로 엉덩이의 볼기근들 및 돌림근들 이완

• 고무카사나^{Gomukhasana} : 위에 놓인 다리의 엉덩이 측면의 볼기근과 돌림근을 자극한다. 더 깊은 자극이 필요하면 배가 허벅지에 닿을 때까지 상체를 앞으로 낮춘다.

고무카사나

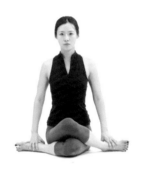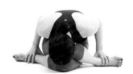

고무카사나로 엉덩이의 볼기근들 및 돌림근들 이완

가부좌

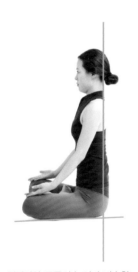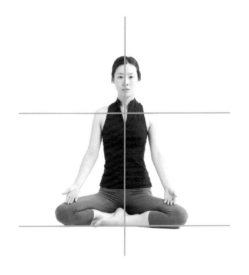

엉덩이와 무릎의 높이가 비슷함   양 무릎이 바닥과 거의 밀착함

* 골반^{Pelvis}

골반의 구조

골반은 상체의 몸통과 하체의 다리 중간에 위치하며 강력한 인대로 연결된 뼈이다. 상체의 하중을 지탱해주는 토대가 될 뿐만 아니라 신체의 이동을 주도하는 하체 다리의 시작점으로서의 역할을 한다. 골반의 모습은 앞쪽이 트인 삼각형 모양이다. 골반의 골격은 크게 측면부와 후면부의 두 개의 면으로 둘러싸여 있다. 골반의 측면부는 골반의 몸통영역으로 엉덩뼈^{Ilium}, 궁둥뼈^{Ischium}, 두덩뼈^{Pubic Bone}라는 세 종류 뼈의 결합이다. 이들이 볼기뼈를 형성하며 볼기뼈는 좌우 1쌍씩 동일하다. 골반 후면부는 엉치뼈와 꼬리뼈로 구성된다. 유년기에는 볼기뼈의 각 뼈들이 분리되어 있다가 사춘기 이후로 융합하여 하나의 뼈가 된다. 후면부에서 엉치뼈와 결합하여 엉치엉덩관절^{Sacroiliac Joint}을 이루고 전면부에서는 치골끼리 결합한다.

골반을 둘러싼 이 뼈들에 의해 자연스럽게 골반 내부의 공간을 형성하게 되는데 이것이 골반안^{Pelvic Cavity}이다. 골반안 하부는 골반저근육^{Muscles of Pelvic Floor}으로 지탱되며 골반저의 하부 중심부가 회음이다. 골반안은 복부 아래 부분으로 생식기, 방광, 직장을 보호하고 있다. 마치 나무뿌리가 몸통을 지지해주듯 상체의 구조는 골반을 통해 지지된다. 또한 골반은 움직임과 자세 유지를 위해 사용하는 근육의 부착점 역할도 한다. 골반에서 시작하는 넓은등근^{Latissimus Dorsi}, 척주세움근^{Erector Spinae}, 허리네모근^{Quadratus Lumborum}, 배곧은근^{Rectus Abdominis}, 배속빗근^{Internal Oblique}, 배가로근^{Transversus Abdominis} 같은 근육의 이는곳이 되기도 하고 배바깥빗근^{External Oblique}의 닿는곳이 되기도 한다.

골반저는 내부 장기가 아래로 처지는 내장하수^{Splanchnoptosis}를 방지할 수 있을 정도의 근력을 유지하면서 동시에 골반저에 뚫려 있는 직장(항문 포함)과 비뇨생식기의 구멍을 제어하는 두 가지 모순된 역할을 하고 있다. 골반저는 이러한 모순된 목적을 달성하기 위해 층층이 겹쳐진 근육층과 결합조직으로 구성된다. 골반저를 효율적으로 단련시키려면 일상이나 요가 아사나 수련 시 항상 반다를 조이는 습관을 가져야 한다.

전면도

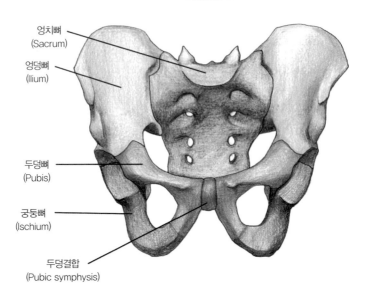

엉치뼈
(Sacrum)

엉덩뼈
(Ilium)

두덩뼈
(Pubis)

궁둥뼈
(Ischium)

두덩결합
(Pubic symphysis)

후면도

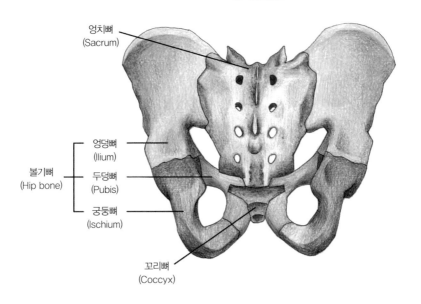

엉치뼈
(Sacrum)

엉덩뼈
(Ilium)

볼기뼈
(Hip bone)

두덩뼈
(Pubis)

궁둥뼈
(Ischium)

꼬리뼈
(Coccyx)

엉덩관절 Hip Joints

요가 수련을 할 때 양다리를 벌려서 스트레칭을 하는 아사나가 있다. 예를 들어 우파비스타코나사나 Upavistha Konasana 는 앉은 상태에서 양다리를 벌리고 상체를 앞으로 숙이면서 배, 가슴, 턱이 바닥에 밀착할 때까지 내려가는 아사나이다. 이 아사나는 개인에 따라 완성도가 크게 달라진다. 아사나의 완성도에 개인차가 발생하는 이유는 후천적 요소와 선천적 요소로 나눌 수 있다.

후천적 요소는 개인별 연습량의 차이, 적합한 아사나 수행 방식의 습득 차이 등이다. 이는 연습량을 늘리고 적절한 아사나 수행 방식을 구비하면 비교적 쉽게 극복할 수 있다. 적합한 아사나 수행 방식은 심리적 긴장이나 몸의 긴장을 완화하는 방법을 먼저 배우고 난 다음에 자극을 주려는 목표 근육 Target Muscle 을 확실히 알아서 해당 근육에 정확한 자극이 가해질 수 있는 아사나를 수행하는 것이다.

우파비스타코나사나의 경우로 예를 들어보자. 이 아사나에 관여하는 근육은 뒤넙다리근, 다섯개의 모음근, 장딴지근, 가자미근 등이 있다. 이들 근육이 충분히 이완되었을 때 이 아사나를 완전하게 수행할 수 있다. 만약 수련자 다리 근육의 긴장이 심하다면 양다리를 동시에 자극하는 것보다는 한 다리씩 자극하여 유연성을 회복한 후 양다리에 자극을 주는 것도 좋은 대안이다. 처음부터 해당 아사나를 지속적으로 연습하는 것도 좋지만 현실적으로는 부분을 나누어 특정 근육을 순차적으로 활성화한 후 해당 아사나의 완성도를 높여가는 것이 더욱 좋은 방법이다. 근육, 힘줄, 인대와 같은 결합조직은 열과 압력에 의해서 활성화 정도가 달라진다. 몸에 충분히 열과 압력을 가하는 예비 아사나(수리야 A, B 등)를 수행한 후에 우파비스타코나사나를 수행한다면 몸이 조금 더 이완되어서 훨씬 더 수월할 것이다.

선천적 요소는 타고난 결합조직의 경직도 및 골격 구조와 관련이 있다. 근육의 경직도는 근육을 이루고 있는 주요 단백질 중 가장 높은 비율을 차지하는 콜라겐의 비율에 따라 달라질 수 있다. 콜라겐은 강도에 영향을 끼치고 힘줄과 인대 역시 콜라겐의 비율이 높아야 강도를 유지할 수 있다. 콜라겐 비율이 높으면 유연성이 떨어질 가능성은 더 커진다.

우파비스타코나사나 수행 방법

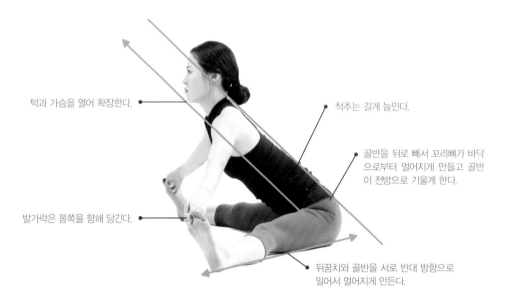

턱과 가슴을 열어 확장한다.

척추는 길게 늘인다.

골반을 뒤로 빼서 꼬리뼈가 바닥으로부터 멀어지게 만들고 골반이 전방으로 기울게 한다.

발가락은 몸쪽을 향해 당긴다.

뒤꿈치와 골반을 서로 반대 방향으로 밀어서 멀어지게 만든다.

골반의 골격 구조는 유연성에 영향을 끼치는 주요 요소 중의 하나이다. 볼기뼈와 넙다리뼈의 관계에 의해서도 아사나의 완성도에 차이가 나는 것을 볼 수 있다. 양쪽 볼기뼈 사이의 각도, 볼기뼈절구^{Acetabulum}와 넙다리뼈의 각도, 넙다리뼈 목$^{Neck\ of\ Femur}$의 길이가 선천적으로 어떠한지에 따라 유연성이 달라진다. 양쪽 볼기뼈 사이의 각도가 좁으면 구조적으로 다리를 넓게 벌릴 수 없고 그만큼 상체를 전굴하는 것에 제한이 있을 것이다. 양쪽 볼기뼈 사이의 각도가 넓으면 구조적으로 다리를 넓게 벌릴 수 있다. 볼기뼈절구와 넙다리뼈의 각도는 앞쪽이나 뒤쪽으로 조금 더 치우쳐 있을 수 있다. 만일 이 각도가 앞쪽으로 치우쳐 있으면 다리를 벌릴 수 있는 각도도 좁아지고 상체를 전굴하기 어렵다. 이 각도가 뒤쪽으로 치우쳐 있으면 다리를 벌릴 수 있는 각도도 넓어지고 상체를 전굴하기가 더 쉬울 것이다. 넙다리뼈 목 길이 차이도 다리를 벌릴 수 있는 각도에 영향을 줄 수 있다. 넙다리뼈 목 길이가 짧다면 다리를 벌릴 수 있는 각도가 좁아질 것이고 상체를 전굴하기 어려울 것이다. 반대로 넙다리뼈 목 길이가 더 길면 다리를 벌릴 수 있는 각도가 더 넓어질 것이고 상체를 전굴하기 쉬울 것이다.

이와 같이 엉덩관절에서 선천적 요인과 후천적 요인에 의해 아사나 수행 정도가 달라질 수 있음을 알아보았다. 후천적 요인은 노력을 통해서 극복할 수 있는 여지가 크지만 선천적 요인은 노력을 한다 하더라도 개선의 폭이 작을 것이다. 이러한 개인차를 인정하지 않고 무리해서 아사나 수행을 할 경우 부상의 위험과 더불어 심리적 좌절감을 느낄 수도 있다. 요가 아사나는 몸과의 대화이자 조율의 과정이므로 절대로 억지로 수행해서는 안 된다. 자신의 몸에 맞추어 점진적으로 아사나 수행 정도를 높여가는 것이 바람직하다.

* 척추 Spine

척추의 구조

사람의 척추는 등에서 골격의 중심을 형성하면서 세로로 적층된 척추뼈들이다. 척추는 흔히 척주라고도 불리는데 이것은 척추뼈들이 누적되어 정면과 뒷면에서 볼 때 마치 하나의 기둥처럼 보이기 때문에 붙여진 이름이다. 척추는 목뼈인 경추, 가슴뼈인 흉추, 허리뼈인 요추, 골반뼈 중의 하나인 엉치뼈, 3~5개의 뼈가 하나로 융합된 꼬리뼈, 이렇게 5부분으로 구성되어 있다.

일반적으로 척추뼈는 경추 7개, 흉추 12개, 요추 5개, 엉치뼈 5개, 꼬리뼈 4개로 총 33개가 있다고 본다. 하지만 사람에 따라서 일부 척추뼈의 개수가 더 많거나 부족한 경우도 있다는 점을 고려하자. '척추뼈는 몇 개'라는 식으로 암기하기보다는 이처럼 이해하는 것이 바람직하다.

척추에는 총 4개의 척추굽이 Vertebral Curvature 가 있는데 그중 등굽이 Thoracic Curvature 와 골반굽이 Pelvic Curvature 는 태아 때부터 형성되어 있었기 때문에 1차굽이 Primary Curvature 라 부른다. 목굽이 Cervical Curvature 와 허리굽이 Lumbar Curvature 는 출산 후 머리를 가누거나 똑바로 앉을 때 형성된 것이기 때문에 2차굽이 Secondary Curvature 라 부른다. 척추가 4개의 굽이를 형성하고 있는 이유는 충격을 효율적으로 분산하기 위해서이다.

사람의 신체 구조를 보면 머리라는 비교적 무거운 구조물을 척주라는 기둥이 받치고 있으며 움직임으로 인해 충격이 발생하기 때문에 충격을 효율적으로 분산하기 위해 4개의 굽이가 발달했다고 이해할 수 있다. 만일 척추에 4개의 굽이가 없다면 머리에서부터 하체로 내려갈수록 누적된 하중에 의해서 자세를 유지하거나 움직일 때 충격이 커질 것이고 근육과 골격에 많은 피로가 누적되어 통증이 생길 것이다.

또한 척추에는 4개의 척추굽이 외에도 척추뼈와 척추뼈 사이에 충격을 효율적으로 분산하고 흡수하기 위한 추간판이라는 연골도 있다.

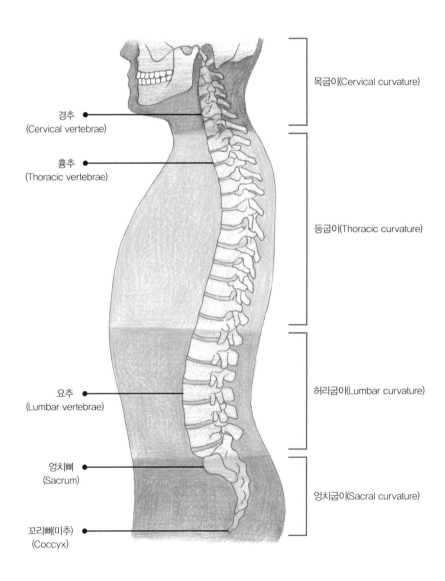

경추
(Cervical vertebrae)

흉추
(Thoracic vertebrae)

요추
(Lumbar vertebrae)

엉치뼈
(Sacrum)

꼬리뼈(미추)
(Coccyx)

목굽이(Cervical curvature)

등굽이(Thoracic curvature)

허리굽이(Lumbar curvature)

엉치굽이(Sacral curvature)

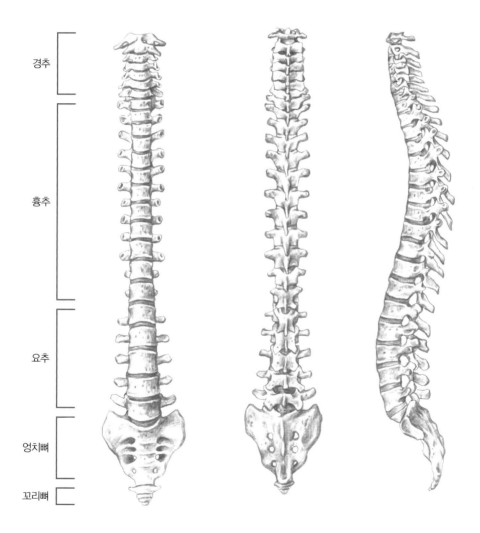

경추

흉추

요추

엉치뼈

꼬리뼈

척추의 움직임

척추는 움직임을 수행할 때 모든 방향의 움직임에 자유롭기보다는 특정 부위가 특정 움직임에 특화되어 있는 구조이다. 이는 신체의 장기를 보호하면서 움직임을 만들어내야 하기 때문으로 파악된다.

경추의 움직임

경추 부위는 비교적 자유롭게 굽힘, 신장, 회전, 가쪽굽힘 등 거의 모든 방향의 움직임이 가능하다. 주된 움직임은 고리뼈$^{Atlas/C1}$(경추 1번)와 중쇠뼈$^{Axis/C2}$(경추 2번)에서 발생한다. 고리뼈는 뒤통수뼈와 관절을 이루면서 굽힘과 신장을 가능하게 하고 중쇠뼈는 좌우 회전을 가능하게 한다.

흉추의 움직임

흉추 부위는 주로 회전에 적합하도록 척추뼈가 형성되어 있다. 가시돌기$^{Spinous\ Process}$ 사이의 간격이 좁아서 굽힘과 신장은 제한적이다. 장기의 위치를 고려한 기능상의 이유이다. 절대 공간이 필요한 심장과 폐가 흉추 부위에 자리하고 있기 때문에 굽힘, 신장과 같은 운동으로 눌림이 발생하지 않도록 갈비뼈로 둘러싸인 흉곽을 형성하여 심장과 폐를 보호한다. 흉추의 구조가 회전에 적합한 구조이기 때문에 후굴$^{Back\ Bending}$을 할 경우 제한이 생긴다. 이때 흉추는 굽혀지지 않고 거의 직선 형태를 유지한다. 흉추에서도 약간의 가쪽굽힘은 가능하다.

요추의 움직임

요추는 주로 굽힘과 신장에 적합하도록 척추뼈가 형성되어 있다. 가시돌기 사이의 간격이 충분히 넓어서 굽힘과 신장에 적합한 구조이고 제한된 수준의 가쪽굽힘도 가능하다. 요추는 회전에 적합한 구조가 아니므로 척추를 회전할 때는 흉추 영역이 사용될 수 있도록 척추를 신장시킨 후 회전을 하도록 한다. 예를 들어, 상체가 구부정한 상태에서 회전을 하면 흉추 영역에 회전력이 작용하기보다는 요추 영역에 회전력이 작용하기 때문에 요추 부위의 결합조직이 과한 자극을 받아 통증이 생길 수 있다.

척추뼈^{Vertebrae}

척추뼈의 구조

척추뼈는 몸통^{Body}, 척추돌기^{Spinous Process}, 돌기사이관절^{Facet Joint}, 척추뼈 구멍^{Vertebral Foramen}, 척수^{Spinal Cord}, 신경^{Nerve}, 추간판^{Disc} 등으로 이루어져 있다.

- 몸통은 척추뼈의 앞부분으로 추간판이 놓이는 곳이다.
- 척추돌기는 뒷면의 가시돌기와 측면으로 튀어나온 가로돌기^{Transverse Process}가 있으며 힘줄과 인대의 부착점 및 움직임을 제한하는 역할을 한다.

> **척추돌기의 존재 이유**
>
> ① 움직임의 제한:
> 척추돌기 사이의 간격 및 간섭에 의해 움직임이 제한된다.
> ② 힘줄과 인대의 부착점:
> 힘줄 및 인대의 부착점으로서 기능한다.
> ③ 뼈 부착점:
> 갈비뼈는 척추뼈에 돌기사이관절을 통해서 부착된다.

- 돌기사이관절은 인접한 척추뼈 및 갈비뼈가 결합하는 관절 접합부이다.
- 척추뼈 구멍은 척추뼈의 몸통과 척추뼈고리가 모여 이루어진 구멍으로 척수가 삽입되어 있으며 각 척추뼈 구멍이 누적되어 척주관^{Vertebral Canal}을 형성한다.
- 척수는 척추뼈 구멍을 통과하는 중추신경계의 일부이다.

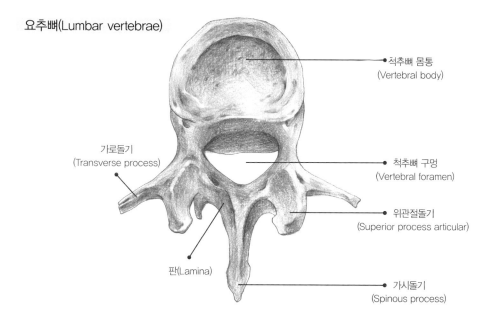

요추뼈(Lumbar vertebrae)

가로돌기
(Transverse process)

판(Lamina)

척추뼈 몸통
(Vertebral body)

척추뼈 구멍
(Vertebral foramen)

위관절돌기
(Superior process articular)

가시돌기
(Spinous process)

- 신경은 뇌, 척수 및 몸의 다른 부분들 사이에서 감각이나 운동, 기타 자극들을 전달하는 섬유로 형성된 체계를 말한다.
- 추간판은 척추뼈들 사이에서 충격을 흡수하는 원반형의 결합조직이다. 중심부에 핵이라는 부드러운 젤리 같은 물질이 섬유테^{Annulus Fibrosus}라는 두꺼운 다층의 막들로 감싸여 있다.

척주의 구조

척주에는 총 6종의 인대가 형성되어 있다.

앞세로인대^{Anterior Longitudinal Ligament}

척추뼈의 전면에서 척추뼈와 추간판을 연결한다. 척주관이 과도하게 신장하는 것을 제한하고(후굴 제한) 추간판을 강화한다.

뒤세로인대^{Posterior Longitudinal Ligament}

척주관 속에 위치하면서 척추뼈의 후면에서 척추뼈와 추간판을 연결한다. 척주가 과도하게 굽혀지는 것을 제한한다(전굴 제한).

황색인대^{Ligamentum Flavum}

척추뼈 고리판^{Lamina of Vertebral Arch}을 연결한다. 수직으로 자세가 유지되도록 하며 굽힘 후에 척주를 다시 세우는 작용을 한다.

가시사이인대^{Interspinous Ligament}

인접한 가시돌기들을 연결하며 굽힘을 제한한다.

가시끝인대^{Supraspinous Ligament}

등 뒤에 있는 제일 뾰족한 돌기로 상체를 앞으로 굽힐 때 길항작용을 하며 굽힘을 제한하기도 한다.

가로사이인대^{Intertransverse Ligament}

인접한 가로돌기들을 연결하며 척주의 가쪽굽힘을 제한한다.

척추의 인대들

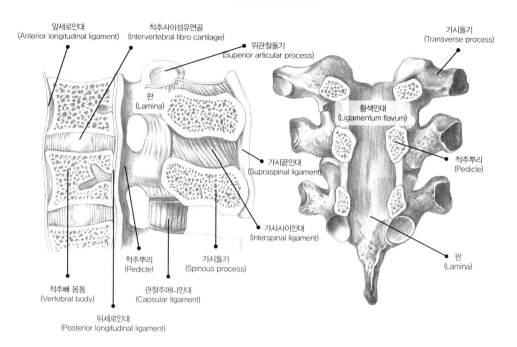

앞세로인대
(Anterior longitudinal ligament)

척추사이섬유연골
(Intervertebral fibro cartilage)

위관절돌기
(Superior articular process)

가시돌기
(Transverse process)

판
(Lamina)

황색인대
(Ligamentum flavum)

척추뿌리
(Pedicle)

가시끝인대
(Supraspinal ligament)

가시사이인대
(Interspinal ligament)

척추뿌리
(Pedicle)

가시돌기
(Spinous process)

판
(Lamina)

척추뼈 몸통
(Vertebral body)

관절주머니인대
(Capsular ligament)

뒤세로인대
(Posterior longitudinal ligament)

척추 통증의 원인

척추 통증은 물리적 원인과 정신적 원인으로 인해 나타난다.

물리적 원인

물리적 원인으로 인한 척추의 통증은 근골격계의 불균형에서 오는데, 가장 중요한 요인은 근골격계의 구조와 밀접한 관련이 있다.

- 척추 주위를 감싸고 있는 근육의 긴장 및 인대의 염좌
- 부푼추간판^{Bulging Disc}
- 신경뿌리의 눌림
- 섬유테 파열
- 추간판의 핵 유출 및 유출로 인한 염증
- 퇴행성 질환으로 인한 통증

요가 수련을 통해서 도움을 줄 수 있는 척추나 추간판 관련 질환의 범위와 한도를 이해하는 것은 아주 중요하다. 위와 같은 근골격계 질환을 치유하기 위해 요가를 시작하는 사람들이 많기 때문이다. 척추 및 추간판의 상태를 정확히 파악해야 하며 요가 수련을 통해 도울 수 있는 범위를 벗어날 경우에는 의사의 치료를 받도록 권해야 한다. 반드시 의사의 진단을 받은 적이 있는지 물어보고 만일 진단을 받았을 경우 MRI나 X-Ray 영상을 가져오도록 요청해서 확인하는 것이 필요하다. 해당 영상과 의사의 진단서를 보고 추간판의 상태를 파악하도록 한다. 섬유테 파열이 심하여 수핵이 유출되었거나 퇴행성 디스크 질환으로 추간판의 간격이 너무 얇아진 것으로 보이면 요가 수련보다는 외과 치료를 먼저 받도록 하는 것이 좋다.

요가를 통해서 척추 및 추간판 관련 질환을 개선할 수 있는 범위는 부푼추간판, 신경뿌리의 눌림, 척추 주변과 관련 근육의 약화까지로 한정하는 것이 좋다. 섬유테의 파열 정도가 심해서 수핵이 유출되었거나 거의 유출 수준에 다다른 경우에는 통증의 정도가 심할 뿐 아니라 요가 수련으로 인해 강한 압력이 가해지면 상태가 더 악화될 수 있기 때문이다.

정신적 원인

정신적 원인에 의한 통증은 스트레스로 해당 부위의 산소 공급이 줄거나 차단되어 통증이 유발되는 경우이다. 현대인들이 통증이나 기타 증상으로 병원을 찾을 때 가장 흔하게 진단받는 '심인성 질환'을 생각하면 이해가 빠를 것이다. 정신적 긴장이 한계치에 달하면 육체적 병변이나 기능 이상을 일으킬 수 있다는 것은 이제 더 이상 새삼스러운 관점이 아니다.

뉴욕의대 재활의학과 교수이자 『통증혁명』의 저자인 존 사노[John E. Sarno] 박사는 30년이 넘는 기간 동안 TMS라는 진단 개념을 이용하여 통증 환자들을 치료해왔다. 그는 다수의 환자들이 물리적 원인으로는 통증을 경험할 이유가 없는데도(예를 들어 디스크 탈출, 신경 눌림, 척주관 협착증 등의 소견을 보이지 않음에도) 해당 부위에 통증을 느끼는 사례와 물리적 원인으로는 해당 부위의 통증을 경험할 소견을 보임에도 실제로는 통증을 느끼지 않는 사례를 발견했다. 이런 임상 사례를 통해 정신적 원인에 의해서 통증이 유발된다는 사실이 도출되었다. 그의 주된 치료법은 환자 스스로 자신의 내면적 문제를 직시하고 자신의 물리적 통증이 그에 대한 스트레스, 즉 문제를 거부하거나 회피하는 수단임을 인식하게 하는 것이다. 이 방법을 통해 놀랍게도 많은 수의 환자들이 통증을 느끼지 않게 되었다. 존 사노 박사는 이를 임상적으로 확인하였다. 현대 의학을 전공한 그가 전통적인 명상의 기술인 알아차림을 치유의 핵심 기반으로 하고 있다는 점은 상당히 눈여겨볼 만하다.

척주의 기울기에 따른 체형 이상

체형 교정을 원하는 사람들의 체형을 보면 무게중심이 특정 방향으로 쏠려 있음을 알수 있다. 물론 어떤 사람도 완전한 균형 상태를 유지하지는 못하기 때문에 누구나 일정 수준 특정 방향으로 무게중심이 쏠려 있기 마련이다. 하지만 척추가 전후, 좌우 또는 복합적 방향에서 과도하게 쏠리면 반드시 척추 및 추간판 관련 질환으로 이어져 통증이 생기기 쉽다. 또는 치우친 균형을 감당해야 하는 근육의 긴장으로 인해 피로감이나 통증을 느끼게 된다. 척주의 기울기를 스스로 측정해보는 것은 체형 이상의 정도를 알아내고 체형 교정을 시작하는 척도가 될 수 있다.

척주 기울기를 측정할 때 가장 먼저 이해해야 하는 점은 뼈 자체가 휘거나 비틀리는 경우는 거의 없다는 사실이다. 많은 사람들이 뼈에 이상이 생겨 체형에 문제가 생긴 것이라는 오해를 하고 있다. 우리가 흔히 볼 수 있는 척추전만증, 척추후만증, 척추측만증 같은 두드러진 골격계의 이상 증상조차도 개별 척추뼈들이나 다른 연관된 뼈가 휘거나 비틀린 경우는 아주 특수한 예외를 제외하고 거의 찾아보기 어렵다.

대부분의 근골격계 이상은 근육의 과도한 수축과 이완으로 인해 특정 방향으로는 근육이 심하게 수축되고 반대 방향의 근육은 무리하게 이완되어 발생하는 것이다. 따라서 체형과 관련된 불균형이나 이상은 근육의 수축과 이완을 어떻게 균형 상태로 되돌릴 것인지의 문제로 이해해야 한다.

물론 요가 수련이나 운동을 통해서 체형 교정을 할 수 있는 한도를 넘어선 경우도 있다. 외과적인 치료나 시술 또는 수기치료를 통한 도움이 필요한 경우도 있으니 오직 요가나 운동을 통해서만 체형 교정을 해야 한다고 생각할 필요는 없다. 그러나 너무 외과적인 치료 등에만 의존해서 체형을 교정하려는 생각은 자신이 가진 자연 치유력과 의지력을 상실하는 원인이 된다는 점도 이해하면 좋겠다.

요가나 다른 교정 운동, 외과적인 치료나 시술 등이 근육의 수축과 이완을 균형 상태로 되돌리는 데 도움을 줄 수는 있지만, 하루 24시간 중 체형 교정을 위해 꾸준히 운동할 수 있는 시간은 현실적으로 한계가 있다. 치료나 시술도 하루 종일 받을 수 있는 것이 아니다. 따라서 일상생활에서는 자신의 자세를 정확히 살펴서 균형 잡힌 자세를 유지하는 '알아차림'과 함께 균형 잡힌 자세를 유지하려는 노력이 필수적이다.

시상면에서 척주 기울기 측정법(좌우 기울기 측정법)

① 정면으로 거울을 보고 편한 상태로 선다.
② 가상으로 거울에 수직의 선을 그어놓고 좌우의 기울기를 다음 항목을 통해 확인한다.
 • 왼쪽 목과 어깨의 높이, 오른쪽 목과 어깨의 높이를 비교한다.
 • 왼쪽 어깨와 골반 능선까지의 거리, 오른쪽 어깨와 골반 능선까지의 거리를 비교한다.
 • 속옷 상의의 끈이 어느 쪽으로 치우쳐 있는지 확인한다(좌우 어깨 높이 확인).
 • 하의 속옷이 어느 쪽으로 올라가 있는지 확인한다(좌우 골반 높이 확인).
 • 좌우 바지 끝단은 어느 쪽이 높은지 확인한다(좌우 골반 높이 확인).

관상면에서 척주 기울기 측정법(전후 기울기 측정법)

① 측면이 거울에 비치도록 편한 상태로 선다.
② 가상으로 거울에 수직의 선을 그어놓고 전후의 기울기를 다음 항목을 통해 확인한다.
 • 귀와 어깨 중심, 골반 측면 중심, 무릎 측면 중심, 복사뼈를 자연스러운 상태에서 정렬한다.
 • 이상의 부위들이 모두 수직의 선과 일치하지 않다면, 어떤 부위가 앞이나 뒤로 어느 정도 나가 있거나 들어가 있는지 확인한다.

알아차림을 통한 체형 이상 교정법

시상면과 관상면에서 척주 기울기를 점검한 후 수직선과 수평선에서 튀어나오거나 들어간 부분 또는 올라가거나 내려간 부분을 확인한다. 좌우, 전후, 양쪽 모두에서 균형이 맞도록 그 부분을 수정한다. 거울을 보고 균형에서 벗어난 몸의 부위를 균형 잡힌 체형으로 수정해보면 처음에는 어색한 느낌이 들 것이다. 그 어색한 느낌이 체형의 균형을 회복하는 데 가장 중요한 준거점이 되므로 수시로 반복을 통해 그 느낌을 기억해야 한다. 그 느낌으로 몸 상태를 맞춰가는 연습을 하면 된다. 운동이나 치료는 하루 중 짧은 시간 동안만 하는 것이다. 나머지 모든 시간은 스스로 균형과 불균형의 느낌을 알아차림으로써 자세를 교정할 수 있다는 사실을 잊지 않도록 한다.

척주 기울기 측정법

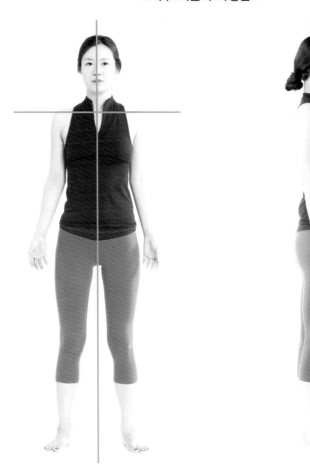

추간판은 흔히 디스크라고 부르며 척추뼈와 척추뼈 사이에서 완충 역할을 하는 연골조직이다. 척추뼈들을 묶어주는 인대로서의 역할과 움직임이 발생하는 관절로서 역할을 동시에 맡고 있다.

추간판은 섬유테와 수핵$^{Nucleus\ Pulposus}$으로 구성된다. 섬유테는 콜라겐으로 이루어진 다층의 섬유연골로 된 막이며 중심에 수핵을 담고 있다. 섬유연골은 동심성 구조로 각 섬유연골의 방향은 앞뒤의 연골층과 교차된 방향으로 뻗어 있다. 상호간에 십자형 격자무늬 형태인데 이 십자형 격자무늬 구조가 외부 충격에 대해 강한 인장강도를 지니게 한다. 수핵은 젤리 형태의 물질로 추간판에 부과되는 하중을 모든 방향으로 분산시킨다.

유연성을 가진 섬유테가 중심에 수핵을 담고 있기 때문에 추간판은 압력(충격)이 가해
지면 수핵으로 흡수된 압력(충격)을 섬유테 쪽으로 확산시켜 분산한다. 일상생활 중에 다
양한 방향으로 추간판이 압력을 받아 충격이 생겼을 경우, 수핵에 가해진 충격은 섬유테
의 적절한 팽창으로 완화되는 것이다.

추간판에 가해지는 압력에 따른 추간판의 형태 변화 및 이동

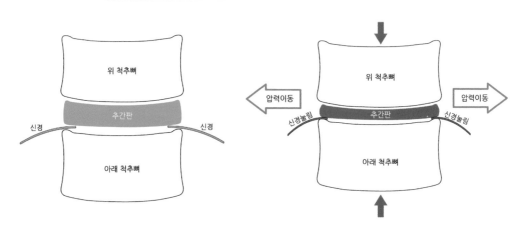

추간판에 압력이 없을 때   추간판에 균등한 압력이 가해질 때

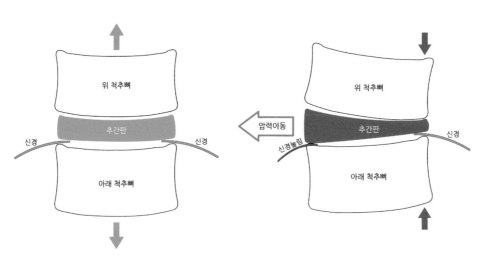

추간판에 압력이 제거되었을 때   추간판에 불균등한 압력이 가해질 때

사람의 척추에는 23개의 추간판이 있는데, 경추에 6개, 흉추에 12개, 요추에 5개가 있다. 출생 시에는 연골종판과 섬유테에 혈액이 공급되지만 건강한 성인의 경우에는 혈액이 공급되지 않는다.

노화나 추간판 퇴행으로 인해 수핵이 탈수되면 충격 흡수 기능이 떨어질 수 있다. 이것은 키가 줄어드는 원인이 된다. 섬유테 역시 노화로 인해 약해져 더 쉽게 찢어질 수 있다.

추간판

〈측면도〉

- 척추뼈 몸통 (Vertebral body)
- 척추사이구멍 (Intervertebral foramen)
- 섬유테 (Annulus fibrous)

〈상면도〉

- 수핵 (Nucleus pulposus)
- 섬유테 (Annulus fibrous)

- 정상 추간판 (Normal disc)
- 부푼 추간판 (Bulging)
- 돌출된 추간판 (Protrusion)
- 탈출된 추간판 (Prolapse-Herniation)
- 유출된 추간판 (Extrusion)

L1
L2
L3
L4
L5
S1

- 요추 1번 신경
- 요추 2번 신경
- 요추 3번 신경
- 척수 및 경질막주머니
- 추간판
- 척추뼈 몸통
- 탈출된 추간판
- 요추 5번 신경
- 천추 1번 신경

추간판 통증

추간판에 통증을 느끼는 것을 흔히 디스크 질환이라고 부른다. 다른 통증과 마찬가지로 물리적 통증 외에 정신적 통증도 있다. 시상면, 관상면, 수평면을 통해서 신체의 균형 상태를 좌우, 전후, 상하로 비교해보면 모든 사람의 체형은 한쪽 또는 복합적 방향으로 일정 수준 기울어져 있다. 상체가 오른쪽이나 왼쪽으로 기울어져 있거나 더 복합적으로 오른쪽 및 앞쪽으로, 또는 왼쪽 및 뒤쪽으로 기울어진 경우다.

신체가 어느 한쪽으로 기울어지게 되면 척추뼈들 사이에 있는 추간판의 수핵은 기울어진 방향과 반대 방향으로 이동하게 된다. 기울기의 크기, 기울이는 힘의 강도, 기울기의 지속 시간에 따라서 섬유테 변형 정도 역시 비례적으로 증가한다. 기울기의 정도가 심하지 않을 때는 섬유테가 일정 수준 확장하면서 충격을 흡수한 후 기울기가 정상 범위로 돌아온다. 수핵도 섬유테의 중심으로 되돌아가고 섬유테도 원상태로 회복된다.

기울기의 크기, 강도, 지속 시간이 과도해서 섬유테의 인장강도를 초과하는 힘이 가해질 경우, 섬유테는 힘이 가해지는 반대 방향으로 부풀어 오르기 시작한다. 이때가 섬유테 팽창 단계이다. 섬유테에 부과되는 힘이 증가함에 따라 섬유테가 더이상 확장하지 못하고 찢겨지면서 수핵은 찢어진 섬유테 사이로 유출된다. 최종적으로 섬유테의 가장 가쪽 막이 찢어질 경우 수핵은 신경뿌리와 척수까지 유출된다. 이 상태가 추간판 탈출이다.

의학적으로는 수핵이 섬유테의 찢어진 틈으로 이동되는 상태에 따라서 좀 더 세부적인 분류가 가능하다. 요가 수련을 통해 추간판 관련 증상을 완화할 수 있는 단계는 초기의 섬유테 팽창 단계로 한정해야 한다. 수핵이 섬유테를 한 쪽 방향으로 압박하더라도 섬유테가 찢어지지 않는 수준의 팽창이라면 자세를 균형으로 돌려놓는 아사나로 도움을 줄 수 있다. 섬유테의 팽창 정도가 심해져 찢어질 경우에는 움직임에 따른 통증이 증가하고 염증이 발생할 염려도 커지기 때문에 이때는 의사의 진찰을 받고 치료하도록 권하는 것이 좋다.

추간판에서 통증은 주로 신경뿌리가 있는 왼쪽 뒤편 또는 오른쪽 뒤편에서 발생한다. 추간판 앞면에는 앞세로인대라는 두껍고 넓고 강한 인대가 있어서 섬유테가 앞쪽을 향해 팽창하기 어렵다.

현대인은 대부분의 시간을 앉아서 보낸다. 사람의 자세를 관찰해보면 엉덩허리근, 배가로근$^{Transversus\ Abdominis}$, 배곧은근$^{Rectus\ Abdominis}$, 배속빗근$^{Internal\ Oblique}$, 배바깥빗근$^{External\ Oblique}$ 같은 신체 전면의 근육들이 수축하여 요추굽이를 반대 방향으로 만든다. 이 경우 추간판의 수핵에 가해지는 힘은 앞쪽에서 뒤쪽으로 향하게 되고, 수핵은 척추뼈 뒤쪽을 향해 움직이면서 섬유테를 팽창시킨다. 그러나 척추뼈 뒤쪽에는 뒤세로인대라는 강하고 질긴 인대가 있어서 추간판은 정 뒷면으로 팽창하지 못하고 뒤편의 왼쪽 또는 오른쪽을 향해서 팽창한다. 추간판의 왼쪽 및 오른쪽 뒤편에는 1쌍의 신경뿌리가 좌우로 뻗어나가 있기 때문에 팽창한 추간판이 신경뿌리를 압박하여 추가로 통증을 유발한다.

추간판에 통증이 발생하는 부위는 대개 요추인데, 특히 요추 4~5번 사이, 요추 5번과 엉치뼈 1번 사이의 부위다. 이러한 통증은 장시간에 걸쳐 상체가 앞으로 굽혀진 상태를 유지한 결과로 나타난다. 요추의 자연스런 굽이가 반대 방향으로 변형되었기 때문이다.

요추 외에 추간판 통증이 빈번히 발생하는 또 다른 신체 부위는 경추다. 요추의 자연스런 굽이가 무너지면 관상면의 앞뒤 균형을 맞추기 위해 목이 앞으로 돌출되고, 경추의 굽이도 반대 방향으로 변형되기 때문이다. 따라서 상체를 지나치게 앞으로 굽히지 않으면 추간판의 통증을 많이 개선할 수 있다.

추간판 탈출

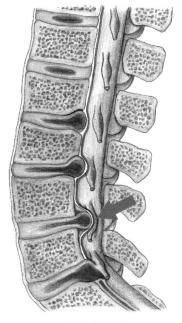

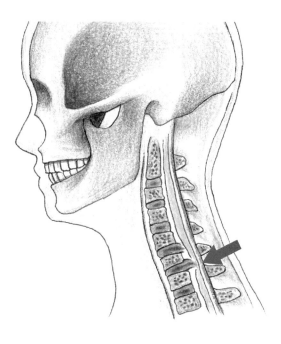

요추 추간판 탈출   경추 추간판 탈출

척추 통증 치유를 위한 바른 자세

현대인은 선 자세, 앉은 자세, 누운 자세 중 '앉은 자세'로 생활하는 시간이 가장 길다. 관상면으로 보면 앉은 자세는 머리와 척추가 수직인 경우보다 전방을 향해 굽어 있는 경우가 더 많다. 상체가 구부정하면 요추의 자연스런 굽이는 앞을 향한 ')'자 모양으로 변형된다. 요추와 경추의 추간판들은 후방의 척수 및 신경뿌리를 향해 이동하고, 이에 따라 추간판에 통증이 생긴다.

요추굽이의 변형은 흉추굽이의 심각한 변형으로 이어진다. 어깨가 전방을 향해 수축하면서 갈비뼈의 팽창성이 급격하게 감소하여 편안한 호흡을 방해하는 한편, 내부 장기에 압박을 가하기 시작한다. 요추와 흉추는 관상면의 중심에서 뒤쪽을 향해 굽이가 형성되고, 무너진 균형을 맞추기 위해 경추는 자연히 앞쪽을 향하게 된다. 이것이 일자목^{Straight Neck}의 원인이다.

굽은 몸으로 인해 신체 전면의 근육은 필요 이상으로 수축(긴장)되고 신체 후면의 근육은 지나치게 이완된다. 이와 같은 현상을 막기 위해서는 바른 자세를 취할 필요가 있다. 신체를 수직으로 유지해야 하는 이유에 대해 자세히 알아보자.

① 근골격계 질환 예방

인간의 머리 무게는 체중의 8% 정도로, 다른 동물에 비해 비교적 무겁다. 게다가 인간은 직립 보행을 하기 때문에 머리, 어깨, 몸통의 하중이 계속 누적된다. 신체 중심이 전후좌우의 어느 한쪽으로 치우칠 경우, 반대편 근육은 균형을 회복하기 위해 과하게 수축되고 긴장될 수밖에 없다. 근골격계 질환을 일으키는 가장 큰 요인이다.

② 효율적인 에너지 소비

인간이 활동하기 위해서는 에너지가 필요하다. 자세가 불균형할수록 근육은 많은 양의 에너지를 소모한다. 급격한 에너지 소모는 피로를 불러오며, 에너지가 쉽게 고갈되면 육체적인 활동은 물론, 정신적인 활동에도 어려움이 따른다.

③ 장기와 신경의 원활한 기능

장기는 일정 공간을 점유한 채 생리적 기능을 수행한다. 자세가 바르지 않아 특정 장기에 지속적인 압박이 가해지면 그 기능에 이상이 생길 수 있다. 폐와 심장은 제 역할을 다하기 위해 자유롭게 움직일 수 있는 절대 공간이 필요하다. 다른 장기도 마찬가지이지만, 특히 폐와 심장은 압박을 받게 되면 호흡이나 혈액순환 기능에 이상이 생길 가능성이 더 커질 수 있다.

신경이 눌리면 중추신경계와 말초신경계의 신호체계에 혼란이 생기며, 통증이 유발되기도 한다. 사람의 신경계는 뇌와 척수 같은 중추신경계와 사지말단까지 뻗쳐 있는 말초신경계로 구성되어 정신적·육체적 기능을 수행하는데, 연락망인 신경을 압박하면 신경계의 기능 이상을 초래할 수 있다.

④ 운동성 저하 방지

신체에서 운동이 발생하는 부위는 관절이다. 관절의 위아래로 근육이 형성되어 움직임이 생기는 원리다. 불균형한 자세 때문에 특정 관절에 무리한 압력이 가해지면 해당 부위의 근육은 움직임을 만들어내기 위해서 더 많은 에너지를 소모해야 한다. 같은 부위의 관절 관련 조직 역시 긴장도가 높아져 스트레스가 가중된다.

자세를 교정하는 것만으로도 척추의 통증을 완화하고, 앞서 언급한 효과를 얻을 수 있다. 그림을 통해 척추 통증 치유에 도움이 되는 자세를 구체적으로 알아보자.

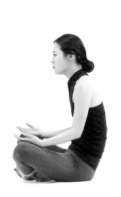 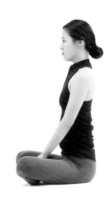 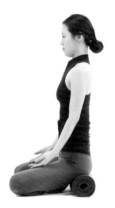

교정 전 평소 자세   도구 없이 교정 받은 자세   도구(매트)를 사용해서
                                                            교정 받은 최종 자세

교정 전 자세는 과도한 근육의 긴장, 장기와 신경의 압박을 유발하는 자세이다. 이런 자세에서는 배안의 공간이 협소해진다. 가로막이 확장할 공간이 충분하지 않아 호흡은 짧고 빠른 가슴호흡으로 바뀐다. 지나친 근육 긴장으로 근골격계 질환이 발생할 가능성도 커진다. 육체적으로는 피로감이 심해져 몸이 무겁게 느껴지고, 정신적으로는 신경이 예민

해지면서 안정감과 집중력이 떨어진다.

도구 없이 교정 받은 자세는 교정 전 자세를 보완한 모습이다. 외형적으로는 바른 자세를 유지하는 것처럼 보이지만, 신체의 긴장은 일부 남아 있다. 앉은 자세의 안정감은 무릎과 엉덩이의 높이 차이에 의해 생긴다. 엉덩이 높이가 무릎과 같거나 더 높으면 요추의 자연스런 굽이가 회복되며 가슴이 열리고, 턱이 당겨지면서 바른 자세가 된다. 오랜 기간 자세를 바르게 하지 않았다면 신체 앞쪽 근육의 심한 수축으로 요추의 추간판이 뒤쪽을 향해 이동한 상태일 것이다. 이런 경우 갑자기 바른 자세로 앉았을 때 어색함과 긴장감을 느끼게 된다.

마지막 사진은 매트, 블록, 쿠션 같은 도구를 활용하여 엉덩이 높이를 무릎 높이로 맞추거나 더 높여준 자세다. 중력의 작용으로 무릎이 자연스럽게 아래로 내려가 신체앞쪽의 근육을 풀어준다. 요추의 추간판 또한 자연스럽게 중립 위치로 돌아가면서 신체의 긴장이 이완된다.

척추 건강에 적합한 일상의 자세

척추 통증을 유발하지 않으려면 근골격계에 부담이 되지 않는 자세를 취해야 한다. 일반적으로 우리가 가장 긴 시간을 보내는 '앉은 자세'부터 '누운 자세', '선 자세'의 순서로 바른 자세에 대해 알아보자.

개인차가 있지만 성인의 뇌 무게는 평균 1.1~1.5kg으로, 남자의 뇌가 같은 신체조건을 가진 여자의 뇌보다 100g 정도 더 무겁다고 알려져 있다. 뇌의 무게는 체중의 약 2%, 머리 무게(두개골과 뇌 포함)는 체중의 약 8%이다.

뇌와 머리의 무게를 언급한 이유는 머리와 척추의 골격 구조를 설명하기 위해서이다. 척추와 연결된 머리는 마치 가느다란 막대기 위에 올려놓은 무거운 볼링공과 같다. 자세가 바르지 않으면 머리의 무게에 의해 얼마든지 척추 변형이 올 수 있다는 뜻이다. 다음의 그림은 정상인 척추굽이와 무너진 척추굽이의 모양을 비교한 것이다. 두 번째 그림과 같이 머리와 척추의 균형이 어긋나면 기울어진 방향으로 머리가 쏠린다. 반대편 골격은 몸의 균형을 유지하기 위해 머리의 하중을 고스란히 견디며 근육을 긴장시킨다. 예를 들어 머리가 앞으로 쏠리면 경추와 흉추, 요추가 하중을 받아 신체 뒤편의 모든 근육이 긴장한다. 추간판도 뒤쪽으로 밀리는데, 정면 뒤쪽이 아니라 왼쪽 또는 오른쪽 뒤편으로 밀릴 경우 신경뿌리를 눌러 통증을 일으키게 된다.

무너진 척추굽이로 인한 영향

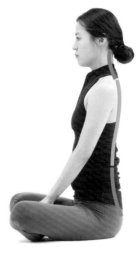

정상적인 (형 경추의 굽이

정상적인) 형 흉추의 굽이

정상적인 (형 요추의 굽이

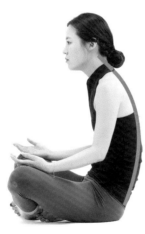

무너진 경추의 굽이

과도해진 흉추의 굽이

무너진 요추의 굽이

　무너진 경추의 굽이(일자목)는 무거운 머리를 수직상태로 끌어올리기 위해 과도한 근육 긴장을 유발한다. 경추 사이가 좁아져 추간판이 받는 압박도 점점 커지며, 경추 신경뿌리들의 눌림이 심해지면서 경추 신경이 지배하는 어깨와 목에 통증이 생긴다. 무너진 요추의 굽이(요추 후만)는 요추의 추간판에 더 많은 압박을 가한다. 요추 신경뿌리들의 눌림이 심해지면서 요추 신경이 지배하는 허리 이하의 부분에 통증이 생긴다. 신체 앞쪽 근육은 지나치게 긴장

(수축)하여 내부 장기들을 압박한다. 압박이 커지면 생리적 기능의 이상을 초래할 수 있다.

앉은 자세에서의 적합한 자세와 부적합한 자세

바닥에 앉아 엉덩이와 무릎의 높이를 비교해보면 엉덩이는 바닥에 닿아 있고 무릎은 바닥으로부터 어느 정도 떨어져 있음을 알 수 있다. 바닥과 무릎의 거리가 멀어질수록 근 골격계의 문제는 커진다. 무릎이 엉덩이에 비해 높아질수록 요추의 굽이가 뒤를 향한 자연스런 '('모양에서 부자연스러운 '|'모양으로 변하기 때문이다. 변형이 계속되면 요추의 굽이는 가장 안 좋은 자세라고 할 수 있는, 앞을 향한 ')'모양이 된다.

요추의 모양 변화에 따라 본래 ')'모양으로 자연스럽게 굽어 있던 흉추는 휘어진 정도가 매우 심해진다. 양 어깨는 신체의 앞쪽 중심선을 향해 모이고(굽고), 가슴안과 배안을 압박하기 시작한다. 관상면으로 보면 머리와 목은 뒤를 향해 과도하게 굽은 흉추에 균형을 맞추기 위해 전방으로 기운다. 턱도 앞으로 나가게 된다. 이때 경추의 자연스런 'C'모양 굽이는 '|'모양으로 변한다. 이것이 경추의 일자목^{Straight Neck} 상태이다.

앉은 자세의 나쁜 예

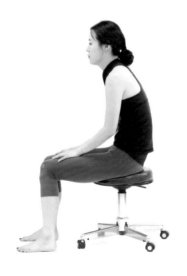
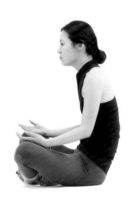

이와 같은 현상을 방지하기 위해서는 앉은 상태에서 엉덩이와 무릎의 높이를 비교하여 엉덩이의 높이가 무릎과 같거나 더 높도록 만들어야 한다. 엉덩이와 무릎의 높이가 달라짐에 따라 위에 언급한 모든 변형 과정이 반대로 진행되면서 척추가 본래 모양으로 돌아온다.

요추는 앞을 향한 자연스런 '('모양을, 뒤를 향해 과하게 굽었던 흉추도 자연스러운 ')'모양을 회복한다. 가슴이 앞쪽으로 확장되어 열리면서 양 어깨가 원래의 균형 잡힌 위치로 돌아온다. 턱은 가슴 쪽으로 당겨지며, 앞으로 기울었던 목과 머리는 관상면상의 제 위치로 되돌아오게 된다.

바닥에 앉은 자세에서 가장 주의해야 할 점은 '엉덩이와 무릎 높이를 항상 고려'하는 것이다. 특히 맨바닥에 앉을 때는 가능하면 무릎보다 엉덩이의 위치가 더 높도록 해야 한다. 최소한 두 높이를 동일하게 유지하는 것이 좋다. 꼬리뼈가 바닥에 닿지 않도록 엉덩이를 최대한 뒤로 빼서 앉은 다음 척추를 곧추세운다. 가슴을 열고, 턱은 당겨서 앉는다.

앉은 자세의 좋은 예

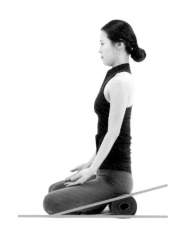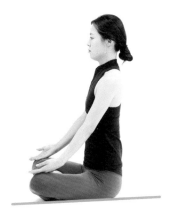

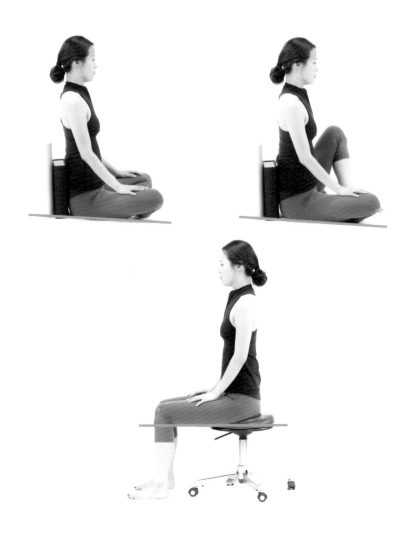

   엉치뼈와 요추가 벽면과 맞닿으면 척추를 곧추세울 수 있으므로 가능하면 엉치뼈와 요추를 벽면에 맞닿게 해서 앉는다.

   '뒤통수-흉추-요추-골반'이 하나의 단위로 엉덩관절의 경첩에 의해서 움직이는 이미지를 떠올리면 의자에서도 척추 건강에 좋은 자세를 유지할 수 있다. 어떠한 경우에도 요추의 자연스러운 곡선인 'C'모양이 무너지면 안 된다는 사실을 기억하자.

누운 자세에서의 적합한 자세와 부적합한 자세

누운 자세는 크게 '등을 대고 누운 자세', '측면으로 누운 자세', '엎드린 자세'로 구분할 수 있다. 누운 자세에서 척추 변형을 유발하거나 불편한 자극을 주는 요인은 다양하지만, 가장 큰 영향을 미치는 것은 바닥의 상태이다. 너무 부드럽거나 딱딱한 바닥은 피하는 것이 좋다.

등을 대고 누운 자세에서는 베개의 높이에 주의해야 한다. 베개가 너무 높으면 호흡에 방해가 되거나 목 뒤의 근육이 장시간 과하게 신장되어 긴장이 생긴다. 또한, 요추가 바닥에서 너무 많이 들리는 경우(요추 밑에 손을 집어넣어 들어갈 정도)는 이미 상당한 척추전만 상태이거나 척추전만이 진행 중일 수 있다. 예방이나 치유에 도움이 되는 요가 동작을 배워 연습하면 상태를 완화할 수 있다.

척추전만증이 있으면 요추가 바닥에서 떠 있기 때문에 휴식 중에도 등의 척주세움근과 허리네모근이 긴장된 상태이고, 피로도 쉽게 풀리지 않는다. 이런 경우에는 오금밑에 베개를 받치거나 무릎을 세워서 요추를 바닥에 밀착시킨다. 오금부터 뒤꿈치에 이르는 하퇴를 의자나 소파 위에 올려서 요추와 바닥 사이의 빈틈을 없애면 등쪽 근육의 긴장을 해소하는 데 도움이 된다. 평소 전굴을 통해 등과 다리 뒤편 근육의 긴장을 완화하는 것도 좋다.

측면으로 누운 자세에서는 등쪽에서 척추를 바라봤을 때 경추-흉추-요추에 이르는 선이 바닥면과 평행(일직선)이 되어야 가장 자연스럽다. 이 일직선이 어느 한쪽으로 치우쳐 곡선으로 변하면 안 된다.

누운 자세의 나쁜 예

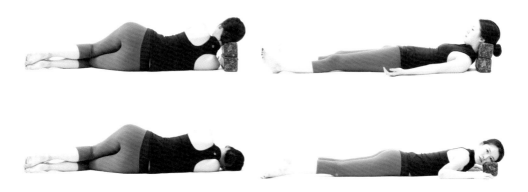

특히 베개 등을 이용하여 어깨 바닥면과 머리 측면은 반드시 수평 상태를 유지해야 한다. 자고 일어난 후에 어깨나 목의 통증을 호소하는 가장 큰 원인은 어깨에 비해 머리 측면의 높이가 과도하게 높거나 낮은 탓이다. 추간판의 수핵이 반대 방향으로 밀리면서 섬유테나 신경뿌리를 압박하여 통증이 생긴 것이다. 수면 중에, 또는 측면으로 누울 때 이와 같은 자세의 불균형이 심해지면 추간판 탈출에 이르기까지 한다.

바닥에 엎드린 자세는 가능한 오래 하지 않는 것이 좋다. 폐와 심장을 압박해 호흡장애가 생기기 쉬우며, 호흡에 관여하는 근육의 긴장을 유발한다. 한쪽 뺨을 바닥에 오랫동안 대고 있는 습관도 위험하다. 반대쪽으로 머리를 돌릴 때 근육 경직이 생기기 쉬운 까닭이다.

바닥에 엎드린 채 베개를 사용하면 경추가 극심한 압박을 받아서 추간판 관련 질환이 생길 가능성이 커진다. 호흡 역시 방해받기 쉬우므로 이런 자세는 가능한 피하는 것이 좋다.

누운 자세의 좋은 예

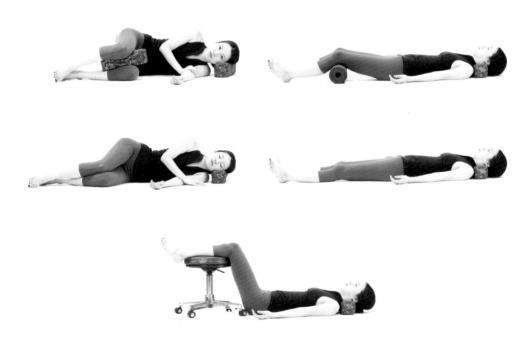

누운 자세와 앉은 자세에서의 혈액과 에너지의 흐름은 동일하지 않다. 누운 자세는 휴식에 적합한 상태이므로 혈액과 에너지의 흐름이 완만하지만, 앉은 자세는 누운 자세보다 더 활동적인 에너지를 필요로 하기 때문에 혈액과 에너지의 흐름이 더 강해야 한다. 누운 자세에서 앉은 자세로 전환할 때는 급격하게 자세를 바꾸는 것보다 천천히 일어나는 것이 좋다.

누운 자세에서 일어날 때의 나쁜 예

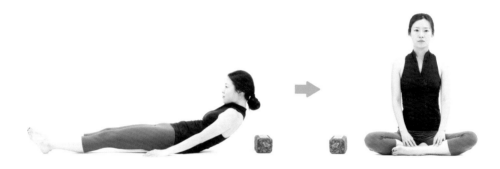

누운 자세에서 일어날 때의 좋은 예

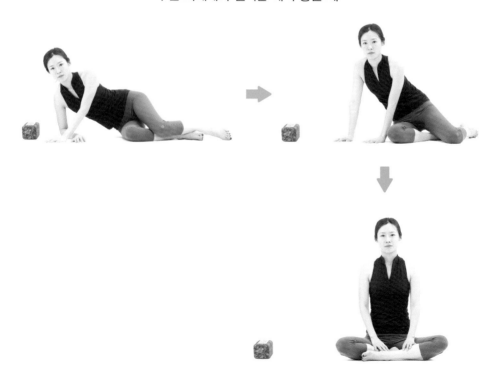

선 자세 역시 척추의 자연스런 굽이를 무너뜨리지 않는 자세를 유지하는 것이 중요하다. 일상생활 중 바닥을 향해 몸을 낮추거나 구부려야 할 때는 '뒤통수-등-요추-골반'이 하나의 단위로 엉덩관절의 경첩에 의해서 움직인다는 이미지를 사용해보면 바른 자세를 이해하기가 쉬울 것이며, 아울러 척추 건강에 도움이 되는 바른 자세를 취하기가 더욱 쉬워진다. 이때 유의할 점은 무릎의 각도이다. 무릎을 편 채 몸을 구부리면 척추는 심한 긴장 상태가 된다. 무릎을 굽히는 행위만으로도 엉덩이와 허벅지 근육을 통해 척추의 부담을 분산시킬 수 있다.

선 자세에서 바른 자세와 바르지 않은 자세 비교

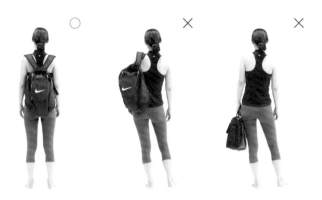

선 자세에 가방을 들 때는 양 어깨에 메는 백팩 종류가 가장 적합하다. 백팩의 좌우 끈 길이를 동일하게 조정하면 체형의 기울기를 스스로 측정할 수 있고, 백팩의 기울기를 바탕으로 몸의 균형을 맞춰가는 연습도 가능하다. 한쪽으로 메는 가방의 경우, 한쪽 어깨에만 메는 것보다는 한쪽 어깨에서 반대편 골반 측면을 향해 사선으로 메는 방식이 척추의 균형에 더 유익하다.

짝다리를 짚고 서는 행동은 척추굽이의 변형을 불러오기 쉬우므로 되도록 피해야 한다. 고치기 어렵다면 번갈아 짝다리를 짚어 가능한 균형을 유지하는 것이 좋다.

선 자세에서 바닥에 있는 물건을 들어 올릴 때에도 무릎의 모양이 중요하다. 무릎을 완전히 낮추고 물건을 몸 쪽으로 밀착시킨 후에 들어 올리도록 한다. 무릎을 충분히 낮추지 않거나 물건이 몸에서 멀리 떨어져 있으면 요추(허리)에 걸리는 부하가 커져 통증이 생길 수 있다.

물건을 들어 올리는 나쁜 자세

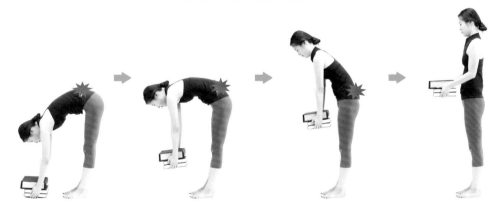

물건을 들어 올리는 좋은 자세

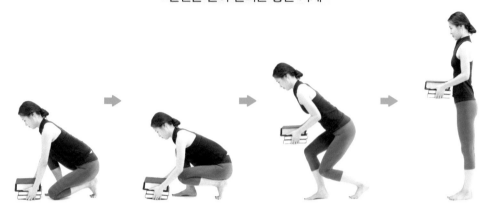

[척추 건강에 좋은 의자]

좋은 의자를 고르는 기준은 개인의 취향과 업무의 특성에 따라 다르다. 현대인의 하루 일과 중 의자에 앉아 있는 시간이 대개 눕거나 선 자세로 생활하는 시간보다 많은 만큼, 필수적인 조건을 고려해 신중한 선택을 해야 한다. 좋은 의자의 조건은 다음과 같다.
① 해부학적인 척추굽이와 의자의 곡선이 상보적이다.
② 꼬리뼈가 의자의 접힌 부분에 편하게 맞닿아 요추의 자연스런 굽이가 무너지지 않는다.
③ 발바닥이 바닥에 수평으로 닿을 수 있도록 높이 조절이 가능하다.
④ 팔 지지대에 팔꿈치가 자연스럽게 놓인다.

* 가로막^{Diaphragm}

가로막의 구조

가로막은 호흡의 주요 근육으로 가슴안과 배안 사이에 위치하여 두 공간을 분리하고 있다.

들숨은 가로막이 배쪽을 향해 아래로 움직일 때 가슴안의 절대 공간이 확장하면서 신체 내부 압력이 대기압보다 낮게 형성되면 외부 공기가 기압차를 메꾸기 위해 폐로 유입되어 그 공간을 채우는 현상이다. 이때 흉곽은 위쪽과 옆쪽으로 확장한다.

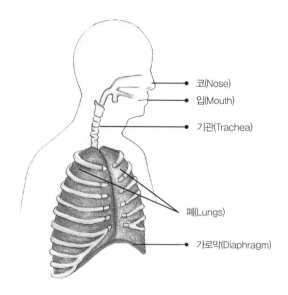

코(Nose)

입(Mouth)

기관(Trachea)

폐(Lungs)

가로막(Diaphragm)

날숨은 가로막이 원래의 모양인 반구형$^{Dome Shape}$으로 회복되고 원래의 위치로 되돌아가면서 공기가 내보내지는 현상이다. 이때 흉곽은 아래쪽과 안쪽으로 움직인다.

흉곽 아래 가로막은 거의 낙하산을 펴 놓은 것 같은 모양이다.

가로막의 부착점$^{Attachment of Diaphragm}$

가로막의 상세 부착부는 복장뼈의 칼돌기 ⋯▸ 7~12번 갈비 연골 및 주변부 ⋯▸ 요추 1~3번 ⋯▸ 안쪽활꼴인대 및 가쪽활꼴인대 ⋯▸ 중심널힘줄$^{Central Tendon}$이다.

가로막은 중심널힘줄 부분과 주변 근육부의 2부분으로 구성되어 있다. 주변 근육부는 중심널힘줄로 수렴되는 근섬유들로 이루어져 있으며 두껍고 밀도가 높다. 또한, 가로막이 이는곳은 가슴 부분$^{Sternal Part}$, 갈비 부분$^{Costal Part}$, 요추 부분$^{Lumbar Part}$으로 나뉜다. 가슴 부분은 2개의 작은 근육들로 구성되며 이는 칼돌기의 뒷면에 부착한다. 갈비 부분 또한 근육으로 구성되지만 넓은 배가로근과 서로 얽히면서 아래쪽 6개 갈비뼈의 안쪽 표면과 갈비연골에서 생성된다. 요추 부분은 건접합부다리$^{Musculotendinous Crura}$라고 불리는 2개의 기둥에 의해 요추뼈에서 생성된다. 이 기둥들은 대동맥의 양쪽에 부착한다.

호흡에 관여하는 근육들

호흡에 관여하는 보조 근육은 신체가 에너지를 급하게 필요로 할 때 사용되는 근육들이다.

가로막 외에 호흡에 관여하는 주요 근육으로는 강력한 들숨에 관여하는 바깥갈비사이근^{External Intercostal Muscles}과 강력한 날숨에 관여하는 복근, 속갈비사이근^{Internal Intercostal Muscles}이 있다.

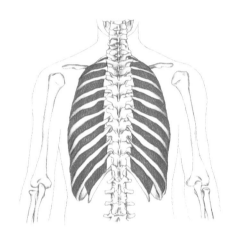

바깥갈비사이근: 강력한 들숨에 관여하는 주요 근육

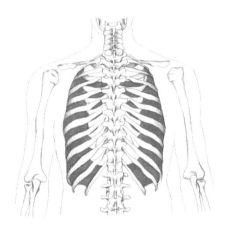

속갈비사이근: 강력한 날숨에 관여하는 주요 근육

몸통의 근육들

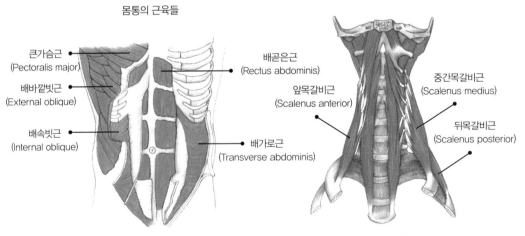

큰가슴근
(Pectoralis major)

배바깥빗근
(External oblique)

배속빗근
(Internal oblique)

배곧은근
(Rectus abdominis)

배가로근
(Transverse abdominis)

복근들: 강력한 날숨에 관여하는 주요 근육

앞목갈비근
(Scalenus anterior)

중간목갈비근
(Scalenus medius)

뒤목갈비근
(Scalenus posterior)

목갈비근(사각근): 호흡량이 증가할 때
활성화되는 들숨에 관여하는 호흡 보조근

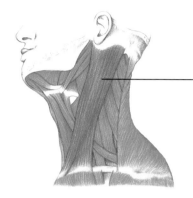

목빗근(흉쇄유돌근, Sternocleidomastoid Muscles)
: 호흡량이 증가할 때 활성화되는 들숨에 관여하는
  호흡 보조근

들숨에 관여하는 호흡 보조근육으로는 호흡량이 증가할 때 활성화되는 목빗근(흉쇄유돌근)^{Sternocleidomastoid Muscles}과 안정적인 호흡 때도 활성화되는 목갈비근(사각근)^{Scalene Muscles}이 있다. 날숨 시에 호흡이 고요하다면 근육의 수축과 이완이 거의 발생하지 않은 것이다. 이는 폐의 탄성 반동에 의해서 단순히 날숨이 발생했기 때문이다. 내쉬는 숨이 강할 때는 속갈비사이근 외에 복근도 관여한다.

* 어깨와 팔^{Shoulder & Upper Limb}

어깨의 구조

어깨는 빗장뼈, 어깨뼈, 위팔뼈와 이 뼈들을 연결하고 움직임을 만들어내는 인대, 힘줄, 근육들로 이루어진다.

어깨에는 3개의 관절이 있는데 견갑관절^{Glenohumeral Joint}, 봉우리빗장관절^{Acromioclavicular Joint}, 복장빗장관절^{Sternoclavicular Joint}이 그것이다. 견갑관절은 일반적으로 어깨관절^{Shoulder Joint}로 많이 알려져 있고 외형적 구조가 볼과 소켓^{Ball & Socket}처럼 형성되어 있다. 이러한 관절의 구조는 팔의 회전력과 운동한계를 크게 향상시킨다. 또한 어깨관절은 관절와^{Glenoid Fossa}의 깊이가 얕고 어깨와 몸통 사이의 연결이 비교적 약하기 때문에 다른 관절들에 비해서 탈구될 가능성이 크다.

어깨관절에는 두 종류의 연골이 있다. 관절연골^{Articular Cartilage}은 뼈 끝부분에 붙어 있어 뼈들이 원활하게 미끄러지도록 한다. 관절연골이 마모되거나 손상되면 관절염으로 인해 통증이 생기고 경직된다. 두 번째 연골은 관절테두리^{Glenoid Labrum}라고 부르는데 섬유조직이 더 많고 강하며 소켓 구조에서만 보인다.

어깨는 빗장뼈의 길이로 인해 운동한계가 더 크다. 만일 빗장뼈가 지금의 길이보다 더 짧아서 어깨가 몸의 중심에 좀 더 달라붙어 있는 구조라면 다리와 마찬가지로 움직임의 범위가 훨씬 제한될 것이다.

어깨의 구조는 움직임과 안정성이라는 목적을 갖는데 이 2가지는 상호 모순이다. 움직임과 안정성은 동시에 달성될 수 없기 때문이다. 넓은 범위에서 팔의 움직임이 일어나려면 어깨가 원활해야 하지만 하중이 걸리는 물체를 들어 올리거나 당기거나 밀어야 하는 경우에는 안정성이 더 많이 필요하다.

어깨의 움직임

어깨뼈에서의 움직임

어깨뼈는 올림/내림, 내밈^{Protraction}/뒤당김^{Retraction}, 상향회전^{Upward Rotation}/하향회전^{Downward Rotation}, 기울임^{Tilting} 등의 움직임을 만들어낼 수 있다. 실제로 어깨뼈의 움직임에 관여하는 대부분의 근육은 팔과 어깨의 움직임을 만드는 근육과 깊은 연관성을 가진다. '어깨뼈의 움직임과 해당 근육들'을 통해서 어깨뼈가 움직일 때 관여하는 근육을 알아보기로 한다.

어깨뼈의 움직임이 발생하는 관절

복장빗장관절과 어깨봉우리빗장관절을 통과하는 전후축^{A-P Axis}에서 어깨뼈의 움직임이 발생한다. 이 두 관절은 어깨뼈가 3차원으로 움직일 수 있는 구조로 형성되어 있으며, 이로 인해 어깨뼈는 흉곽의 윤곽을 따라 움직이게 된다.

어깨뼈의 움직임과 해당 근육들

어깨뼈에서는 3차원적인 움직임, 즉 X, Y, Z축의 움직임이 발생한다.

- X축의 움직임: 내밈과 뒤당김
- Y축의 움직임: 올림과 내림
- Z축의 움직임: 상향회전과 하향회전

X, Y, Z축에서의 움직임에 작용하는 근육에 대해 상세히 알아보자.

- 내밈: 앞톱니근^{Serratus Anterior}, 작은가슴근^{Pectoralis Minor}, 어깨올림근^{Levator Scapulae}, 큰가슴근 복장뼈 이는곳^{Pectoralis Major Sternal Head}
- 뒤당김: 등세모근 중간섬유와 아래섬유^{Trapezius Middle Fibers & Lower Fibers}, 마름근^{Rhomboids}, 넓은등근^{Latissimus Dorsi}
- 올림: 등세모근 위섬유와 중간섬유^{Trapezius Upper Fibers & Middle Fibers}, 어깨올림근, 앞톱니근 위섬유^{Serratus Anterior Upper Fibers}, 마름근
- 내림: 작은가슴근, 넓은등근, 큰가슴근^{Pectoralis Major}, 등세모근 아래섬유^{Trapezius Lower Fibers}
- 상향회전: 등세모근 위섬유와 아래섬유^{Trapezius Upper Fibers & Lower Fibers}, 앞톱니근^{Serratus Anterior}
- 하향회전: 어깨올림근, 마름근, 작은가슴근, 큰가슴근, 넓은등근

어깨뼈

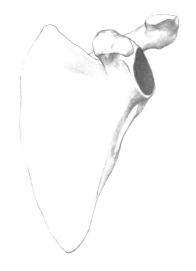
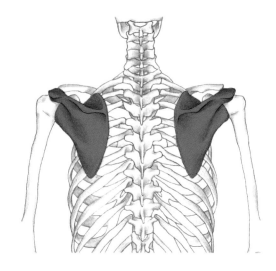

팔에서의 움직임

팔은 모음/벌림, 굽힘/신장, 안쪽회전/가쪽회전, 휘돌림 등의 움직임을 만들어낼 수 있다. '팔의 움직임과 해당 근육들'을 통해서 팔이 움직일 때 관여하는 근육을 알아보기로 한다.

모음^{Adduction}

작은가슴근, 큰가슴근, 빗장밑근^{Subclavius}, 넓은등근, 큰원근^{Teres Major}, 어깨세모근^{Deltoid}의 낮은쪽 섬유^{Lowest Fibers of The Deltoid}

벌림^{Abduction}

가시위근의 처음 15도^{Supraspinatus – First 15 Degrees}, 어깨세모근, 등세모근, 앞톱니근

굽힘^{Flexion}

큰가슴근, 부리위팔근^{Coracobrachialis}, 위팔두갈래근, 어깨세모근의 앞쪽 섬유^{Anterior Fibers of Deltoid}

신장^{Extension}

넓은등근, 큰원근, 위팔세갈래근의 긴갈래^{Long Head of Triceps Brachii}, 어깨세모근의 뒤쪽 섬유^{Posterior Fibers of The Deltoid}

안쪽회전^{Internal Rotation}

어깨밑근^{Subscapularis}, 넓은등근, 큰원근, 큰가슴근, 어깨세모근의 앞쪽 섬유

가쪽회전^{Extenal Rotation}

가시아래근, 작은원근^{Teres Minor}, 어깨세모근의 뒤쪽 섬유

휘돌림^{Circumdution}

큰가슴근, 어깨밑근, 부리위팔근, 위팔두갈래근, 가시위근, 어깨세모근, 넓은등근, 큰원근, 작은원근, 가시아래근, 위팔세갈래근의 긴갈래

* 손^{Hand}

손의 구조

손은 27개의 손뼈로 이루어져 있다. 손뼈는 손목뼈 부위 8개, 손허리뼈 부위 5개, 지골 14개의 3그룹으로 구성된다.

손의 골격

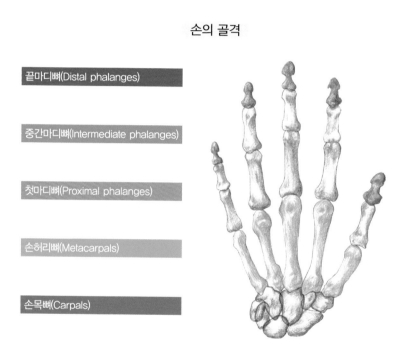

끝마디뼈(Distal phalanges)

중간마디뼈(Intermediate phalanges)

첫마디뼈(Proximal phalanges)

손허리뼈(Metacarpals)

손목뼈(Carpals)

손의 아치^{Arches of the hand}

손바닥에는 가까운쪽가로아치^{Proximal Transverse Arch}, 먼쪽가로아치^{Distal Transverse Arch}, 긴세로아치^{Longitudinal Arch}라고 부르는 3종류의 아치가 형성되어 있다. 손은 이러한 아치들을 통해서 다양의 크기와 모양의 물건을 잡을 수 있으며 손가락 움직임의 숙련도를 향상시키고 물건을 잡는 힘을 조절할 수도 있다.

가까운쪽가로아치^{Proximal Transverse Arch}

손목손허리관절^{Carpometacarpal Joint}을 따라 형성되어 있다. 비교적 고정된 아치여서 손이 펴진 상태에서도 아치가 남아 있다.

먼쪽가로아치^{Distal Transverse Arch}

손허리손가락관절^{Metacarpophalangeal Joint}을 따라 형성되어 있으며 비교적 유동성이 크다. 1, 4, 5번 손허리뼈가 유동성이 있기 때문에 아치를 평평하거나 크게 만들기 위해 2, 3번 손허리뼈 좌우에서 수축 및 이완 작용을 한다. 엄지손가락 쪽 손허리뼈가 1번이고 새끼손가락 쪽 손허리뼈가 5번이다.

긴세로아치^{Longitudinal Arch}

손을 펴서 엄지의 등쪽을 얼굴로 향하게 하면 가장 잘 볼 수 있다. 손가락을 깊게 굽힐 수 있도록 해서 긴 물건을 잡을 때 움직임과 안정성 사이의 균형을 유지시킨다.

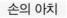

손의 아치

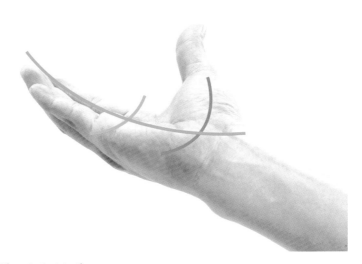

▬▬▬ 긴세로아치(Longitudinal Arch)
▬▬▬ 먼쪽가로아치(Distal Transverse Arch)
▬▬▬ 가까운쪽가로아치(Proximal Transverse Arch)

손의 움직임

해부학적 자세에서의 손의 움직임에 대해 알아보도록 하자.

벌림^{Abduction} /모음^{Adduction}

벌림은 손가락끼리 멀어지는 움직임이고 모음은 손가락끼리 가까워지는 움직임이다.

노뼈쪽치우침^{Radial Deviation} /자뼈쪽치우침^{Ulna Deviation}

노뼈쪽치우침은 손목이 엄지손가락 쪽을 향해 굽혀진 움직임이고 자뼈쪽치우침은 손목이 새끼손가락 쪽을 향해 굽혀진 움직임이다.

손등굽힘^{Dorsiflexion} /손바닥굽힘^{Palmar Flexion}

손등굽힘은 손등과 아래팔이 가까워지는 움직임으로 손바닥과 아래팔이 일직선일 때 과도한 신장^{Hyperextension}이고 손바닥굽힘은 손바닥과 아래팔이 가까워지는 움직임으로 손바닥이 아래팔과 일직선일 때 굽힘^{Flexion}이다.

뒤침^{Supination} /엎침^{Pronation}

먼쪽노자관절^{Distal Radioulnar Joint}에서 발생하며 실제 손을 사용할 때 생기는 손의 종합적 움직임이다. 뒤침은 손등이 바닥 및 뒤쪽을 향할 때의 움직임이고, 엎침은 손등이 위쪽 및 앞쪽을 향할 때의 움직임이다.

YOGA ANATOMY

제8장

근육 작용을 통한
아사나 이해하기

아사나의 완성도를 결정짓는 요소는 정신적인 부분과 육체적인 부분으로 나누어 생각해볼 수 있다. 정신적인 부분에서는 의식과 무의식의 긴장 해소를 통해 아사나의 완성도를 높이는 것이고, 육체적인 부분에서는 신경계 훈련과 결합조직의 선천적·후천적 한계 범위 확장을 통해서 아사나의 완성도를 높이는 것이다.

의식과 무의식의 긴장 해소란 외부로 향한 마음을 내부에 집중해 신체의 자세와 생리 현상을 알아차리게 함으로써 방황하는 마음을 안정시키는 것이다. 신경계 훈련이란 특정 아사나를 수행할 때 균형에서 벗어난 신체가 균형 상태에 이를 때까지 동일 아사나를 반복하는 것으로, 무의식적으로 진행되는 신경 작용을 의식적인 훈련을 통해서 통제하는 것을 말한다. 그 방법은 4장 '요가를 통한 신경계 활성화 훈련'편에서 자세히 언급했다. 결합조직의 선천적·후천적 한계 범위 확장이란 신체에 일정 수준의 자극을 반복함으로써 관절의 운동한계를 넓혀 신체 활용 수준을 높이는 것이다.

요가의 아사나가 지닌 두 영역의 훈련을 통해서 특정 방식으로 정신을 다스리는 동시에 육체를 균형 잡히고 건강하게 만들 수 있다. 이런 관점에서 아사나 수행은 외적으로는 육체적 수련처럼 보이지만 본질적으로는 몸을 이용하여 마음에 이르는 것이라 할 수 있다. 몸과 마음을 통합하는 수련인 것이다.

먼저 체형 변화의 원인과 변화하는 과정, 그 결과와 해결책을 짚어본 다음, 근육 작용을 통해 아사나를 이해하는 방법을 알아보기로 한다.

* 체형 변화의 원인부터 해결책까지

완벽하게 균형 잡힌 체형을 가진 사람은 없으며, 체형 불균형의 정도에 따라 긴장의 강도가 달라진다. 어떤 요인으로 인해서 체형의 균형이 깨지고 어떻게 균형을 회복할 수 있는지 간단히 알아보자.

사람의 체형 불균형이 두드러지게 나타나는 부분은 머리를 포함한 목 부위, 어깨 부위, 골반 부위, 무릎 부위, 발목 부위 등 움직임이 활발한 부위들이다. 좌우의 뼈 길이가 동일하다고 가정했을 때 체형 불균형이 발생하는 생리적 원인은 근육의 긴장 및 이완의 역학 작용에서 찾을 수 있다. 뼈 자체는 운동성이 없기 때문이다. 근육은 앞쪽과 뒤쪽 근육이 길항작용을 하고 왼쪽과 오른쪽 근육이 길항작용을 하는 구조이다. 어느 한쪽의 근육이 동심수축(길이가 짧아지는 수축)을 하면 대응하는 길항근은 편심수축(길이가 늘어나는 수축)을 한다. 이러한 길항작용은 근육의 속도 및 강도를 제어하기 위한 안전장치로 사용된다.

체형 변화의 원인과 과정

유전적 원인으로 인한 체형 변화

부모가 가진 특정 유전 성향이 자손에게 전달된 것이므로 내재적 원인으로 보아야 한다.

심리적 원인으로 인한 체형 변화

사람의 심리 상태, 알아차림 정도와 관계가 있다. 사람은 심리 상태에 따라서 몸의 자세가 달라지기 때문이다. 기분이나 감정 상태가 긍정적일 경우에는 대체로 긴장이 줄어 몸이 이완한다. 기분이나 감정 상태가 부정적일 경우에는 긴장이 커져 몸이 수축한다.

자신의 심리 상태를 알아차리게 되면 부정적 심리 상태를 완화시키거나 긍정적 심리 상태로 바꾸어 몸의 자세를 다시 균형 상태로 돌려놓을 수 있다. 긴장 상태에서 벗어나 몸이 일정 부분 확장하는 효과도 얻을 수 있다.

물리적 원인으로 인한 체형 변화

신체는 건강 상태에 따라 복합적인 수축과 이완 작용을 하는데 그로 인해 무의식적인 불균형 상태가 된다. 건강하지 않은 신체 부위에서 더 많은 수축이 발생하는 경우도 있고, 반대로 건강하지 않은 부위를 의식하다 보니 건강한 부위를 더 많이 사용하게 되어 수축이 일어나는 경우도 있다. 여기에는 의식적인 자세 교정과 근력 사용 방법을 지속적으로 훈련함으로써 근육의 균형성과 대칭성을 높일 수 있다는 의미가 포함된다. 사람의 신체는 완벽한 대칭이 아니기 때문에 근육이 수축할 때 몸의 특정 부분에서는 좌우 또는 전후 중 어느 한쪽으로 더 많이 수축하게 된다.

예를 들어, 오른쪽에 위치한 간의 기능이 약해졌다면 신체는 어깨와 골반 사이에 위치한 간을 보호하기 위해 무의식적으로 오른쪽 어깨를 낮추고 오른쪽 골반이 올라가도록 근육을 수축한다. 약해진 쪽의 단면적을 줄여 외부 충격이나 노출로부터 보호하려는 것이다. 반대로, 약해진 쪽의 사용을 줄이기 위해 강한 반대쪽을 수축시켜 무게중심을 옮기는 경우도 있다.

짝다리를 짚는 생활 습관 또한 신체의 불균형과 밀접한 관계가 있다. 이런 습관은 체중이 특정 방향으로 과하게 기울도록 만들기 때문에 서 있는 자세뿐만 아니라 앉은 자세에서도 동일한 영향을 미친다. 짝다리를 짚으면 짚은 쪽의 골반은 위로 올라가고 동시에 같은 방향의 어깨는 골반을 향해 내려오면서(골반이 올라가 있는 쪽의 어깨가 내려오지 않는 경우도 있음) 체중이 한쪽으로 쏠리게 된다. 몸이 어느 한쪽으로 기울면 머리는 균형을 맞추기 위해 반대 방향으로 기운다. 이 경우 머리 측면과 양어깨 사이의 각도를 비교해보면 어느 한쪽은 각도가 크고 다른 한쪽은 작다는 것을 알 수 있다.

다리의 경우, 짝다리를 짚은 쪽은 길이가 짧아진 것처럼 느껴지고 반대쪽은 길어진 것처럼 느껴진다. 우리가 체감하는 정도만큼 다리의 실제 길이에 차이가 있는 것은 아니다. 짝다리로 인해 골반이 한쪽으로 더 많이 올라가서 느낌상 다리 길이가 더 길거나 짧게 느껴지는 것이다.

선 자세에서 짝다리를 짚고 있는지 또는 앉은 자세에서 몸이 한쪽으로 기울어졌는지를 수시로 알아차려보라. 이러한 습관을 알아차릴 때마다 체중을 반대 방향으로 넘겨준 뒤 다시 중립의 느낌으로 자세를 유지하는 습관을 들이면 체형 불균형을 교정하는 데 많은 도움이 된다.

앞서 언급한 것 이외의 물리적 원인에 의한 불균형을 교정하기 위해서는 거울을 이용해 현재 자신의 체형을 객관적으로 확인하는 방법을 사용하도록 한다. 이 방법은 4장의 '신경 활성화를 통한 마음의 눈으로 몸 정렬하기-선 자세', 또는 7장의 '척주의 기울기에 따른 체형 이상'편에 자세히 언급되어 있다.

체형 불균형

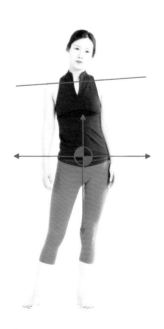

신체의 특정 기능이 약화된 경우, 짝다리 짚는 생활습관 등의 영향으로 체형의 불균형이 발생한다.

요가 아사나를 통한 체형 교정 방법

신체의 불균형을 요가 아사나를 통해 교정하는 방법은 크게 2가지이다. 첫째는 과도하게 경직된 근육을 이완하여 체형의 균형을 맞추는 것이고, 둘째는 이완된 근육을 강화해 체형의 균형을 맞추는 것이다.

체형 교정 방법을 적용할 때의 기본 원칙은 '반드시 경직된 근육을 먼저 이완시키고 후에 무기력한 근육(지나치게 이완된 근육)을 강화해야 한다'는 것이다. 체형 불균형은 근육의 비대칭성으로 인해서 발생하는데 경직된 근육을 이완시키기 전에는 이완된 근육을 강화하는 방법이 효과를 볼 수 없기 때문이다.

의자에 앉아 생활하는 시간이 긴 현대인의 체형을 살펴보자. 척추를 세우고 가슴을 열어 자세를 반듯하게 만들려고 아무리 노력해도 신체 앞쪽 근육이 수축해 있어 신체 뒤쪽의 근육이 제대로 힘을 쓸 수 없다. 척추도 세워지지 않고 가슴도 확장하기 어렵다. 그래서 심하게 긴장한 앞쪽 근육의 이완 운동(스트레칭)을 우선으로 하고 이후에 과도하게 이완된 근육의 근력 운동을 해야 한다.

* 요가에서 활용되는 근육 작용

요가에서는 등척수축, 동심수축, 편심수축이라는 3가지 근육 사용 방식을 활용한다. 이 방식들을 아사나에 응용하는 이유는 신체의 균형을 회복하는 데 필요한 근육 작용을 이해하기 위해서이다.

사람의 외적 신체 구조(체형)는 골격을 통해 드러난다. 그러나 골격은 구조를 이루는 역할을 할 뿐 그 자체가 운동성을 가지고 있는 것은 아니기 때문에 골격이 직접적으로 체형의 균형 상태를 결정하는 것은 아니다. 체형의 균형 상태와 직접적인 관련이 있는 것은 골격에 부착된 근육의 힘이다. 따라서 각각의 골격에 부착된 근육을 파악하고 해당 근육의 작용을 이해하여 근육의 수축과 이완을 조절할 때 체형을 균형 상태로 되돌릴 수 있다.

근육의 작용을 이해하고 활용하기 위해서는 가장 먼저 근육의 양쪽 부착점인 이는곳과 닿는곳을 이해해야 한다. 근육에서 이는곳과 닿는곳은 움직임이 일어나는 관절을 가로질러 서로 반대편에 위치한 근육의 부착점을 일컫는다. 이는곳은 주로 고정된 근육 부착점이고 닿는곳은 주로 움직여지는 근육 부착점이다. 5장의 '근육의 이는곳과 닿는곳'편을 참고하면 이해가 쉽다.

* 상체 및 하체의 바른 움직임 방식

현대인들은 몸을 굽히는 동작을 할 때 머리부터 시작해 등쪽 전체가 앞을 향해 굽혀지는 자세를 취한다. 이와 같은 움직임의 방식은 신체의 균형을 무너뜨리며 근골격계질환을 유발하는 원인으로 이어진다.

신체의 균형을 이루어 건강한 자세로 바꾸기 위해서는 머리에서 골반까지의 부분을 하나의 운동 단위로, 그 이하인 하체 부분을 또 다른 하나의 운동 단위로 보고 몸을 사용해야 한다.

상체와 하체의 움직임은 마치 문이 경첩에 걸려 움직이는 것과 같다. 경첩 역할을 하는 엉덩관절을 기준으로 굽힘과 신장이 일어나도록 하면 신체의 균형을 유지할 수 있다.

선 자세에서 정렬 상태 비교

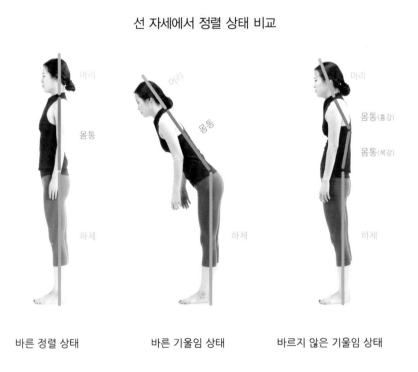

| 바른 정렬 상태 | 바른 기울임 상태 | 바르지 않은 기울임 상태 |

- 바른 정렬 상태에서는 머리-몸통-하체가 수직선 상에 놓인다.
- 바른 굽힘 상태에서는 머리와 몸통이 하나의 운동 단위로 움직이고 굽힘은 허리(상하체의 접점)에서 주로 발생한다.
- 바르지 않은 정렬 상태에서는 머리-몸통-하체의 수직선이 일치하지 않는다. 움직임이 발생할 때도 상체의 머리와 몸통이 하나의 운동 단위로 움직이지 않고 머리, 가슴 부분, 배 부분이 개별적으로 움직이게 되어 근육의 긴장을 유발한다.

바른 자세와 움직임 VS 바르지 않은 자세와 움직임

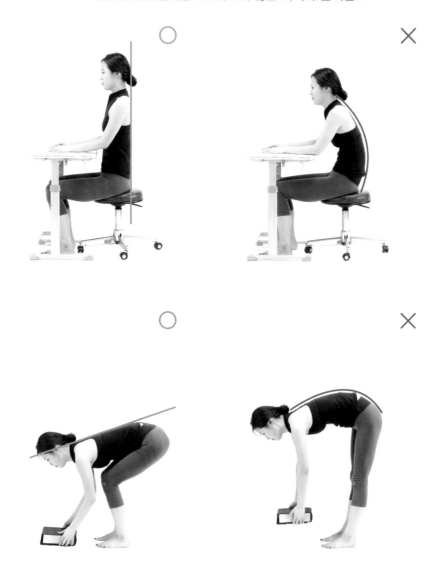

첫 번째 이미지는 앉은 자세에서의 바른 예와 바르지 않은 예를 비교한 것이다. 바른 자세에서는 척추선이 자연스럽게 수직을 이루고 있어 목은 일자목$^{Straight\ Neck}$에서 벗어나 있고 골반은 중립을 유지한다. 신체 앞쪽의 가슴근, 복근, 엉덩허리근과 신체 뒤쪽의 척주세움근, 허리네모근, 등세모근, 어깨올림근 등의 균형이 적절하게 잡혀 있다. 바르지 않은 자세를 보면 신체의 균형이 무너져 있는 것을 볼 수 있다.

두 번째 이미지에서는 바른 움직임과 바르지 않은 움직임을 비교했다. 바닥의 물건을 들어 올리는 자세를 취할 때 무릎을 구부려서 척추의 자연스런 직선을 유지하여 척추굽이가 심해지지 않도록 하는 것이 바른 움직임이다.

무릎을 구부리면 엉덩관절에서 경첩이 접히듯이 상체의 굽힘이 발생하여 엉덩이의 큰볼기근과 허벅지의 넙다리네갈래근으로 신체의 하중이 분산된다. 허리가 보호되면서 자연스럽게 물건을 들어 올릴 수 있는 자세가 완성된다. 무릎을 구부리지 않으면 척추에 과도한 부하가 걸리면서 부자연스러운 척추굽이가 만들어져 목과 어깨, 허리가 경직되는 자세가 된다. 또한 무릎을 구부리더라도 척추를 자연스럽게 펴지 않으면 어깨와 목이 심하게 경직되기 쉽다.

* 상체의 근육 작용과 아사나 이해하기

목빗근(흉쇄유돌근)^{Sternocleidomastoid Muscle}

이는곳^{Origin}

복장뼈 앞 위쪽 가장자리,
빗장뼈 안쪽 1/3 윗부분

닿는곳^{Insertion}

꼭지돌기의 가쪽과 위목덜미선의 가쪽 부분

작용^{Action}

한쪽만 작용 시 목을 반대쪽으로 회전시킴,
경추를 같은 쪽 가쪽으로 굽힘,
양쪽 작용 시 경추 굽힘, 복장뼈를 들어 올리고 강한 들숨을 도움

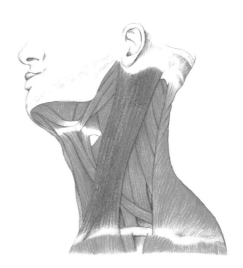

스트레칭을 통한 목빗근(흉쇄유돌근) 이완

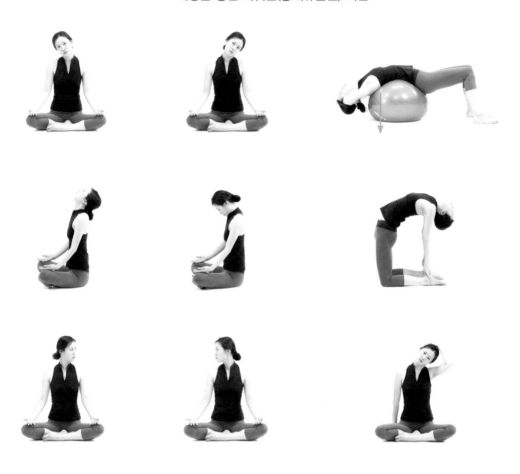

스트레칭을 통해 목빗근(흉쇄유돌근)을 이완하는 법이다. 목빗근(흉쇄유돌근)의 경우 목과 머리를 가누는 것이 순기능이므로 일부러 강화할 필요는 없다. 긴장으로 인해 근육이 지나치게 수축하는 것을 완화하기 위해 스트레칭으로 적절히 이완하면 된다.

어깨올림근 Levator Scapulae Muscle

이는곳 Origin

경추 1~4번 가로돌기의 뒤결절

닿는곳 Insertion

어깨뼈 안쪽 경계의 윗부분

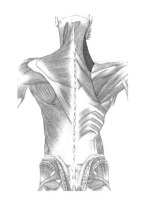

작용 Action

어깨뼈 올림, 어깨뼈를 회전시킴으로써 어깨뼈의 관절오목을 아래쪽으로 기울임

스트레칭을 통한 어깨올림근 이완

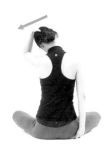
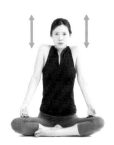
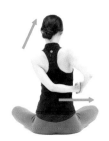

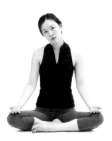
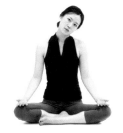
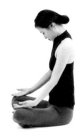

현대인은 몸을 긴장하게 하는 생활습관으로 인해 머리와 어깨를 연결하는 근육들이 짧아져 있다. 따라서 긴장을 완화할 수 있는 운동이 필요하다. 어깨올림근은 머리를 향해 어깨를 들어 올리는 근육으로, 긴장되어 있는 경우가 많으므로 이완에 도움이 되는 동작을 자주 해주는 것이 좋다.

큰마름근 ^{Rhomboid Major}

이는곳 ^{Origin}

흉추 2~5번의 가시돌기

닿는곳 ^{Insertion}

어깨뼈허리의 토대와 아래각 사이의 어깨뼈 안쪽 경계

작용 ^{Action}

어깨의 뒤당김, 어깨뼈의 관절오목을 당기기 위해 어깨뼈를 회전시킴, 흉곽에 어깨뼈를 고정시킴

길항근 ^{Antagonist}

앞톱니근

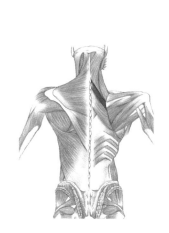

작은마름근 ^{Rhomboid Minor}

이는곳 ^{Origin}

목덜미인대 및 경추 7번~흉추 1번의 가시돌기

닿는곳 ^{Insertion}

어깨뼈의 안쪽 경계, 큰마름근의 위쪽 착생부

어깨의 뒤당김, 어깨뼈의 관절오목을 당기기 위해 어깨뼈를 회전시킴, 흉곽에 어깨뼈를 고정시킴

길항근^{Antagonist}

앞톱니근

스트레칭을 통한 마름근 이완

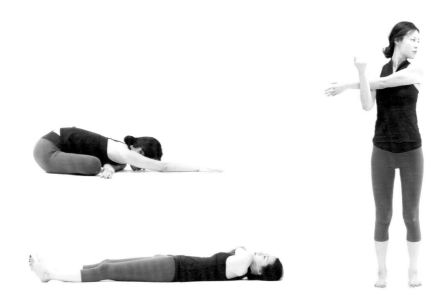

마름근은 등 뒤의 근육이므로 팔을 가슴 앞에서 반대편으로 당겨만 주면 자연스럽게 이완된다.

마름근 강화

① 탄력밴드를 이용한 마름근 강화

양팔을 가쪽을 향해 벌리거나 팔꿈치 쪽으로 당겨줌으로써 마름근의 근력을 강화한다.

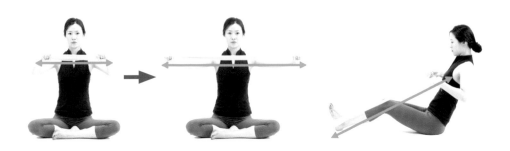

② 짐볼을 이용한 마름근 강화

배와 골반 부위를 짐볼에 대고 우띠야나반다를 조인다. 그런 다음 상체를 들어 올리면서 양팔을 벌리면 척추 중심을 향해 마름근들이 작용하기 시작하여 마름근들을 강화할 수 있다.

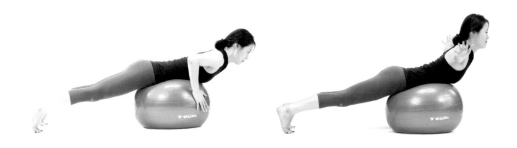

마름근을 강화하면 가슴을 열어 체형을 균형으로 만드는 데 유리하기 때문에 신체 앞쪽이 과도하게 긴장되어 있는 대부분의 현대인들에게 도움이 된다.

③ 정지 동작을 통한 마름근 강화

중력을 거슬러 상체를 들어 올림으로써 등쪽 근육인 마름근들이 척추중심선을 향해
수축하도록 만드는 마름근 강화법이다.

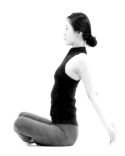

바닥에 앉아 어깨를 척추 중심을 향해 당겨 마름근을 강화하는 방법이다.

등세모근^{Trapezius}

이는곳^{Origin}

바깥뒤통수뼈융기, 목덜미인대, 안쪽위쪽목덜미선

닿는곳^{Insertion}

빗장뼈의 가쪽 1/3의 뒤쪽경계, 어깨봉우리돌기,
어깨뼈허리

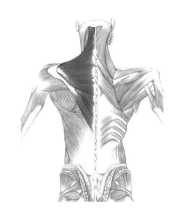

위섬유- 어깨를 들어 올려 상향회전시킴

중간섬유- 어깨뼈 모음

아래섬유- 어깨뼈를 내리누르고 위섬유가 어깨뼈를 상향회전시키는 것을 도움

길항근^{Antagonist}

큰가슴근, 작은가슴근

스트레칭을 통한 등세모근 이완

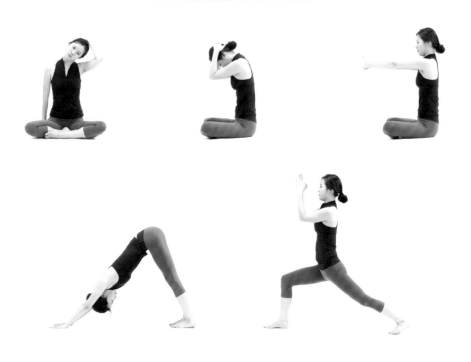

등세모근은 긴장으로 수축하기 쉬운 근육이므로 귀와 어깨를 멀어지게 만드는 동작이나 등을 뒤로 밀어내는 동작을 통해 이완시키면 긴장을 완화하는 데 도움이 된다.

등세모근 강화

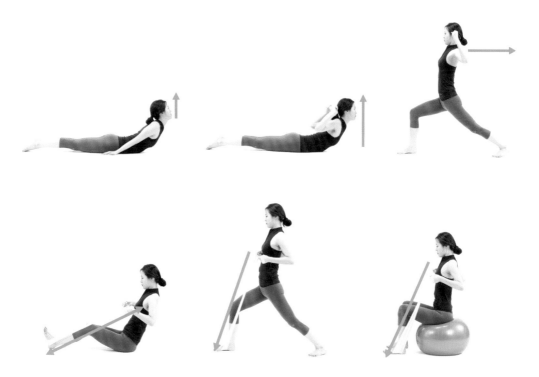

의자에 앉아 생활하는 시간이 긴 현대인들은 신체 앞쪽의 근육이 과도하게 긴장하여 수축하고 있는데, 등세모근을 강화하면 가슴을 열어 균형 있는 체형을 만드는 데 유리하다.

넓은등근^{Latissmus Dorsi}

넓은등근^{Latissmus Dorsi}

이는곳^{Origin}

흉추 7번~요추 5번의 가시돌기, 등허리근막,
엉덩뼈능선^{Iliac Crest}, 9(10)~12번 갈비뼈 및
어깨뼈의 아래 각

닿는곳^{Insertion}

위팔뼈의 결정사이고랑 기저

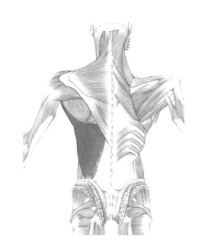

작용^{Action}

팔 모음, 팔 신장, 팔 내측 회전, 턱걸이 할 때 팔 쪽으로 몸을 들어 올림

길항근^{Antagonist}

어깨세모근

스트레칭을 통한 넓은등근 이완

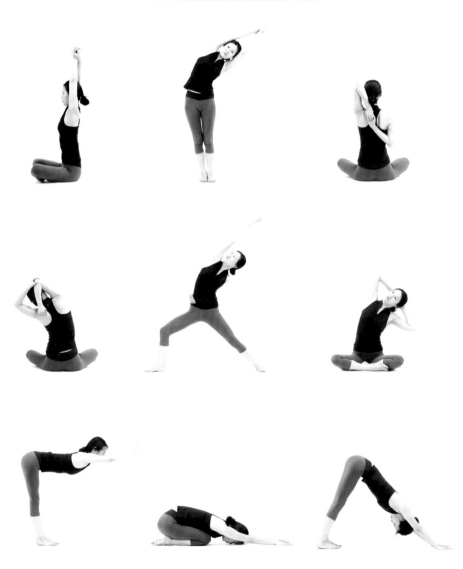

넓은등근은 팔을 위로 끌어올리거나 측면으로 몸을 기울일 때 자연스럽게 스트레칭이 되면서 이완한다.

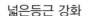

넓은등근 강화

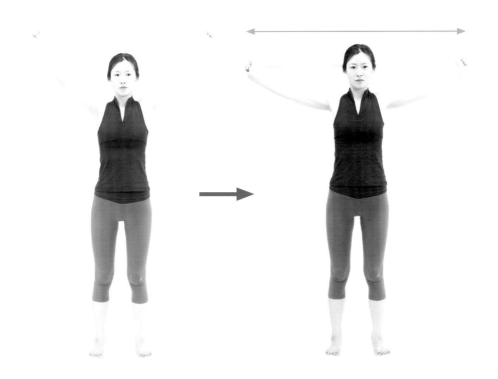

아사나를 통해 넓은등근을 강화할 수 있는 동작은 상당히 제한적이다. 아사나는 늘이고 비틀어주는 동작이 많고 당기는 동작이 많지 않기 때문이다. 당기는 동작을 돕는 탄력밴드를 사용하면 넓은등근을 적절히 강화할 수 있다. 요가 외에 철봉을 이용한 턱걸이도 넓은등근을 강화시키기에 좋은 운동이다.

척추기립근 ^{Erector Spinae}

척추기립근은 상체 후면에 걸쳐있는 근육으로 척추를 세우고 전체 척주^{Vertebral Column} 및 뒤통수에서 목 부위를 안정화시키는 역할을 한다.

상체를 앞으로 숙일 때 척추기립근은 속도 및 강도를 제어하기 위해 이완되고, 상체를 원래 위치로 되돌릴 때는 큰볼기근 및 뒤넙다리근^{Hamstrings}과 더불어 척추를 신장시키는 역할을 한다.

척추기립근은 척추의 양쪽에서 수직으로 뻗어있고 폭은 척추 중심의 가시돌기로부터 약 한 손 넓이 정도 된다. 척추를 세웠을 때 두드러진 근육의 느낌을 직접 만져서 알 수 있다.

척추기립근은 다른 근육들과 다른 몇 가지 특징들이 있다.

첫째, 하나의 근육이 아니고 세 그룹의 9개 근육이다.

둘째, 기원^{Origin}과 착생^{Insertion}이 각기 다르고 그에 따른 기능도 다르다.

척추기립근은 세 그룹으로 구성되어있는 데 아래와 같다.

① 엉덩갈비근 그룹^{Iliocostalis Group}
② 가장긴근 그룹^{Longissimus Group}
③ 가시근 그룹^{Spinalis Group}

이들은 다시 각각 세 개의 하부 근육들을 포함하고 있는데, 근육의 위치(높이)와 깊이 및 척추 중심으로부터의 거리가 다르다. 이러한 높이, 깊이, 거리의 차이는 척추를 세우는 기능을 더 세분하고 정밀하게 만드는 역할을 한다.

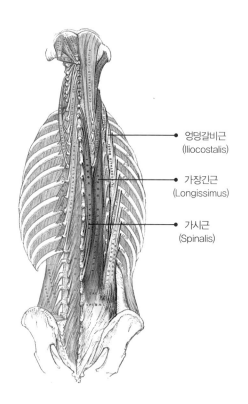

엉덩갈비근
(Iliocostalis)

가장긴근
(Longissimus)

가시근
(Spinalis)

각 그룹의 하부 근육들은 다음과 같다.

엉덩갈비근 그룹^{Iliocostalis Group}의 하부 근육들

엉덩갈비근 그룹^{Iliocostalis Group}은 척주^{Vertebral Column} 신장과 측면굽힘^{Lateral Flexion}의 주된 역할을 한다.

근육 이름	기원	착생	작용
허리엉덩갈비근	엉덩뼈능선 및 요추	7~12번 갈비뼈	양쪽이 다 작용할 때 : 신장
등엉덩갈비근	7~12번 갈비뼈 모서리 상부 가장자리	경추 7번 가로돌기 및 1~6번 갈비뼈 모서리 가장자리	한쪽만 작용할 때 : 측면 굽힘
목엉덩갈비근	1~6번 갈비뼈 모서리	경추 4~6번 가로돌기	

가장긴근 그룹^{Longissimus Group}의 하부 근육들

척추기립근 그룹 중 가장 긴 근육들이다.

근육 이름	기원	착생	작용
등가장긴근	엉치뼈, 골반능선 및 요추에서 기원한 온힘줄	흉추 1~12번 가로돌기	척추 세움, 동측 굽힘 (동측 근육 굽힘 시)
목가장긴근	흉추 1~6번 가로돌기	경추 2~7번 가로돌기	경추 세움
머리가장긴근	흉추 1~3번 및 경추 3~7번 가로돌기	유양돌기	머리 신장, 동측 회전 (동측 근육 수축 시)

가시근 그룹^{Spinalis Group}의 하부 근육들

척추기립근 그룹 근육 중 척추뼈들에 가장 가까운 근육들이다.

근육 이름	기원	착생	작용
등가시근	흉추 10번~요추 3번 가시돌기	흉추 2~8번 가시돌기	척주 신장 및 측면 굽힘 (동측 근육 수축 시)
목가시근	경추 6번~흉추 2번 가시돌기	경추 2~4번 가시돌기	
머리가시근	경추 및 상부 흉추에 걸치 비연 속 근섬유들	뒤통수뼈 융기 외측	

척추기립근 훈련: 강화

척추기립근은 상체 후면에서 등을 신장^{Extension}시키는 역할을 한다.

현대인은 학습 및 업무를 위해 의자에 앉아서 생활하거나 보내는 시간이 길고, 휴대폰 등을 사용하면서 지속적으로 상체를 웅크린 자세를 유지한다. 이로 인해 상체 앞쪽 근육에 해당하는 가슴근들과 복근들은 과도하게 수축하고 상체 뒤쪽 근육에 해당하는 척추기립근들은 과도하게 이완되면서 체형이 균형 상태를 벗어나게 되고 이는 근골격계 질환의 원인이 된다.

아래 아사나를 통해 척추기립근들을 강화시켜 나가면 근골격계 균형을 회복하는 데 도움이 될 것이다.

척추기립근 강화

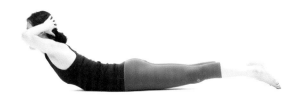

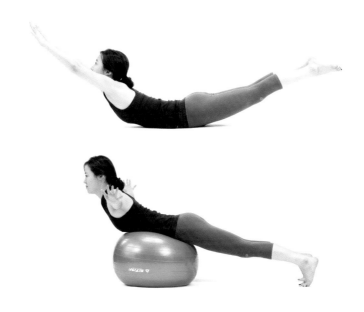

척추기립근 훈련: 이완

인간의 골격 구조는 전후, 좌우, 상하가 대칭으로 균형을 유지할 때 건강한 신체 활동을 원활히 할 수 있다.

하지만 어떤 원인들로 인해서 상체 전면 근육에 해당하는 가슴근들 및 복근들이 과도하게 이완되면 상대적으로 상체 후면 근육에 해당하는 척추기립근들은 과도하게 수축되면서 척추가 가진 자연스러운 곡선Curves들이 무너지게 되고 이는 근골격계 질환의 원인이 된다.

이와 같은 현상은 골반이 앞으로 기운 전방 경사 체형에서 발견할 수 있다. 이런 경우 등 구르기를 해보면 척추가 부드럽게 분절되지 않아 자연스럽게 구를 수 없는 구간이 있다. 특히 골반과 요추 구간이 분절되지 않으면서 충격을 분산하지 못한다.

스트레칭을 통한 척추기립근 이완

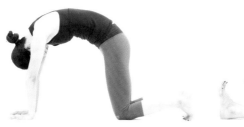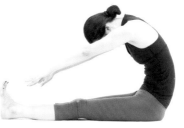

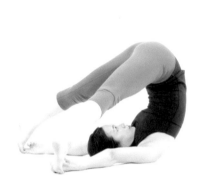
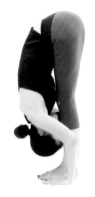

허리네모근^{Quadratus Lumborum}

허리네모근^{Quadratus Lumborum}은 요추하부에 위치한 좌우의 한 쌍의 복벽^{Abdominal Wall}을 이루는 근육들이다. 몸통을 감싸고 있는 근육 중 가장 깊은 곳에 위치하고 있는 근육 중의 하나로 일반적으로 등근육으로 알려져 있다.

장시간 앉아있으므로 인해 허리네모근이 과도하게 이완될 경우 근육에 과도한 피로가 쌓이면서 요통이 발생할 수 있다. 흉추후만^{Kyphosis} 및 볼기근들이 약해질 경우 요통이 심해질 수 있다.

허리네모근은 호흡에도 관여하는데 강한 날숨 시 T12번 갈비뼈를 고정시키고, 들숨 시 가로막의 작용을 돕는다.

허리네모근이 비대칭으로 수축할 경우 골반도 이에 따라 불균형을 유발할 수 있다.

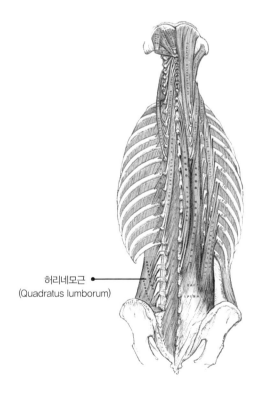

허리네모근
(Quadratus lumborum)

근육 이름	기원	착생	작용
허리네모근	골반 능선 뒤쪽 가장자리	T12번 갈비뼈 아래 가장자리 및 요추 1~5번	한쪽 근육만 작용 시 요추 측면 굴곡, 양쪽 근육 작용 시 요추 신장

허리네모근 훈련: 강화

허리네모근을 강화해야 하는 이유는 복근과의 관계 속에서 고려할 필요가 있다.

복근들은 신체 앞쪽에서 상체를 굽히는 역할Flexion을 하는데 이때 복근들의 길항근 Antagonist 중의 하나가 허리네모근이다.

복근이 과도하게 수축하고 허리네모근이 과도하게 이완되면 요추는 균형상태에서 벗어나 디스크가 압박되는 상태로 변형된다. 이 경우 요추의 자연스러운 뒤를 향한 '(' 모양이 'ㅣ' 형태나 역 ')' 형태로 변형된다. 이때는 복근을 이완하고 허리네모근을 강화하여 전후 길항작용을 하는 근육들의 균형을 회복해야 건강한 허리 상태를 유지할 수 있다.

등척수축을 통한 허리네모근 강화

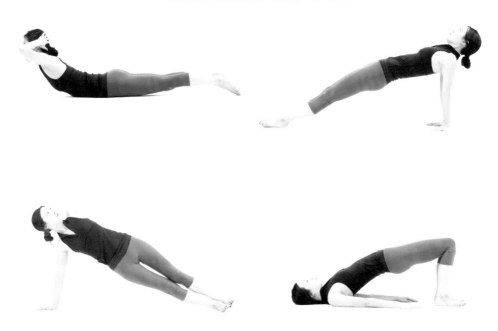

동심수축을 통한 요방형근 강화

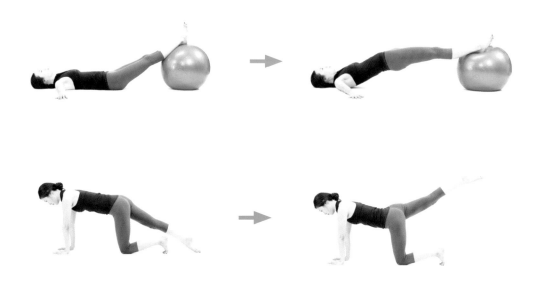

허리네모근 훈련: 이완

허리네모근이 과도하게 수축되면 복근은 자연스럽게 이완된다.

복근의 이완이 과도해지면 요추의 자연스러운 뒤를 향한 '(' 모양이 더 큰 'C' 형태로 변형되는데 이를 척추전만Lordosis이라고 부른다.

척추전만이 심화되면 만성 요통을 겪게 되고 후관절Facet Joints에 스트레스를 유발할 수 있다. 이 경우 척추기립근과 더불어 허리네모근을 이완하면 척추의 자연스러운 곡선을 회복할 수 있다.

허리네모근 이완 운동으로 등을 구부리는 자세를 할 때는 어느 정도 복근을 조여서 복압을 높인 상태에서 허리네모근이 이완할 수 있는 자극을 주어야 한다. 복압이 높아지지 않은 상태에서 등을 말면 자칫 디스크에 과도한 압박이 가해져 통증을 유발할 수 있다.

스트레칭을 통한 허리네모근 이완

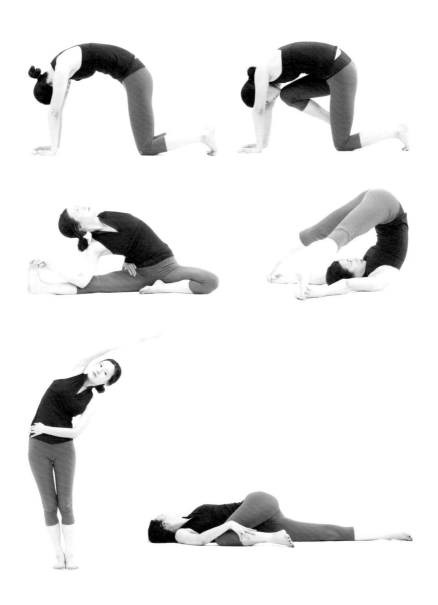

복근들 ^{Abdominal Muscles}

복근은 4개로 이루어진 근육 그룹이다.

표면에서부터 신체 내부로 깊이가 다르게 구성되어있는데 맨 바깥쪽 표면으로부터 심부로 아래와 같은 순서로 배열되어 있다.

배곧은근^{Rectus Abdominis} ··· ▶ 배바깥빗근^{External Oblique} ··· ▶ 배속빗근^{Internal Oblique} ··· ▶ 배가로근 ^{Transversus Abdominis}

복근들은 몸통을 지지하고 내부 복벽의 압력을 조절함으로써 장기들의 움직임을 허용하고 제자리를 유지할 수 있도록 만든다. 등근육과 더불어 복근들은 핵심근육^{Core Muscles}을 이루며 신체를 안정적이고 균형되게 만들고 척추를 보호하는 역할을 한다. 복근들은 날숨에 관여하며 운동할 때나 무거운 물체를 들어 올릴 때 상체의 안정성을 유지하게 돕는다. 또한 배변이나 분만 시 강력한 힘을 생성하도록 돕는다.

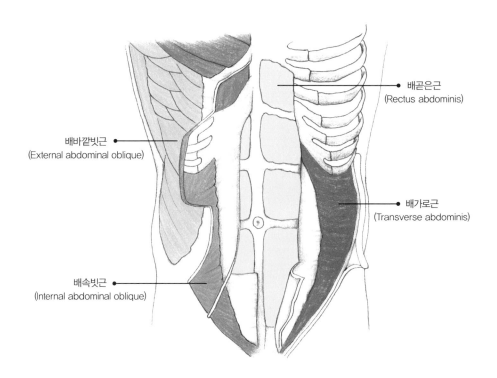

배곧은근
(Rectus abdominis)

배바깥빗근
(External abdominal oblique)

배가로근
(Transverse abdominis)

배속빗근
(Internal abdominal oblique)

근육 이름	기원	착생	작용
배곧은근	두덩결합	5~7번 갈비연골 및 칼끝돌기	요추 굽힘, 강한 날숨을 도움
배바깥빗근	5~12번 갈비뼈 외측 표면	골반능선 전면 중간 및 백선	복부를 조임, 척주를 반대쪽으로 회전시키고 굽힘
배속빗근	흉요근막, 골반능선	백선 및 10~12번 갈비뼈 하부	양쪽 수축: 척주 굽힘 동측 수축: 동측 회전 및 굽힘, 흉요근막을 통해 긴장을 형성하여 요추를 안정화 시킴
배가로근	샅고랑인대 가쪽 1/3, 골반능선의 내순	광범위한 널힘줄	갈비뼈 및 내장을 압박, 흉부 및 골반 안정성 강화

복근 훈련: 강화

 복근 강화 운동에서 주의할 점은 엉덩허리근^{Iliopsoas} 강화 운동과 복근 강화 운동의 분명한 차이를 구별할 수 있어야 한다는 점이다. 흔히 윗몸일으키기를 복근운동으로 오해하기도 하는데 근육의 기원^{Origin}과 착생^{Insertion}을 확인하여 운동한계$^{Range\ of\ Motion}$를 구분할 수 있다면 더 이상 헷갈리지 않을 것이다.

 윗몸일으키기는 움직임이 발생하는 엉덩관절$^{Hip\ Joint}$을 축으로 상체와 하체가 가까워지는 운동으로 주동근인 엉덩허리근과 굽힘 작용을 보조하는 근육들을 사용한다. 물론 운동 도입부의 견갑골이 바닥에서 뜰 정도의 범위에서는 상복근을 사용하지만, 상체와 하체를 가깝게 만드는 대부분의 구간에서는 주동근인 엉덩허리근을 사용하고 다른 엉덩이굽힘근들$^{Hip\ Flexors}$을 보조근으로 사용한다. 따라서 윗몸일으키기는 복근운동이라기보다는 엉덩허리근을 위시한 굽힘근 강화운동으로 보는 것이 더 타당하다.

 복근들의 경우 4개의 근육 모두 기원과 착생이 엉덩관절을 지나지 않기 때문에 윗몸일으키기에 있어서 복근은 초기에 아주 잠깐 관여할 뿐 대부분의 구간에서 별다른 역할을 하지 않는다.

동심수축을 통한 복근 강화

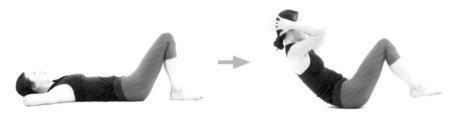

어깨뼈를 띄운다는 느낌으로 상체를 들어올려 상복부를 강화할 수 있다.

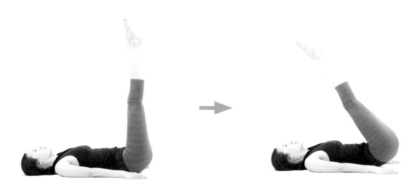

꼬리뼈를 들어올린다는 느낌으로 하체를 끌어올려 하복부를 강화할 수 있다.

등척수축을 통한 복근 강화

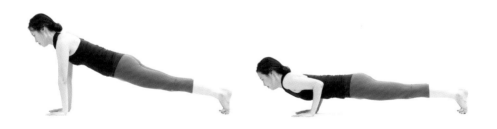

코어의 힘을 쓴다는 느낌으로 복부에 힘을 주어서 엉덩이 높이를 낮춘다. 정수리부터 뒤꿈치까지 일직선으로 만들고 엉덩이가 솟거나 가라앉지 않도록 한다.

복근을 이완해야 하는 경우는 요추의 자연스러운 뒤를 향한 '(' 모양이 'ㅣ' 형태나 역 ')' 형태로 변형되었을 때이다.

흔히 등을 구부정하게 앉아있거나 서 있는 자세를 생각하면 요추 모양이 위에 언급한 방식으로 변형되고 이때 상체 전면의 복근들은 과도한 수축상태로 바뀌기 때문에 요추 추간판^{Discs}에 압박이 가해져 수핵$^{Nucleus\ Pulposus}$이 후방으로 밀리면서 요추 신경을 눌러 통증을 유발한다.

이런 근골격계 변형 기제를 예방하고 통증으로부터 벗어나기 위해서는 아래 운동들을 통하여 상체 전후 근육이 균형을 이루도록 해야한다.

스트레칭을 통한 복근 이완

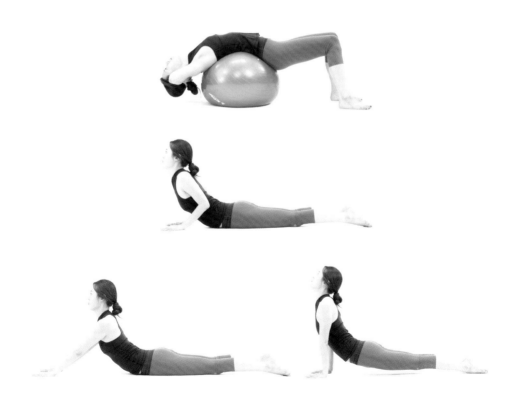

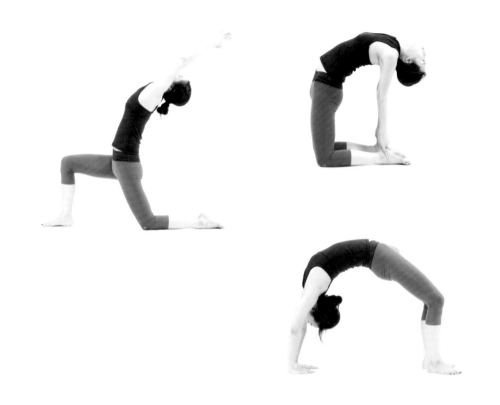

복근 이완을 위해 상체를 뒤로 젖히는 운동을 할 때는 볼기근들을 충분히 조여 요추가 과도하게 꺾이지 않도록 주의해야 한다.

앞톱니근^{Serratus Anterior}

이는곳^{Origin}

1~8(9)번 갈비뼈의 앞쪽 표면

닿는곳^{Insertion}

어깨뼈 안쪽 모서리의 갈비면

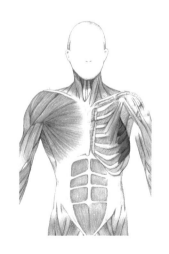

작용^{Action}

어깨뼈 내밈 및 안정화, 상향회전을 도움

길항근^{Antagonist}

큰마름근, 작은마름근, 등세모근

등척수축을 통한 앞톱니근 강화

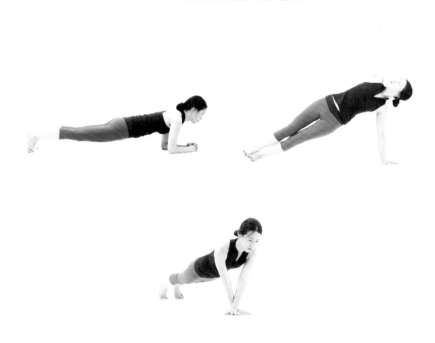

앞톱니근은 어깨뼈를 흉곽에 바짝 붙여주는 근육으로 등척수축을 통해 강화할 수 있다.

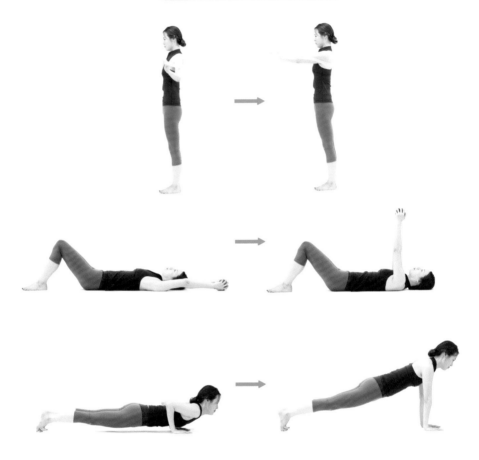

동심수축을 통한 앞톱니근 강화

 앞톱니근이 약해지거나 긴가슴신경^{Thoracic Nerve}의 눌림으로 인해서 마비될 때 날개 어깨뼈^{Winged Scapula}라 불리는 어깨뼈가 돌출하는 변형이 생기는데 앞톱니근을 강화함으로써 일정 수준 치유를 도울 수 있다.

 물구나무서기와 같이 신체 상하를 뒤집는 아사나들은 어깨뼈가 흉곽에 강하게 고정되어 몸통의 안정성이 확보되지 않으면 수행하기 어렵다. 이때 앞톱니근이 어깨뼈가 흉곽에 고정될 수 있도록 돕는 역할을 한다.

작은가슴근 ^{Pectoralis Minor}

작은가슴근 Pectoralis Minor

이는곳 Origin

3~5번 갈비뼈 및 갈비 연골

닿는곳 Insertion

어깨뼈 부리돌기의 안쪽 경계 및 위쪽 표면

작용 Action

어깨뼈를 아래쪽 및 앞쪽으로 당김으로써
어깨뼈를 안정화함, 어깨뼈 내밈, 어깨뼈 내림, 어깨뼈를 앞쪽으로 기울임,
어깨뼈가 제 위치에 고정되어 있을 때 강한 들숨을 도움

스트레칭을 통한 작은가슴근 이완

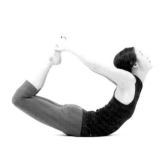
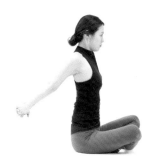
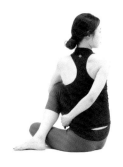
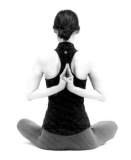

작은가슴근이 긴장할 경우 어깨가 구부정해지고 신체가 앞쪽으로 굽으면서 호흡이 얕아진다. 스트레칭을 통해 작은가슴근을 이완하면 자세를 균형 상태로 되돌리고 호흡을 안정화하는 데 도움이 된다.

짐볼을 이용한 작은가슴근 이완

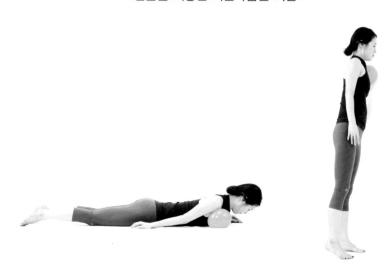

작은가슴근의 긴장이 심하여 들숨이 얕아지면 짐볼을 이용해 직적 압력을 가해서 이완 시킬 수 있다.

큰가슴근^{Pectoralis Major}

이는곳^{Origin}

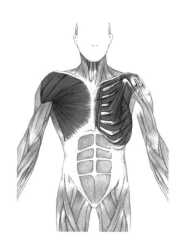

빗장뼈 머리– 빗장뼈 안쪽 절반의 앞쪽 표면
복장갈비 머리– 복장뼈의 앞쪽 표면, 1~6번 갈비 연골,
배바깥빗근 널힘줄

위팔뼈 두갈래근고랑의 가쪽

작용^{Action}

어깨 모음(견관절을 통해서)- 어깨를 안쪽으로 회전시킴
아래 섬유(어깨 신장, 위팔뼈 신장)- 위팔뼈를 안쪽으로 모으고 안쪽으로 회전시킴,
수평으로 모음, 강한 들숨을 도움, 위팔뼈 굽힘(위섬유)

스트레칭을 통한 큰가슴근 이완

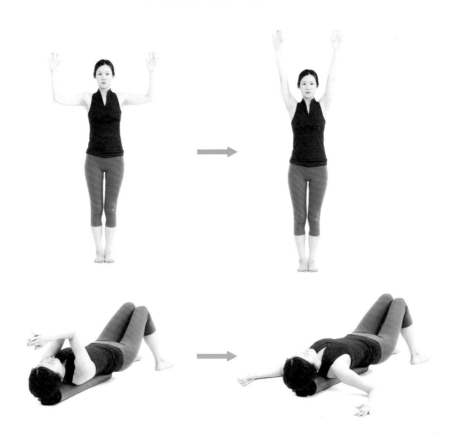

　　큰가슴근은 팔을 안쪽으로 모으고 신체 앞쪽을 수축하는 역할을 하므로 긴장이 심해
질 경우 들숨이 얕아지고 상체가 구부정해질 수 있다. 팔을 위아래나 옆으로 벌려주는

것이 큰가슴근을 이완시키는 동작이다. 바닥에 누워서 큰가슴근을 이완할 때는 척추선을 따라 매트를 길게 대고 누워 팔을 양옆으로 벌리면 도움이 된다.

큰가슴근 강화

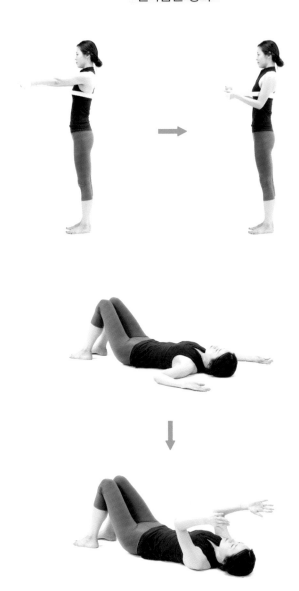

큰가슴근은 팔을 모으고 안쪽으로 당기는 역할을 하므로 탄력밴드를 이용해서 강화할 수 있다.

돌림근띠^{Rotator Cuff}

어깨관절은 유연성과 강인함을 바탕으로 다양한 동작을 수행해야 한다. 이러한 조건에 적합한 강도와 안정성을 갖춘 근육이 바로 돌림근띠이다. 돌림근띠의 작용으로 팔을 어깨 관절에서 회전시킬 수 있다. 근육의 부착점들이 위팔뼈 머리 위를 마치 'C'모양의 띠처럼 두르고 있기 때문에 돌림근띠라고 부른다.

돌림근띠는 가시위근, 가시아래근, 작은원근, 어깨밑근으로 구성되어 있다.

돌림근띠

어깨뼈봉우리
(Acromion)

어깨봉우리빗장관절
(Acromioclavicular joint)

빗장뼈
(Clavicle)

윤활주머니
(Bursa)

가시위근
(Supraspinatus)

어깨밑근
(Subscapularis)

작은원근
(Teres minor)

가시아래근(뒤쪽, 안 보임)
(Infraspinatus)

위팔뼈
(Humerus)

위팔두갈래근
(Biceps Brachii)

견갑관절
(Glenohumeral joint)

어깨뼈
(Scapula)

돌림근띠: 가시위근^{Supraspinatus}

돌림근띠: 가시위근^{Supraspinatus}

이는곳^{Origin}

가시위오목^{Supraspinous Fossa}

닿는곳^{Insertion}

위팔뼈 큰결절의 위쪽 오목

작용^{Action}

팔을 벌릴 때 어깨세모근을 착수시키고 도움,
다른 돌림근띠들과 함께 작용하여 팔을 회전시키는 역할을 함

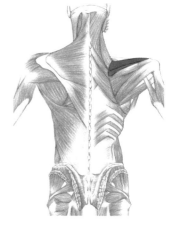

스트레칭을 통한 가시위근 이완

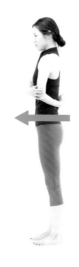
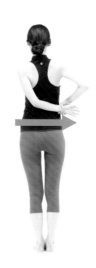

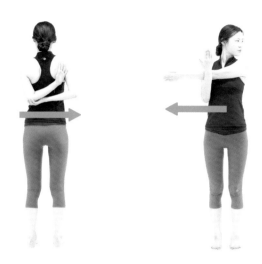

가시위근은 팔을 구부려 등 뒤로 두른 상태에서 당겨주거나 가슴 앞에서 팔을 반대 방향으로 당겨주면 이완된다.

가시위근 강화

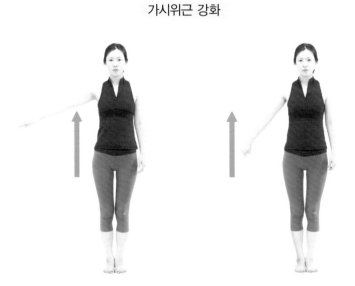

가시위근은 어깨를 들어 올리는 초기에 작용하는 근육이다. 가시위근이 많이 약해졌을 때는 맨손 상태에서 팔을 편 채 수직으로 팔을 들어 올리는 연습을 한다. 근력이 강화된 후에는 탄력밴드를 이용하여 좀 더 강한 저항 상태에서 수직으로 팔을 들어 올리는 연습을 하는 것이 좋다.

돌림근띠: 가시아래근^{Infraspinatus}

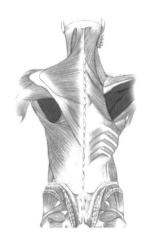

이는곳^{Origin}

가시아래목^{Infraspinatus Fossa}

닿는곳^{Insertion}

위팔뼈 큰결절의 가운데 오목

작용^{Action}

팔을 가쪽으로 회전시킴,
어깨뼈 관절오목 안에 위팔뼈 머리를 잡아주는 것을 도움

스트레칭을 통한 가시아래근 이완

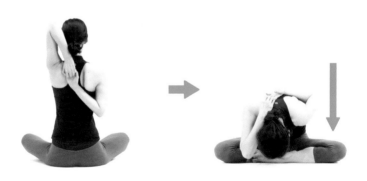

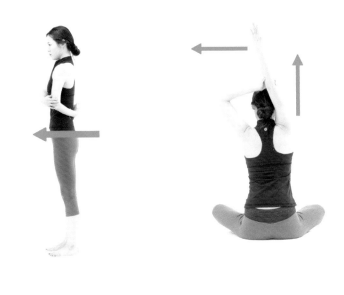

가시아래근 강화

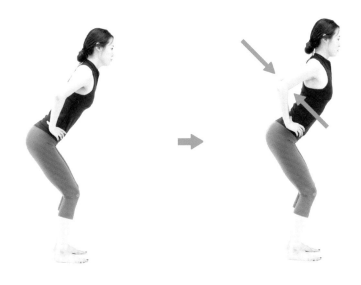

돌림근띠: 작은원근^{Teres Minor}

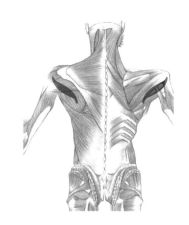

이는곳^{Origin}

어깨뼈 가쪽 경계면의 중간 부분

닿는곳^{Insertion}

위팔뼈 큰결절의 아래쪽 오목

작용^{Action}

팔을 가쪽으로 회전시킴, 관절오목 안에 위팔뼈의 머리를 잡아줌

스트레칭을 통한 작은원근 이완

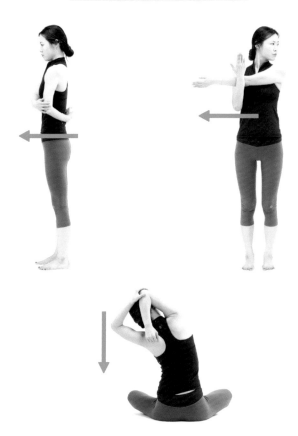

돌림근띠: 작은원근 Teres Minor

이는곳 Origin

어깨뼈 가쪽 경계면의 중간 부분

닿는곳 Insertion

위팔뼈 큰결절의 아래쪽 오목

작용 Action

팔을 가쪽으로 회전시킴, 관절오목 안에 위팔뼈의 머리를 잡아줌

스트레칭을 통한 작은원근 이완

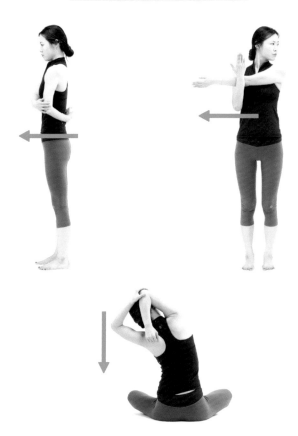

돌림근띠: 어깨밑근^{Subscapular}

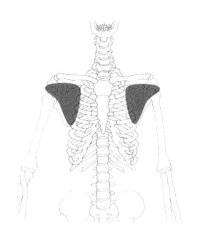

이는곳^{Origin}

어깨뼈의 어깨뼈밑 오목

닿는곳^{Insertion}

위팔뼈 작은결절

작용^{Action}

팔을 안쪽으로 회전시키고 모음,
어깨뼈 관절오목 안에 위팔뼈 머리를 잡아주는 것을 도움

스트레칭을 통한 어깨밑근 이완

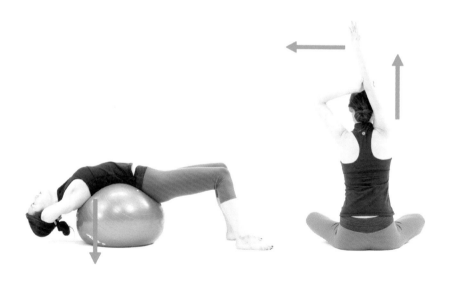

어깨밑근은 흉곽과 맞닿는 어깨뼈 아래쪽에 위치하고 있기 때문에 짐볼에 누워 가슴을
열거나 팔을 위로 뻗어 살짝 뒤로 당겨주면 이완된다.

어깨세모근^{Deltoid}

어깨세모근^{Deltoid}

이는곳^{Origin}

빗장뼈의 가쪽 1/3, 견봉돌기, 어깨뼈 허리

닿는곳^{Insertion}

위팔뼈의 어깨세모근거친면

작용^{Action}

앞섬유– 팔을 굽히고 안쪽으로 회전시킴

중간섬유– 팔을 벌림

뒷섬유– 팔을 신장시키고 가쪽으로 회전시킴

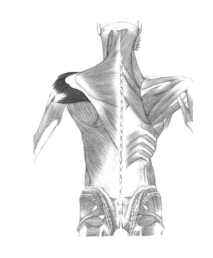

스트레칭을 통한 어깨세모근 이완

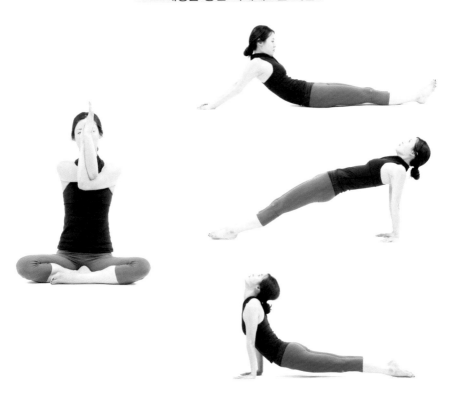

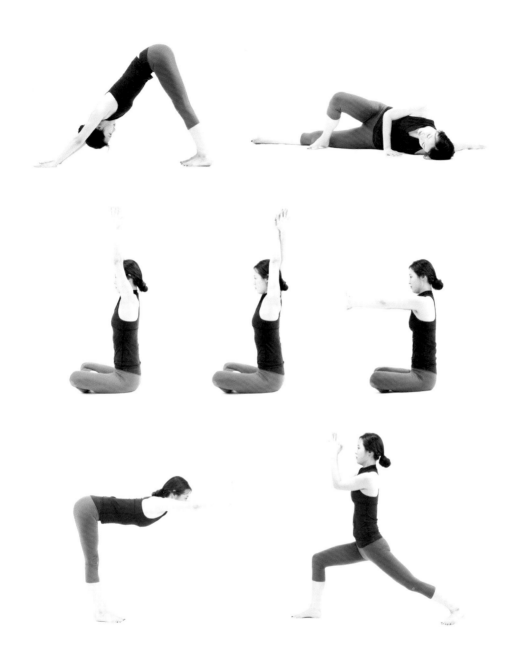

어깨세모근은 팔을 들어 올리는 데 가장 강하게 그리고 빈번히 사용되는 근육 중의 하나로 피로가 누적되어 경직되기 쉽다. 위에 소개된 아사나들을 수행하면 어깨의 긴장을 풀고 이완하는 데 도움이 된다.

어깨세모근 강화

① 도구를 사용하지 않고 강화하기

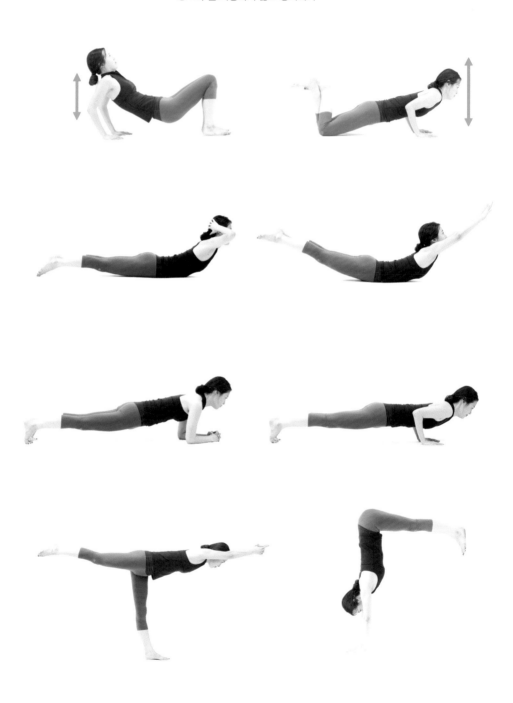

② 도구를 사용하여 강화하기

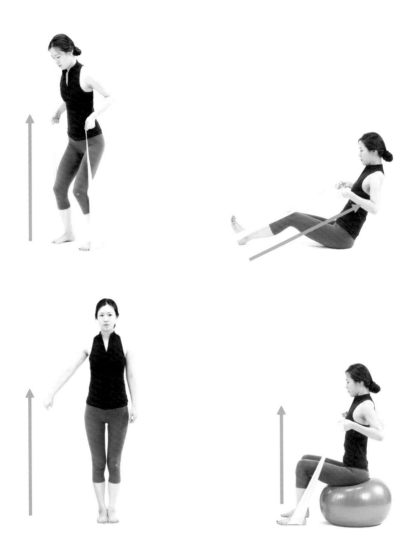

어깨세모근은 물건을 들어 올릴 때도 가장 강하게, 그리고 빈번히 사용되는 근육 중의 하나이므로 약해지면 어깨를 사용하는 일상의 모든 활동에 영향을 끼친다. 따라서 어깨 세모근을 강화할 필요가 있다.

큰원근 ^{Teres Major}

이는곳^{Origin}

어깨뼈 아래 각의 뒤쪽면

닿는곳^{Insertion}

위팔뼈 결절사이고랑의 안쪽 선

작용^{Action}

위팔뼈 안쪽회전, 어깨를 내림

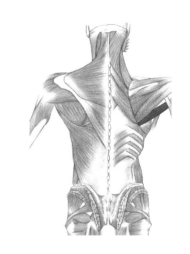

스트레칭을 통한 큰원근 이완

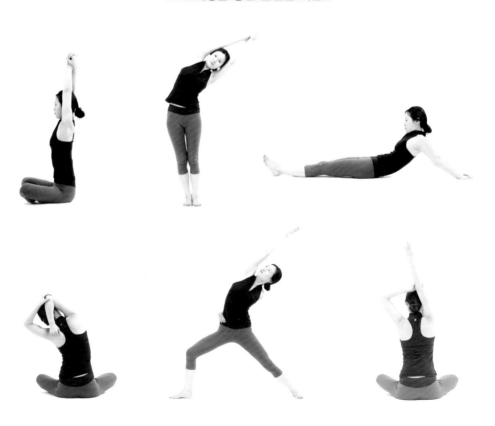

* 하체의 근육 작용과 아사나 이해하기

이 장에서는 엉덩이와 하체의 근육 중에 아사나 수련에 빈번하게 적용되는 근육들을 선정하여 설명하기로 한다. 아사나 수련에서 활용도가 떨어지는 근육들과 회음부, 항문 및 발가락 근육처럼 이 책에서 다루기에 너무 세세한 근육은 제외하였다.

넙다리네갈래근^{Quadriceps}

넙다리네갈래근은 허벅지 상박의 주요 근육이다. 이 근육은 넙다리곧은근^{Rectus Femoris}, 중간넓은근^{Vastus Intermedius}, 가쪽넓은근^{Vastus Lateralis}, 안쪽넓은근^{Vastus Medialis}으로 이루어져 있다.

근육 이름	이는곳	닿는곳	작용	길항근
넙다리곧은근	아래앞엉덩이가시와 볼기뼈절구의 엉덩뼈 부분을 형성하는 뼈마루의 가쪽 표면	무릎뼈와 무릎뼈인대를 지나는 정강뼈거친면	무릎 신장, 엉덩관절 굽힘	뒤넙다리근
가쪽넓은근	넙다리뼈의 큰돌기, 돌기사이선, 넙다리뼈거친선		무릎 신장	
중간넓은근	넙다리뼈의 앞쪽 및 가쪽			
안쪽넓은근	넙다리뼈 안쪽			

다음의 그림은 순서대로 넙다리곧은근, 안쪽넓은근, 가쪽넓은근이다. 중간넓은근은 넙다리곧은근 밑에 있어 보이지 않는다.

넙다리네갈래근

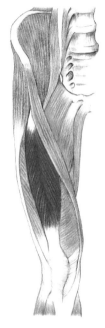 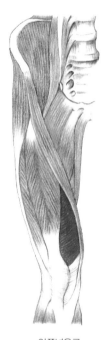 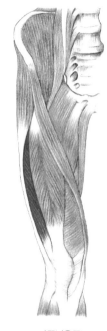

넙다리곧은근
(Rectus Femoris)

안쪽넓은근
(Vastus Medialis)

가쪽넓은근
(Vastus Lateralis)

넙다리네갈래근을 이완시켜주는 아사나: 스트레칭으로 긴장 이완

넙다리네갈래근이 충분히 이완되지 않으면 업독^{Upward Facing Dog}이나 후굴과 관련된 아사나들에 저항으로 작용하여 자연스러운 자세를 완성할 수 없게 된다. 신체 전면에서 굽힘 작용을 하고 있는 주요한 3개의 근육인 엉덩허리근, 넙다리곧은근, 배곧은근^{Rectus Abdominis} 을 충분히 이완하지 않았을 때 일어난다. 덧붙여 업독 자세의 경우에는 신체 전면의 근육을 먼저 이완시켜야 동작을 완성할 수 있다.

선 자세에서 넙다리네갈래근을 자극하려면 발등을 잡고 뒤꿈치를 엉덩이 쪽으로 당긴다. 더 깊은 자극을 주고 싶을 때는 허벅지 윗부분이 지면을 향할 때까지 팔을 당긴다.

엎드린 자세에서 넙다리네갈래근을 자극하려면 한쪽 발등이나 발목을 잡고 허벅지를 바닥에 댄 채 뒤꿈치를 엉덩이를 향해 끌어당긴다. 더 강한 자극을 주려면 천장을 향해 다리를 들어 올린다. 한쪽씩만 실시하는 이유는 양쪽을 동시에 할 경우 이완 효과가 낮고 수행이 어렵기 때문이다. 측면으로 누운 자세도 이것과 동일한 원칙으로 실시한다.

런지Lunge 자세를 통해 넙다리네갈래근을 자극할 경우 상체의 무게중심이 앞으로만 쏠리지 않도록 주의해야 한다. 이런 경우 요추의 과도한 전만을 유발할 수 있기 때문이다. 이 자세에서는 물라반다와 우띠야나반다를 강하게 조여 상체의 몸통을 비교적 곧게 세운 상태에서 뒤쪽으로 무게중심을 이동하여 앞다리와 뒷다리의 하중이 동일하게 실리도록 한다.

이 상태에서 더 깊은 자극을 원할 경우 등을 뒤쪽으로 기울여 뒷다리에 더 많은 하중이 실리도록 한다. 물론 이때도 물라반다와 우띠야나반다를 조이고 있어야 한다. 물라반다와 우띠야나반다를 충분히 조이지 않은 상태에서 런지 자세를 수행할 경우 요추에 자극이 심해지면서 척추의 전만을 촉진하고 통증을 유발하게 된다. 척추전만과 자세에 관한 내용은 같은 장의 엉덩허리근 내용 중 '② 요추(허리)를 전방으로 꺾어 넘기는 것이 아니라 골반을 전면으로 밀어낸다.'의 내용과 해당 그림을 참고하면 이해하기 쉽다.

누운 영웅 자세를 통해 넙다리네갈래근을 자극하는 경우에 대해 알아보자. 수련자의 넙다리네갈래근이 비교적 유연할 때는 보조 도구를 사용하지 않고 바로 등을 바닥에 대고 눕는다. 요추와 바닥 사이에 공간이 생기지 않도록 밀착하면 자연스럽게 무릎과 허벅지는 바닥으로부터 들리게 되고 발목, 무릎, 허벅지, 골반으로 자극이 전이된다. 이렇게 요추와 바닥의 밀착을 유지한 상태에서 한쪽 다리씩 무릎이 바닥에 가까워지도록 누른다. 반대쪽 다리도 같은 방식으로 자극한다. 양쪽 다리에 충분한 자극이 가해지면 양 무릎을 몸의 중심을 향해서 최대한 모으고(가능하면 무릎 안쪽을 맞닿게) 양 무릎을 동시에 바닥을 향해 낮춘다. 이때 넙다리네갈래근에 가해지는 강한 자극이 발목에도 이어지므로 부상을 예방하기 위해서는 자신의 유연성이 가지는 한계를 초과하여 무리하지 않도록 한다.

낙타 자세, 브릿지 자세, 우르드바다누라사나Urdhva Dhanurasana(후굴)와 같은 자세에서 이완을 할 때의 핵심은 먼저 물라반다와 우띠야나반다를 확고히 조인 후 골반의 전면을 밀어낸다는 느낌을 유지한 채로 몸의 앞부분을 확장한다는 것이다. 만약 반다를 조이지 않고 요추를 지나치게 꺾어 넘길 경우 척추의 과도한 전만을 유발할 수 있으며 넙다리네갈래근에 걸려야 할 힘이 허리를 꺾어 미는 힘으로 전환되어 넙다리네갈래근을 자극하는 효과가 떨어진다.

스트레칭을 통한 넙다리네갈래근 이완

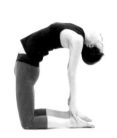
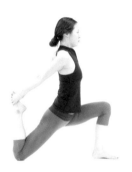

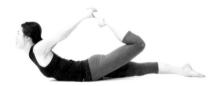
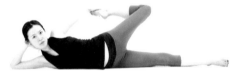

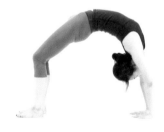
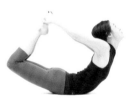

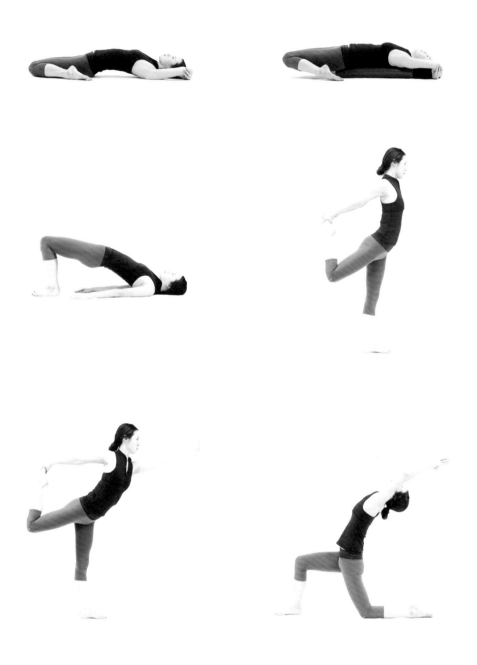

넙다리네갈래근의 근력을 강화하는 아사나: 자세 유지로 근육 강화

넙다리네갈래근의 주된 작용은 무릎을 펴는 것이다. 따라서 이 근육은 신체에서 가장 강력한 2개의 반중력근 중 하나이며 다리를 쭉 펴기 위해서는 넙다리네갈래근의 근력이 충분히 강해야 한다.

한 다리로 선 자세를 할 때 한쪽 발바닥으로 체중을 지탱하게 되는데 이때 넙다리네갈래근이 충분히 강화되어 있지 않으면 중심을 잃기 쉬워 아사나의 안정성이 떨어지게 된다. 발가락 끝까지 힘이 전달되는 느낌을 찾기 위해서는 넙다리네갈래근을 최대한 수축하여 무릎뼈를 허벅지 방향으로 강하게 당겨야 한다.

평소 넙다리네갈래근을 단련해두면 점프나 강한 스피드를 필요로 하는 운동을 할 때 반중력근으로서의 역할을 적절히 해낼 수 있다.

넙다리네갈래근 강화

① 정지 동작을 통한 강화

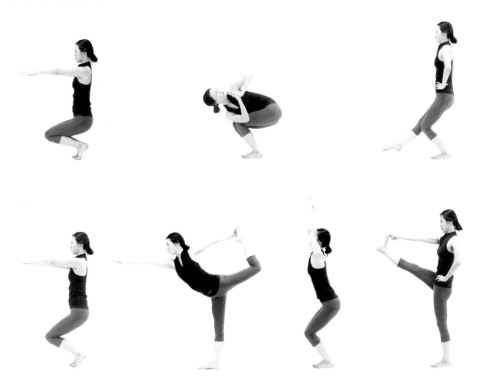

② 움직임을 통한 강화

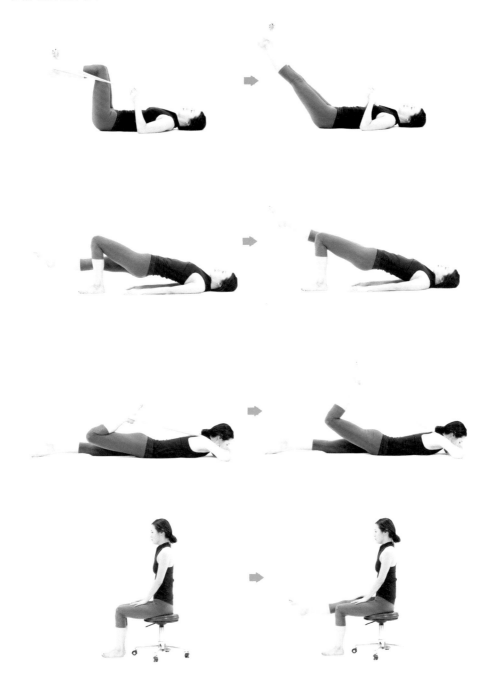

뒤넙다리근^{Hamstrings}

뒤넙다리근은 허벅지 뒤편의 주요 근육이다. 이 근육은 반힘줄근^{Semitendinosus}, 반막근^{Semimembranosus}, 넙다리두갈래근 긴갈래^{Biceps Femoris Long Head}, 그리고 넙다리두갈래근 짧은갈래^{Biceps Femoris Short Head}로 이루어져 있다.

근육 이름	이는곳	닿는곳	작용	길항근
넙다리두갈래근 긴갈래	궁둥뼈결절	종아리뼈 머리, 정강뼈 가쪽 관절융기	무릎관절 굽힘, 무릎에서 다리를 가쪽으로 회전시킴(무릎이 굽혀질 때), 엉덩관절신장(긴갈래)	넙다리네갈래근
넙다리두갈래근 짧은갈래	넙다리뼈거친선 및 가쪽 관절융기위선	종아리뼈 머리, 정강뼈 가쪽 관절융기		
반막근	궁둥뼈결절	안쪽 정강뼈 관절융기	무릎 굽힘, 엉덩관절 신장, 무릎에서 다리를 안쪽으로 회전시킴	
반힘줄근		정강뼈 안쪽면, 거위발		

뒤넙다리근

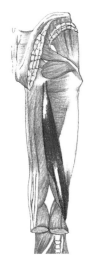 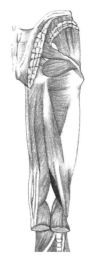 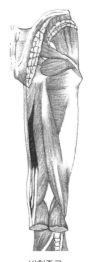 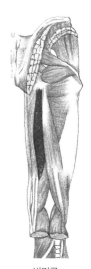

넙다리두갈래근 긴갈래
(Biceps femoris long head)

넙다리두갈래근 짧은갈래
(Biceps femoris short head)

반힘줄근
(Semitendinosus)

반막근
(Semimembranosus)

뒤넙다리근은 신체의 유연성에 가장 큰 영향을 미치는 근육이다. 신체의 유연성이 감소하는 주원인은 정상적인 척추굽이가 비정상적인 척추굽이로 변형되기 때문이다. 척추굽이와 뒤넙다리근의 유연성 관계에서 척추굽이의 변형이 하체 뒷면의 유연성에 영향을 끼치는 과정을 알아보자.

정상적인 척추굽이는 경추와 요추에서는 '('형태이고 흉추와 엉치뼈에서 는 ')'형태이다. 척추를 세우지 않아 등이 굽은 자세를 장시간 유지할 경우 척추굽이에 변형이 생기기 시작한다.

바르지 않은 자세로 인해 요추의 '('형태가 ')'형태로 변형되면 흉추의 ')'형태는 과한 ')'형태로 변형된다. 흉추와 요추가 통합적으로 하나의 ')'형태로 변형되면 경추는 흉추와 요추의 심한 변형 형태를 보상하기 위해 앞으로 돌출하면서 거북목^{Forward Head Posture}이 된다. 이때 근육의 변화를 관찰해보면 큰볼기근, 뒤넙다리근, 배곧은근, 배바깥빗근, 배속빗근이 긴장하여 수축한 것을 볼 수 있다. 이렇듯 척추굽이의 변형은 뒤넙다리근에 과한 긴장을 유발해서 유연성을 떨어뜨린다. 10장의 '골반 정렬'편의 그림을 참고하기 바란다.

뒤넙다리근을 유연하게 만들기 위해서는 한쪽 다리의 유연성을 먼저 강화한 후 반대쪽 다리에도 같은 방식으로 수련하여 최종적으로 양쪽 다리의 유연성을 강화하는 것이 좋다. 그러나 뒤넙다리근의 유연성을 강화할 때 절대 간과해서는 안 되는 3가지 원칙이 있다.

① 배와 허벅지는 반드시 맞닿게 한다

수련의 원리를 모르는 수련자의 경우 배와 허벅지가 맞닿지 않은 상태에서 가슴이 허벅지에 먼저 닿는 방식으로 수련을 하는 경우가 있다. 이때 뒤넙다리근에는 스트레칭을 위한 자극이 전해지지 않고 요추와 흉추로 자극이 전이되면서 요추나 흉추의 근막, 근육, 힘줄, 인대 같은 결합조직에 부상이 생길 수 있다. 이러한 부상을 방지하기 위해서는 배와 허벅지가 맞닿도록 해야 한다. 만약 뒤넙다리근이 심하게 경직되어 있다면 무릎을 구부려서라도 배와 허벅지가 맞닿게 하고 그 상태에서 천천히 무릎을 펴며 뒤넙다리근을 스트레칭한다.

② 턱과 가슴을 열어 척추가 굽게 하지 않는다

뒤넙다리근에 자극을 주는 스트레칭을 하려면 배와 허벅지가 맞닿아야 한다. 턱이 무릎이나 정강이에 닿는 경우에는 이 원칙에 부합하여 운동 목적을 달성할 수 있을 것이다.

하지만 배와 허벅지가 맞닿지 않은 상태에서 코나 이마가 무릎이나 정강이에 먼저 닿는다면 흉추와 요추에 과도한 긴장이 생기면서 뒤넙다리근에 전해져야 할 힘이 흉추와 요추에 전이되어 부상을 유발한다. 또한 가로막 움직임의 범위가 제한되어 호흡이 짧아지면서 긴장이 증가한다.

뒤넙다리근을 늘여주는 모든 아사나는 다음 이미지에서 볼 수 있듯이 반드시 배와 허벅지가 맞닿은 상태에서 턱과 가슴을 열고 척추를 늘여야 한다.

③ 발가락은 몸쪽을 향해 당긴다

뒤넙다리근에 자극을 주기 위해서는 엉덩이를 뒤쪽으로 밀고 뒤꿈치는 앞쪽을 향해 밀어 엉덩이와 뒤꿈치 사이가 최대한 멀게 해야 한다. 뒤넙다리근의 이는곳은 궁둥뼈이고 닿는곳은 정강뼈와 종아리뼈이기 때문에 발가락을 몸쪽으로 당겨 오금을 바닥에 밀착시키지 않으면 뒤넙다리근을 늘이는 힘이 제대로 전달되지 않는다.

스트레칭을 통한 뒤넙다리근 이완

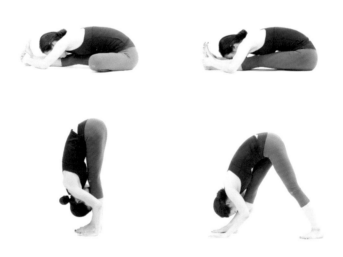

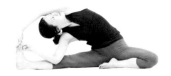
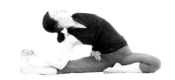
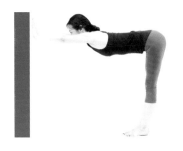
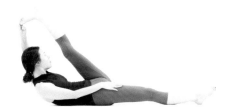

모음근^{Adductors}

모음근은 허벅지 안쪽의 근육이다. 이 근육은 짧은모음근^{Adductor Brevis}, 긴모음근^{Adductor Longus}, 큰모음근^{Adductor Magnus}, 두덩근^{Pectineus}, 두덩정강근^{Gracilis} 으로 이루어져 있다.

근육 이름	이는곳	닿는곳	작용
두덩정강근	아래쪽 두덩뼈가지	정강뼈(거위발)	엉덩관절 모음, 엉덩관절 굽힘, 무릎 앞쪽 회전
두덩근	위쪽 두덩뼈가지	작은돌기, 넙다리뼈거친선	엉덩관절 굽힘과 모음
짧은모음근	아래쪽두덩뼈가지의 앞쪽 표면		엉덩관절 모음
긴모음근	두덩뼈 능선 바로 아래의 두덩뼈 몸체	넙다리뼈거친선의 중간 1/3	엉덩관절 모음과 안쪽회전
큰모음근	두덩뼈, 궁둥뼈결절	넙다리뼈 및 넙다리뼈 모음근 결절	엉덩관절 모음과 굽힘

모음근

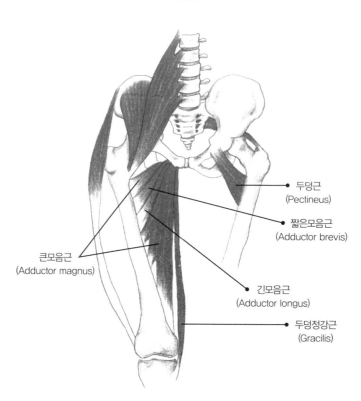

두덩근
(Pectineus)

짧은모음근
(Adductor brevis)

큰모음근
(Adductor magnus)

긴모음근
(Adductor longus)

두덩정강근
(Gracilis)

모음근을 이완시켜주는 아사나

모음근의 주된 작용은 엉덩관절의 모음, 굽힘 및 안쪽회전이다. 모음근이 경직되면 다리를 넓게 벌리는 데 어려움이 생기고 다리를 벌려 뻗은 상태에서 상체를 굽힐 때 근육의 긴장으로 인한 통증이 생기면서 요추와 흉추의 긴장이 심해진다.

모음근을 이완시키기 위해서는 먼저 한 다리씩 번갈아가며 다리의 모음근을 충분히 자극한다. 양쪽 다리의 모음근이 모두 자극을 받아 이완된 후에 양쪽 다리를 벌려서 동시에 자극을 주도록 한다.

한쪽 다리의 모음근을 늘일 때 가슴과 배를 열어 척추를 신장시키지 않으면 모음근에 직접적인 자극이 가지 않고 요추와 흉추 일부로 자극이 전이되어 모음근을 효율적으로 이완시킬 수 없다. 반드시 가슴과 배를 열고 척추를 늘인 후에 아사나를 수행하도록 한다.

스트레칭을 통한 모음근 이완

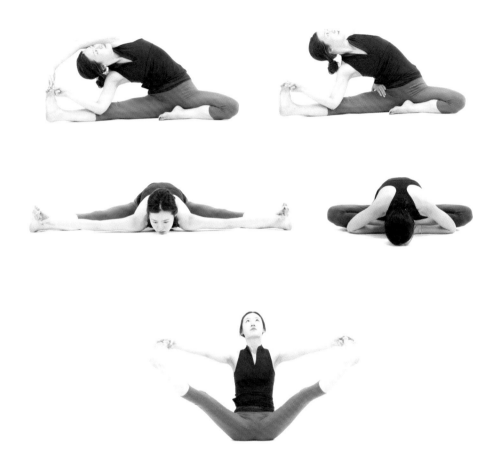

  뻗은 쪽 다리의 반대편 팔을 등 뒤로 감은 후 뻗은 쪽 다리의 허벅지 안쪽을 잡는다. 또는 뻗은 쪽 다리의 반대편 팔을 머리 위로 넘겨 발가락을 잡은 후 옆구리를 꺾어 넘기지 않도록 척추를 계속 늘이면서 상체를 뻗은 쪽 다리로 기울이며 모음근을 늘이는 것이 좋다. 이때 상체는 하나의 고정된 블록처럼 움직이도록 한다. 전체적으로 상체를 살짝 앞쪽으로 기울이는 느낌을 가질 때 모음근에 더 많은 자극이 가해진다.

  모음근이 충분히 이완되지 않은 상태에서 양쪽 다리를 벌리고 동시에 자극을 가할 경우 근육의 긴장으로 인한 통증이 발생할 수 있고 목, 어깨, 요추, 흉추에 과도한 긴장이 생기게 된다.

모음근을 강화하는 아사나

모음근의 작용은 물라반다, 우띠야나반다와 밀접한 관련이 있다. 모음근의 힘이 약해져서 두 발의 엄지발가락과 뒤꿈치가 붙지 않거나 허벅지 안쪽이 몸의 중심을 향해 조여지지 않으면 골반저근육이 몸의 중심을 향해 근육을 조이는 데 어려움이 생긴다. 이 경우 요가의 3개 반다 중 근력과 관련된 주요 반다인 물라반다와 우띠야나반다를 조이는 게 힘들어진다. 또한, 보행 시에 새끼발가락 쪽이나 발날 면이 먼저 지면에 닿는 뒤침 현상이 발생한다. 이때 자칫 중심을 잃으면 발등에 과도한 하중이 실리게 되고 발목 외측에 염좌가 생길 수 있다.

아사나의 경우 사마스티디히 자세와 정렬 자세에서 발바닥이 신체의 모든 하중을 받기 때문에 이론적으로는 엄지발가락의 발 허리뼈 앞쪽 부분과 새끼발가락의 발 허리뼈 앞쪽 부분, 뒤꿈치에 체중이 균등하게 분배되어야 한다. 그러나 골격의 하퇴 모양이 가쪽을 향하여 곡선을 그리고 있으므로 실제 아사나 수련에서는 엄지발가락의 발허리뼈 앞쪽 부분과 뒤꿈치에 더 많은 힘이 실릴 수 있도록 모음근의 근력을 조금 더 사용해야 반다를 조일 수 있다.

도구를 사용하지 않은 모음근 강화

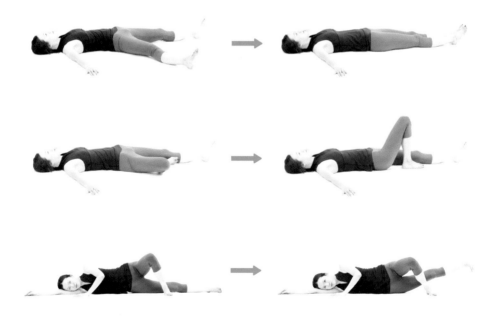

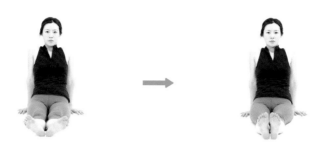

　보조 도구를 사용하지 않고 모음근을 강화하는 방법은 다음과 같다.

　측면으로 누운 상태에서 아래쪽 다리를 수직으로 들어 올려 모음근을 강화할 때는 넙다리네갈래근의 근력을 최대한 사용하여 다리를 반듯하게 뻗고 발가락 끝까지 힘이 느껴지는 상태에서 운동을 해야 모음근을 효과적으로 단련할 수 있다.

　선 자세에서 모음근을 강화할 때는 두 발의 엄지발가락과 뒤꿈치를 붙인 상태에서 양 무릎과 허벅지 안쪽이 최대한 가까워지도록 하면 된다. 무릎 사이에 얇은 종이를 끼워 종이를 떨어뜨리지 않도록 자세를 유지하는 것도 모음근의 근력을 강화하는 좋은 훈련이다. 얇은 종이 대신 작은 짐볼 또는 요가 블록을 사용해도 좋다.

　앉은 자세에서 발끝부딪히기를 통해 모음근을 강화하는 경우, 발목이 긴장하면 모음근이 쉽게 피로해지므로 발목의 힘을 최대한 빼고 발날 안쪽이 맞닿을 수 있도록 하면 모음근을 효과적으로 강화할 수 있다. 초보자는 발끝부딪히기를 40~50회 이상 하면 모음근에 강한 피로감을 느낄 수 있다. 처음에는 완만한 속도로 20~30회 정도를 한 세트로 실시하고 모음근의 긴장이 완화되면 두 번째, 세 번째 세트를 반복하는 것이 모음근을 강화하는 좋은 방법이다.

　허리의 통증이나 기타 부상으로 인해 앞서 설명한 자세를 취하기 어려운 경우가 있다. 이때는 등을 대고 누운 상태에서 다리를 벌리고 모으기를 반복하거나 누운 상태에서 한쪽 다리를 굽혀 수직으로 들어 올리기를 반복하면 모음근을 강화할 수 있다.

도구(짐볼)를 사용한 모음근 강화

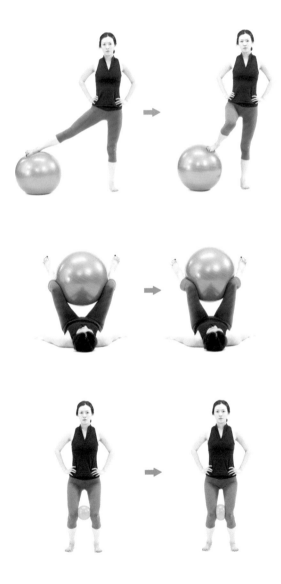

짐볼을 보조 도구로 사용하여 모음근을 강화하는 방법은 다음과 같다.

선 자세에서 짐볼을 당겨 모음근을 강화할 때는 바닥에 닿은 다리의 무릎을 약간 구부려서 무게중심을 낮춤으로써 더 효과적으로 모음근을 강화할 수 있다.

서거나 앉은 자세에서 짐볼을 이용하여 모음근을 강화할 때는 무릎이나 허벅지 사이에 짐볼을 넣고 몸의 중심을 향해 강하게 조였다 풀기를 반복한다.

넙다리근막긴장근^{Tensor Fascia Latae}

넙다리근막긴장근
(Tensor Fascia Letae, TFL)

이는곳^{Origin}

엉덩뼈능선

닿는곳^{Insertion}

엉덩정강근막띠^{Iliotibial Tract}

작용^{Action}

엉덩관절 굽힘 및 벌림, 약하게 무릎 신장을 도움, 무릎에서 하지를 가쪽으로 회전,
선 자세에서 골반과 무릎을 안정화함

스트레칭을 통한 넙다리근막긴장근 이완

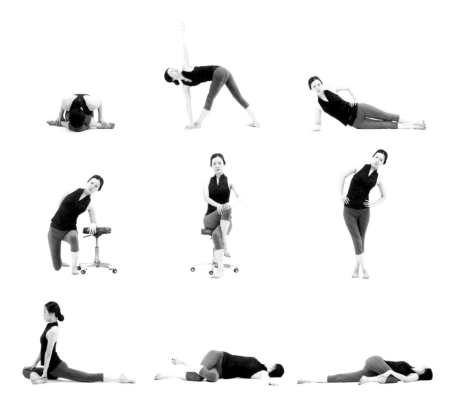

볼기근^{Gluteal Muscles}

볼기근은 엉덩이 측면의 모든 공간을 채우고 있는 근육이다. 이 근육은 넙다리뼈에 부착하는 큰볼기근, 중간볼기근, 작은볼기근으로 이루어져 있다.

큰볼기근^{Gluteus Maximus}의 주된 역할은 엉덩관절 신장으로 평소 활동 중에는 많이 사용되지 않지만 앉은 자세에서 일어설 때나 달리기를 할 때, 등산이나 계단 오르기를 할 때와 같이 중력을 거슬러 신체를 앞으로 추진할 때 작용하는 근육이다. 이 근육은 넙다리네갈래근과 함께 신체에서 가장 강력한 반중력근이다.

중간볼기근^{Gluteus Medius}의 주된 작용은 엉덩이 측면에서 다리를 벌리는 것이다. 중간볼기근의 앞줄기 섬유가 작용할 때는 허벅지를 안쪽으로 회전시키고 뒷줄기 섬유가 작용할 때는 허벅지를 가쪽으로 회전시킨다.

작은볼기근^{Gluteus Minimus}의 주된 작용은 엉덩이 측면에서 다리를 벌리는 것이다.

근육 이름	이는곳	닿는곳	작용	갈항근
큰볼기근	엉덩뼈의 볼기근면, 허리근막, 엉치뼈	넙다리뼈의 볼기근 거친면 및 엉덩정강 근막띠	작용 엉덩관절 가쪽 회전 및 엉덩관절 신장, 엉덩정강근막띠를 통해 신장된 무릎지지, 앉은 자세에서 주된 반중력근	엉덩근 큰허리근 작은허리근
중간볼기근	큰볼기근 밑의 엉덩뼈 볼기근면	넙다리뼈의 큰돌기	엉덩관절 벌림 엉덩관절 모음을 방지 허벅지 안쪽회전	가쪽돌림근 그룹 모음근들
작은볼기근	중간볼기근 밑의 엉덩뼈 볼기근면	넙다리뼈의 큰돌기	(중간볼기근과 협력하여) 엉덩관절 벌림, 엉덩 관절의 모음 방지허벅지 안쪽회전	가쪽돌림근 그룹 모음근들

볼기근들

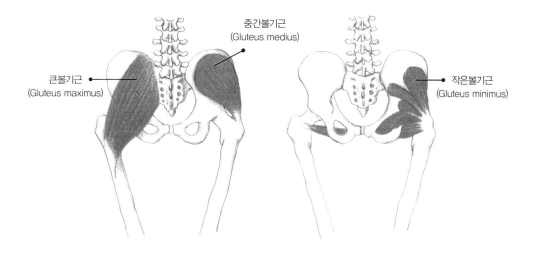

중간볼기근
(Gluteus medius)

큰볼기근
(Gluteus maximus)

작은볼기근
(Gluteus minimus)

스트레칭을 통한 큰볼기근 이완

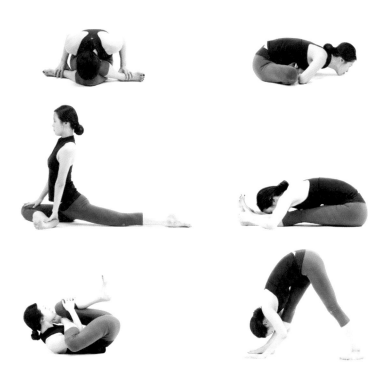

큰볼기근 강화

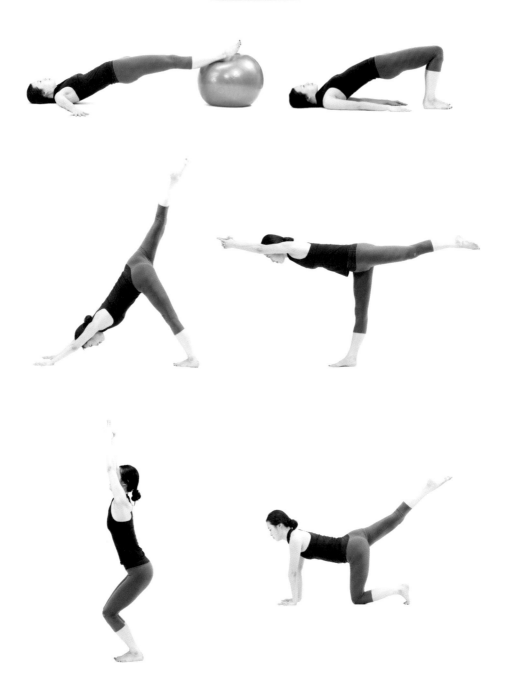

스트레칭을 통한 중간볼기근과 작은볼기근 이완

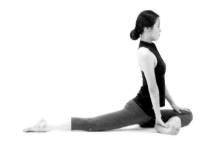

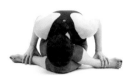

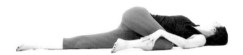

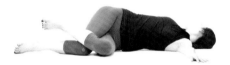

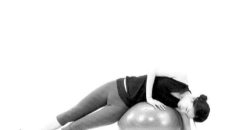

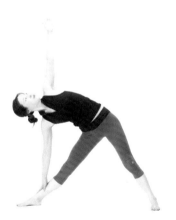

중간볼기근과 작은볼기근 강화

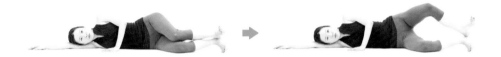

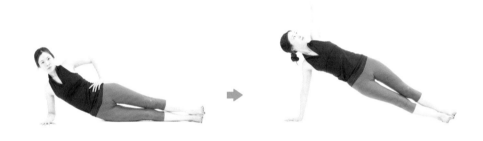

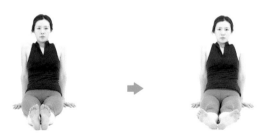

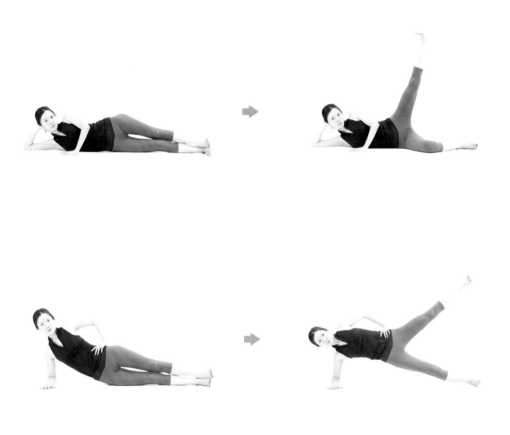

가쪽돌림근^{Lateral Rotators}

가쪽돌림근은 허벅지를 벌리고 가쪽으로 회전시키는 역할을 한다. 궁둥구멍근^{Piriformis}, 위쌍둥이근^{Gemellus Superior}, 속폐쇄근^{Obturator Internus}, 아래쌍둥이근^{Gemellus Inferior}, 바깥폐쇄근 ^{Obturator Externus}, 넙다리네모근^{Quadratus Femoris}이라는 총 6개의 근육으로 이루어져 있다.

가쪽돌림근이 약할 경우 보행 시 엎침으로 엄지발가락의 바닥 쪽이 먼저 바닥에 닿으면 서 발목이 안쪽으로 꺾이게 된다. 이런 현상이 심하면 내측 염좌가 발생한다. 내측 염좌 를 예방하려면 6개의 가쪽돌림근을 강화해야 하는데 이때 할 수 있는 대표적인 운동은 '발끝부딪히기'이다. 발끝부딪히기는 6개의 가쪽돌림근과 더불어 길항작용을 하는 모음근 도 함께 강화할 수 있는 운동이다.

가쪽돌림근 중 궁둥구멍근이 과도하게 긴장을 하면 좌골신경^{Sciatic Nerve}을 압박하여 통 증을 유발한다. 이때 궁둥구멍근을 이완시켜 통증을 완화할 수 있다.

요가 아사나를 할 때 한쪽 발목을 반대편 허벅지 위에 올리고 무릎을 턱 쪽으로 당겨서 들어 올린 다리의 6개 가쪽돌림근을 늘인다. 특히 궁둥구멍근을 이완시키면 좌골신경의 눌림이 줄어들어 통증이 완화된다.

근육 이름	이는곳	닿는곳	작용
궁둥구멍근	엉치뼈	넙다리뼈의 큰돌기	허벅지 가쪽 회전
바깥폐쇄근	폐쇄구멍 및 폐쇄막	넙다리뼈의 큰돌기 안쪽면	허벅지 벌림, 허벅지 가쪽 회전
속폐쇄근	아래쪽 두덩뼈가지와 폐쇄근막		허벅지 벌림과 가쪽 회전, 걷는 동안 엉덩관절 안정화
아래쌍둥이근	궁둥뼈결절	속폐쇄근 힘줄	허벅지 가쪽 회전
위쌍둥이근	궁둥뼈허리		
넙다리네모근	궁둥뼈결절	넙다리뼈돌기사이능선	

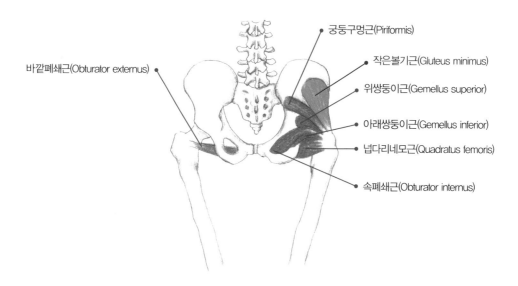

가쪽돌림근들

바깥폐쇄근(Obturator externus)

궁둥구멍근(Piriformis)

작은볼기근(Gluteus minimus)

위쌍둥이근(Gemellus superior)

아래쌍둥이근(Gemellus inferior)

넙다리네모근(Quadratus femoris)

속폐쇄근(Obturator internus)

스트레칭을 통한 돌림근 이완

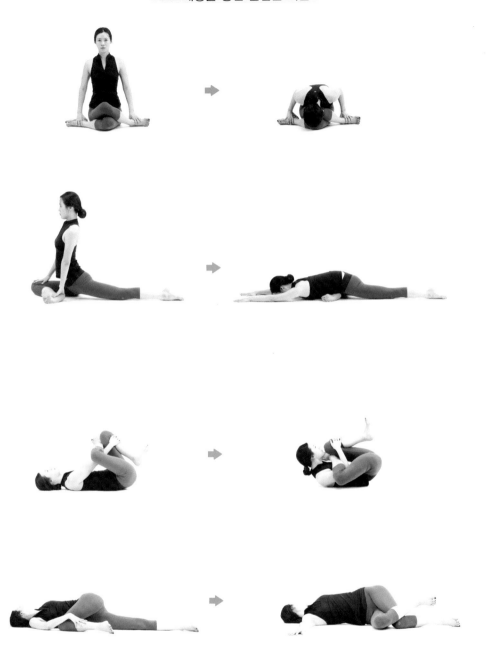

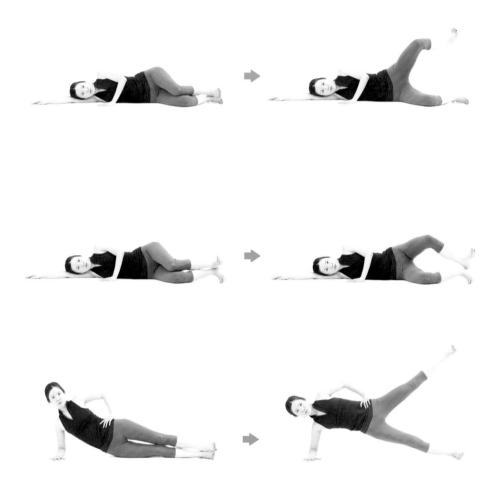

엉덩이굽힘근^{Hip Flexors}

주요 굽힘근인 엉덩허리근은 큰허리근, 작은허리근, 엉덩근으로 이루어져 있다.

엉덩이굽힘근은 엉덩허리근 외에 중요도가 조금 떨어지는 넙다리곧은근(넙다리네갈래
근 중 하나), 넙다리빗근, 넙다리근막긴장근, 허벅지 안쪽의 모음근들인 두덩근, 긴모음
근, 짧은모음근, 큰모음근, 두덩정강근으로 구성되어 있다.

모음근은 앞서 언급했으므로 여기에서는 엉덩허리근에 대해 알아보도록 한다.

엉덩허리근^{lliopsoas}

엉덩허리근의 이는곳, 닿는곳, 작용 및 길항근은 다음의 표를 통해 확인할 수 있다.

근육 이름	이는곳	닿는곳	작용	길항근
큰허리근	흉추 12번~요추 4번의 가로돌기, 몸통 및 추간판	넙다리뼈의 작은돌기	허벅지 굽힘 및 가쪽회전	큰볼기근
작은 허리근	흉추 12번과 요추 1번의 측면 몸통 표면과 그 사이의 추간판	두덩근선 및 엉덩두덩 융기	약하게 몸통 굽힘	
엉덩근	엉덩뼈오목	넙다리뼈의 작은돌기	엉덩관절 굽힘	

엉덩허리근

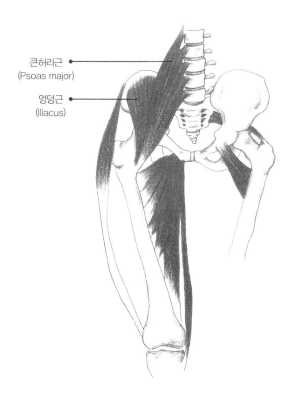

큰허리근
(Psoas major)

엉덩근
(Iliacus)

엉덩이굽힘근을 이완하는 아사나: 스트레칭을 통한 긴장 이완

엉덩이굽힘근의 주된 작용은 엉덩관절에서 하지^{Lower Extremity}를 위로 들어 올리는 것이다. 현대인의 체형은 신체의 앞쪽이 뒤쪽보다 더 많이 긴장되어 있다. 장시간에 걸쳐 잘못된 자세로 의자에 앉은 상태를 유지하는 생활습관에 기인한 현상으로 신체 앞쪽의 근육은 과하게 수축되고 신체 뒤쪽의 근육은 과하게 이완된 것이다. 불균형한 체형을 교정하기 위해서는 신체 앞쪽의 근육인 엉덩이굽힘근을 스트레칭으로 이완시키고 근력 운동을 통해 신체 뒤편의 근육을 강화하여 수축시켜야 한다.

엉덩이굽힘근을 이완하려면 가슴과 골반을 열고 뒤쪽을 향해 몸을 열어주어야 한다. 이러한 아사나를 수행하기 전에 반드시 주의해야 할 사항이 있다.

① 물라반다와 우띠야나반다를 조인다

골반과 허리는 힘의 중심이다. 골반은 두 개로 나뉘어 있으므로 물라반다 조임을 통해서 양 골반을 몸의 중심을 향해 함께 조여야 상체의 척추를 확고하게 잡아줄 수 있다. 척추에서의 모든 움직임은 척추의 토대가 되는 골반의 안정성에 의해 결정된다. 골반의 물라반다가 충분히 조여지지 않으면 척추를 받쳐주는 역할을 제대로 해내지 못한다. 나무의 뿌리가 흔들리면 몸통과 가지가 올곧게 서 있지 못하듯이 골반 위쪽의 척추가 안정성을 잃게 되는 것이다.

또한 물라반다를 조이지 않고 우띠야나반다를 제대로 조이는 것은 거의 불가능하다. 물라반다와 우띠야나반다는 상호보완적으로 작용하기 때문이다.

② 요추(허리)를 전방으로 꺾어 넘기는 것이 아니라 골반 전체를 앞으로 밀어낸다

엉덩이굽힘근을 스트레칭하려면 골반을 중립 또는 가벼운 후방 경사로 만든 상태에서 복부를 조여서 상체를 뒤로 기울이고 등과 엉덩이 사이의 각도가 더 가까워지도록 만들어야 한다. 때때로 초보 수련자들은 골반이 아닌 요추를 과도하게 꺾어 넘기는 실수를 한다. 요추를 과도하게 꺾으면 외형적으로는 아사나를 수행하는 것과 비슷해 보일 수 있지만 요추에 모든 하중이 실리면서 심한 척추전만을 일으켜 허리 통증이 발생하게 된다.

척추전만은 체형의 왜곡을 심화할 뿐만 아니라 근육의 피로를 누적시키고 장기 및 신경의 압박을 유발한다. 또한, 배안이 앞쪽과 아래쪽으로 밀려남으로써 장기가 아래로 처지는 하수 현상이 발생하여 골반저근육의 부하가 증가하고 장기에 생리적 이상이 생길 수 있다.

척추전만이 심해지면 호흡에도 부정적인 영향을 끼친다. 척추전만으로 복부가 앞으로 밀려나면 호흡에 관여하는 주동근인 가로막 역시 팽팽해진다. 들숨 시 가로막이 복부 쪽으로 내려갈 수 있는 절대 공간도 줄어들어 호흡이 짧고 횟수가 많아지는 가슴호흡을 하게 된다. 가슴호흡으로 인해 호흡에 관여하는 근육들에 피로가 누적되며 긴장도가 높아진다.

상체를 뒤로 젖힐 때는 요추를 과도하게 꺾지 말고 반다(물라반다, 우띠야나반다)를 조여 몸통 전체를 뒤로 기울이면서 골반을 앞을 향해 밀어내도록 해야 한다. 이 방식을 통해 요추에 실리는 과도한 부하를 줄이고 가슴을 확장하여 척추전만을 예방할 수 있다.

후굴자세를 수행할 때도 골반을 조여 위쪽 및 앞쪽을 향해 밀어냄으로써 요추 자체에 심한 부담을 주지 않도록 한다. 아래로 향한 활자세 역시 골반을 바닥 쪽으로 밀어낸다는 느낌을 갖고 아사나를 수행한다.

③ 런지 자세에서 앞다리와 뒷다리의 하중을 동일하게 한다

런지 자세의 경우 상체는 몸통을 바로 세운 상태에서 약간 후방으로 넘어가도록 하고 앞다리와 뒷다리에 동일하게 무게를 실어야 한다. 이때 두 발의 엄지발가락에 힘이 들어가 있지 않다면 반다가 풀려 있다고 보면 된다. 반다가 풀릴 경우 ①번에서 설명한 대로 부정적 영향을 끼칠 수 있기 때문에 반드시 반다를 조이도록 한다.

요추를 꺾어 미는 아사나 수행과 골반을 조여 미는 아사나 수행 비교

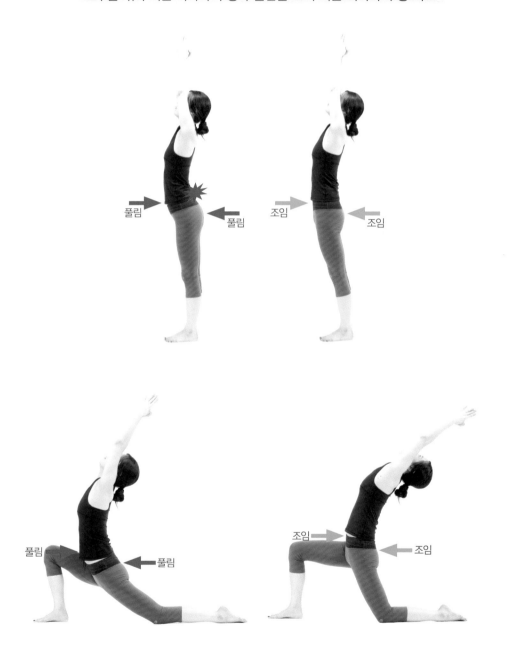

업독 자세는 굽힘근을 이완하는 대표적인 자세이다. 발등만 바닥에 닿고 무릎과 허벅지는 모두 허공에 떠 있어야 하며 상체와 손목은 수직으로 위치해야 한다. 가슴은 앞으로 확장하여 열려 있어야 하고 어깨와 귀의 거리는 충분히 멀어야 한다. 이러한 조건이 제대로 갖추어져야 효율적으로 엉덩이굽힘근을 스트레칭할 수 있다.

만일 바른 업독 자세가 현재 자신의 운동 능력으로는 무리라고 판단되면 다음의 이미지처럼 A ⋯ B ⋯ C ⋯ D의 과정을 거쳐 아사나의 완성도를 높여가며 연습하는 것이 좋다.

순차적인 업독 자세

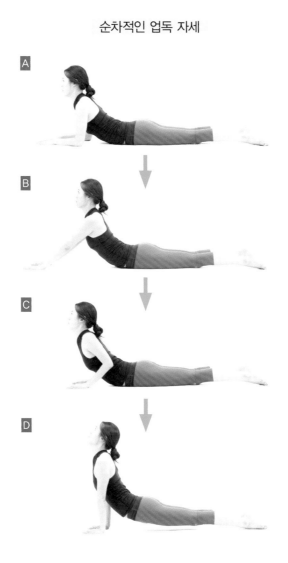

스트레칭을 통한 엉덩허리근 이완

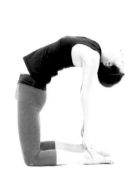
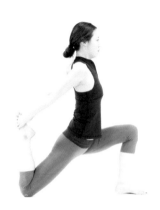

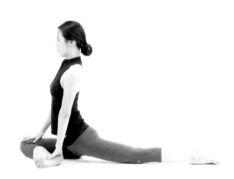
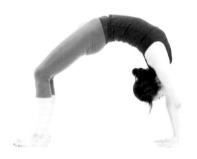

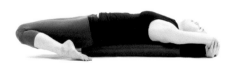
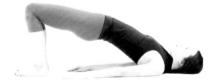

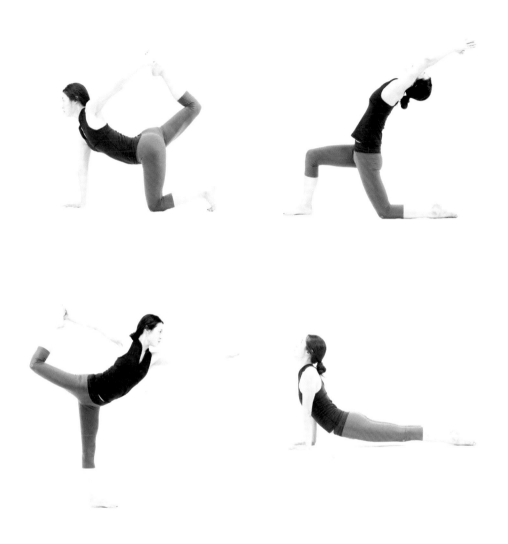

엉덩이굽힘근의 근력을 강화하는 아사나: 자세 유지를 통한 근육 강화

엉덩이굽힘근의 주된 작용은 엉덩관절에서 하지^{Lower Extremity}를 몸통 쪽으로 들어 올리는 것이다. 엉덩이굽힘근의 근력이 부족하면 다리를 들어 올리는 힘도 약하다.

엉덩이굽힘근의 주동근은 엉덩허리근이며 보조적으로 넙다리곧은근, 넙다리빗근 및 허벅지 안쪽의 모음근들이 작용한다. 이들 보조근 중에서는 넙다리곧은근이 주된 역할을 맡고 있다.

우띠따하스타파당구스타사나^{Utthita Hasta Padangusthasana}를 수행해보면 엉덩이굽힘근의 근력이 절대적으로 필요하다는 것을 알 수 있다. 엉덩허리근의 근력이 약하면 이 자세를 수행할 때 허벅지 윗부분에 강한 긴장이나 피로를 느끼게 된다. 이때 긴장과 피로를 느끼는 근육이 바로 넙다리곧은근이다.

엉덩허리근은 신체 깊은 곳에 있는 심부 근육이고 넙다리곧은근은 신체 표면에 있는 근육이다. 다리를 들어 올리는 아사나를 수행할 때 심부 근육인 엉덩허리근이 충분히 활성화되어 있지 않으면 다리의 하중을 지탱하는 힘은 자연스럽게 표면의 넙다리곧은근으로 전이된다. 우띠따하스타파당구스타사나 수행에서 넙다리곧은근의 근육이 긴장과 피로를 느끼게 되는 것은 이런 이유 때문이다.

이 아사나를 수행할 때 넙다리곧은근에 긴장과 피로를 느끼거나 다리가 90도 이상을 유지하지 못하고 아래로 떨어진다면 우선적으로 엉덩허리근을 강화해야 한다. 엉덩허리근을 강화하는 과정에서 엉덩이굽힘근의 나머지 근육들도 함께 강화된다.

엉덩허리근이 충분히 강화되어 있음에도 하지를 위로 들어 올리기 어렵다면 길항근인 큰볼기근을 이완시키거나 큰볼기근의 보조근인 뒤넙다리근의 과한 긴장을 우선 제거해야 한다. 이에 대한 자세한 설명은 '스트레칭을 통한 큰볼기근 이완, 뒤넙다리근 이완'편을 참조하기 바란다.

엉덩허리근 강화 기본 순환 운동

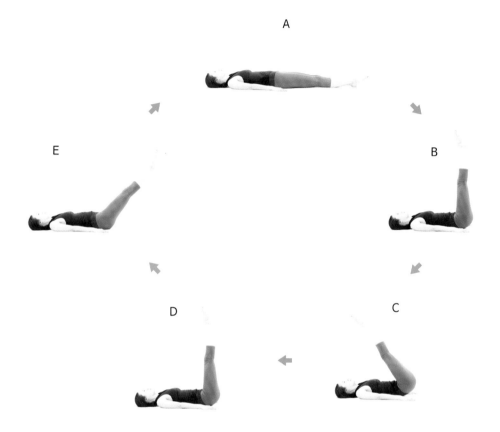

이와 같은 운동을 할 때는 자신의 체력에 맞게 A ···▸ B ···▸ C ···▸ D ···▸ E의 과정을 특정 횟수만큼 반복하고 체력 향상 정도에 따라 순차적으로 횟수를 늘려간다.

엉덩허리근 강화

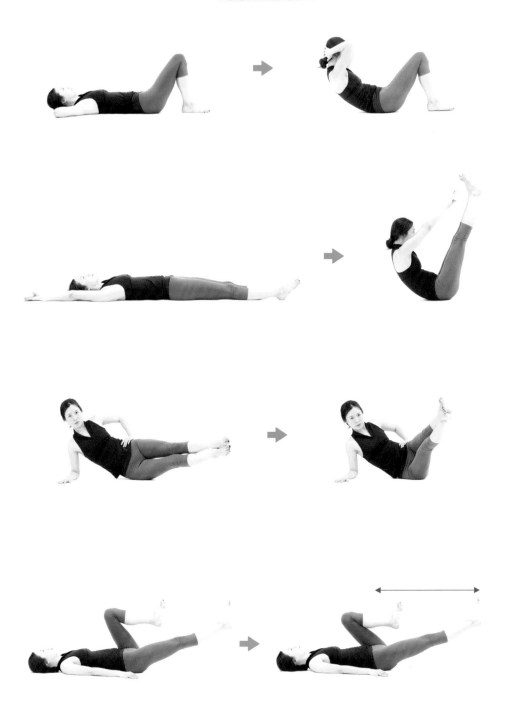

다리의 근육^{Muscles of Lower Leg}

다리의 근육^{Muscles of Lower Leg}

해부학에서 명명하는 다리는 무릎 이하의 하퇴^{Lower Leg}를 의미한다. 여기에서는 다리 앞쪽의 근육인 앞정강근^{Tibialis Anterior}, 다리 뒤편의 종아리 근육인 장딴지근^{Gastrocnemius}과 가자미근^{Soleus} 및 정강근^{Tibialis Posterior}에 대해 알아보도록 한다.

다리의 근육: 앞정강근^{Tibialis Anterior}

이는곳^{Origin}

정강뼈 몸통

닿는곳^{Insertion}

안쪽 쐐기뼈와 발의 첫 번째 발허리뼈

작용^{Action}

발등굽힘, 발 안쪽번짐

길항근^{Antagonist}

긴종아리뼈근, 장딴지근, 가자미근, 장딴지빗근^{Plantaris}, 뒤정강근

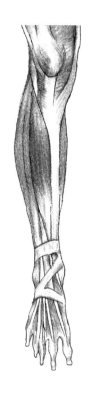

스트레칭을 통한 앞정강근 이완

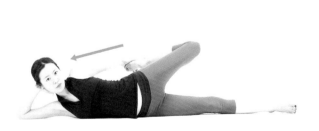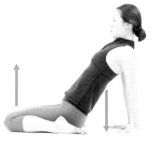

다리의 근육 Muscles of Lower Leg

해부학에서 명명하는 다리는 무릎 이하의 하퇴 Lower Leg 를 의미한다. 여기에서는 다리 앞쪽의 근육인 앞정강근 Tibialis Anterior, 다리 뒤편의 종아리 근육인 장딴지근 Gastrocnemius 과 가자미근 Soleus 및 정강근 Tibialis Posterior 에 대해 알아보도록 한다.

다리의 근육: 앞정강근 Tibialis Anterior

이는곳 Origin

정강뼈 몸통

닿는곳 Insertion

안쪽 쐐기뼈와 발의 첫 번째 발허리뼈

작용 Action

발등굽힘, 발 안쪽번짐

길항근 Antagonist

긴종아리뼈근, 장딴지근, 가자미근, 장딴지빗근 Plantaris, 뒤정강근

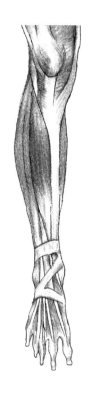

스트레칭을 통한 앞정강근 이완

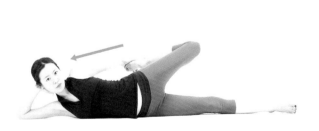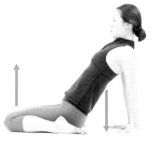

앞정강근 강화

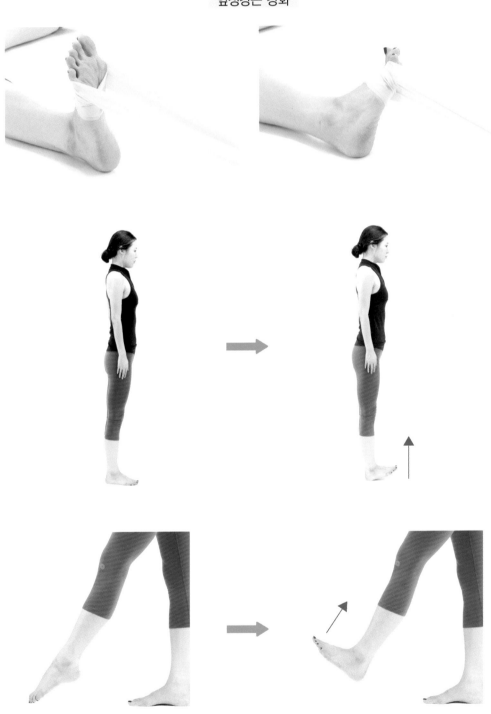

다리의 근육: 장딴지근과 가자미근^{Gastrocnemius & Soleus}

장딴지근, 가자미근, 장딴지빗근은 다리 뒤쪽 표면 종아리를 형성하는 근육이다. 장딴지근과 가자미근의 이는곳, 닿는곳, 작용 및 길항근은 아래와 같다. 여기서 역할이 약한 장딴지빗근은 생략하였다.

근육 이름	이는곳	닿는곳	작용	길항근
장딴지근	넙다리뼈 안쪽 및 가쪽 관절융기	발꿈치 힘줄	발바닥굽힘, 무릎 굽힘(약간)	앞정강근
가자미근	종아리뼈, 정강뼈 선의 안쪽 경계 (가자미근선)	발꿈치 힘줄	발바닥굽힘	

장딴지근

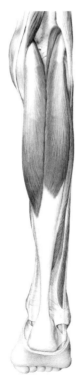

가자미근

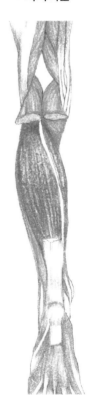

스트레칭을 통한 장딴지근과 가자미근 이완

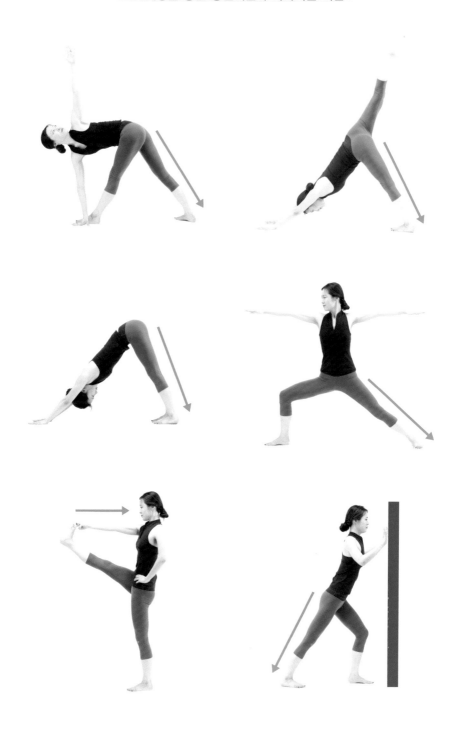

장딴지근과 가자미근 강화

① 움직임을 통한 강화

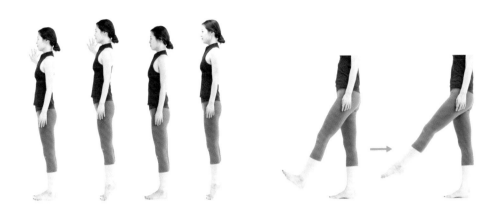

② 정지 동작을 통한 강화

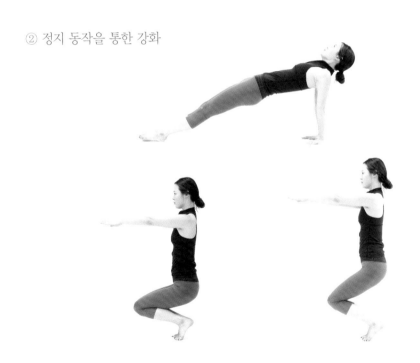

다리의 근육: 뒤정강근^{Tibialis Posterior}

이는곳^{Origin}

정강뼈 및 종아리뼈

닿는곳^{Insertion}

발배뼈, 안쪽쐐기뼈

작용^{Action}

발의 안쪽번짐, 발목에서 발바닥굽힘

길항근^{Antagonist}

앞정강근

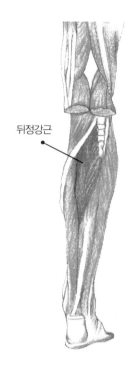

뒤정강근

뒤정강근 강화

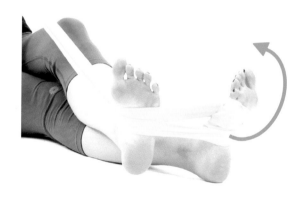

이 이미지는 뒤정강근의 안쪽번짐 기능을 강화하는 운동이다. 뒤정강근은 종아리 뒤편의 근육인 장딴지근 및 가자미근과 동일한 운동을 통해 이완하고 강화할 수 있으므로 바로 앞 '장딴지근과 가자미근 강화'편을 참고하기 바란다.

* 상지와 하지의 근육 비교

상지와 하지의 근육 중 유사한 기능을 수행하는 근육들을 비교하여 알아보기로 한다.

다리의 넙다리네갈래근^{Quadriceps}과 팔의 위팔세갈래근^{Triceps} 비교

넙다리네갈래근과 위팔세갈래근의 공통된 역할은 신장이다. 넙다리네갈래근은 무릎을
펴서 하퇴를 신장시키고 위팔세갈래근은 팔을 펴서 아래팔을 신장시킨다.

근육 이름	이는곳	닿는곳	작용
넙다리네갈래근	넙다리곧은근과 3개의 넓은근들이 이는곳	정강뼈거친면	무릎 신장, 엉덩이 굽힘(넙다리곧은근만 해당됨)
위팔세갈래근	• 긴갈래: 어깨뼈의 관절 하결절 • 가쪽갈래: 위팔 뼈 위쪽 • 안쪽갈래: 위팔 뼈 아래쪽	팔꿈치힘줄	팔을 폄

위팔세갈래근과 넙다리네갈래근

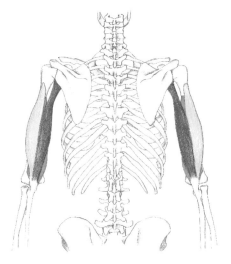 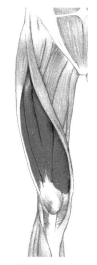

위팔세갈래근(Triceps Brachii)　　　　　넙다리네갈래근(Quadriceps)

다리의 뒤넙다리근^{Hamstrings}과 팔의 위팔두갈래근^{Biceps Brachii} 비교

뒤넙다리근은 무릎을 축으로 하퇴를 엉덩이 쪽으로 굽히고 위팔두갈래근은 팔꿈치를 축으로 아래팔을 어깨쪽으로 굽힌다.

근육 이름	이는곳	닿는곳	작용
뒤넙다리근	• 반힘줄근: 궁둥뼈결절 • 반막근: 궁둥뼈결절 • 긴갈래: 궁둥뼈결절 • 짧은갈래: 넙다리뼈 거친선 및 넙다리뼈의 가쪽 관절 융기	• 반힘줄근: 정강뼈 안쪽 표면 • 반막근: 안쪽 정강뼈 관절융기 • 긴갈래: 종아리뼈의 가쪽 머리 • 짧은갈래: 종아리뼈의 가쪽 머리	무릎 굽힘, 엉덩이 신장
위팔두갈래근	• 짧은갈래: 어깨뼈의 오훼돌기 • 긴갈래: 관절위결절	노뼈거친면 및 아래팔 안쪽 부분의 깊은 근막 안의 위팔두갈래근 널힘줄	팔꿈치 굽힘 및 아래팔 뒤침

위팔두갈래근과 뒤넙다리근

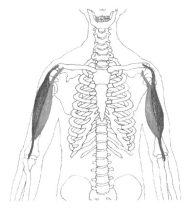

위팔두갈래근(Biceps Brachii)

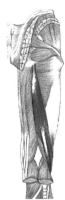

넙다리두갈래근 긴갈래

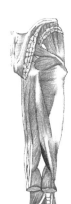

넙다리두갈래근 짧은갈래

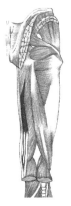

반힘줄근

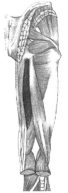

반막근

작은볼기근^{Gluteus Minimus} 및 중간볼기근^{Gluteus Medius}과 팔의 어깨세모근^{Deltoid} 비교

다리의 작은볼기근 및 중간볼기근, 팔의 어깨세모근은 각각 다리와 팔에서 벌림근^{Abductor} 역할을 한다.

근육 이름	이는곳	닿는곳	작용
작은/중간 볼기근들	• 중간볼기근: 엉덩뼈의 엉덩이 표면, 큰볼기근 아래 • 작은볼기근: 엉덩뼈의 엉덩이 표면, 중간볼기근 아래	넙다리뼈의 큰돌기	• 중간볼기근: 엉덩이 벌림, 앞쪽줄기는 허벅지를 안쪽으로 회전시킴, 뒤쪽줄기는 허벅지를 가쪽으로 회전시킴 • 작은볼기근: 중간 볼기근과 함께 작용하여 엉덩이 벌림, 앞쪽줄기는 허벅지를 안쪽으로 회전시킴
어깨세모근	빗장뼈의 가쪽 1/3의 앞쪽 경계 및 윗부분, 견봉돌기, 어깨뼈 허리	위팔뼈의 어깨세모근 거친면	어깨 벌림, 굽힘 및 신장

어깨세모근과 볼기근들

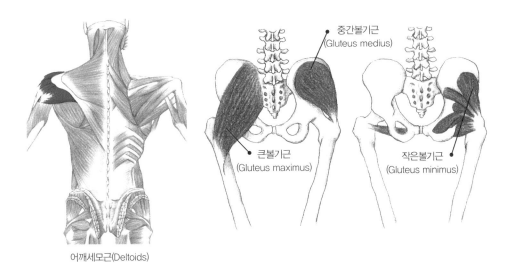

어깨세모근(Deltoids)

중간볼기근
(Gluteus medius)

큰볼기근
(Gluteus maximus)

작은볼기근
(Gluteus minimus)

하체의 엉덩허리근Iliopsoas과 상체의 넓은등근Latissimus Dorsi 비교

엉덩허리근은 하체의 가장 강력한 굽힘근으로 다리를 배 쪽으로 들어 올리는 역할을 한다. 넓은등근은 팔을 몸통 쪽으로 내리거나 턱걸이 운동을 할 때 몸을 끌어올려 팔과 몸통이 가까워지게 만든다. 두 근육의 동일한 작용은 굽힘이다.

엉덩허리근은 큰허리근, 작은허리근, 엉덩근이 합쳐진 근육이다.

근육 이름	이는곳	닿는곳	작용	길항근
큰허리근	흉추 12번~요추 4번의 가로돌기 몸통 및 추간판	넙다리뼈의 작은돌기	허벅지 굽힘 가쪽회전	큰볼기근
작은허리근	흉추 12번과 요추 1번 사이의 측면 몸통 표면과 그 사이 추간판	두덩근선 및 엉덩두덩융기	약하게 몸통 굽힘	
엉덩근	엉덩뼈오목	넙다리뼈의 작은돌기	엉덩관절 굽힘	
넓은등근	흉추 7번~요추 5번의 가시돌기 등허리근막 엉덩뼈능선 9(10)~12번 갈비뼈 및 어깨뼈의 아래 각	위팔뼈의 결절사이고 랑 기저	팔 모음 및 팔 신장 팔 내측 회전 등반 동 안 팔을 향해서 몸을 들어 올림	어깨세모근 등세모근

엉덩허리근과 넓은등근

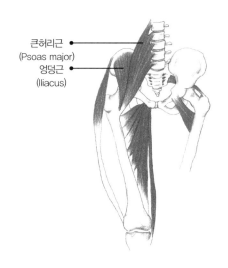

큰허리근
(Psoas major)
엉덩근
(Iliacus)

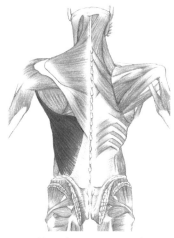

넓은등근(Latissiumus Dorsi)

* 두 관절 근육Two Joint Muscles

두 관절 근육은 근육의 이는곳과 닿는곳이 두 개의 관절을 가로지르는 근육을 말한다. 일반적인 근육은 이는곳과 닿는곳이 한 개의 관절을 가로질러 형성되어 있기 때문에 하나의 관절에서 주로 특정 운동(굽힘 또는 신장)만을 한다. 두 관절 근육의 경우에는 하나의 관절에서 특정 운동을 하는 동시에 근육의 다른 부착점(대부분 닿는곳)에서 또 다른 특정 운동을 한다.

상체의 두 관절 근육으로는 위팔두갈래근, 위팔세갈래근(긴갈래만 해당함)이 있다. 위팔두갈래근과 위팔세갈래근은 서로 길항작용을 한다.

하체의 두 관절 근육으로는 뒤넙다리근, 넙다리곧은근, 넙다리빗근, 두덩정강근, 장딴지근이 있다. 뒤넙다리근과 넙다리곧은근은 서로 길항작용을 한다.

상체의 두 관절 근육

위팔두갈래근Biceps Brachii

위팔두갈래근의 짧은갈래는 견갑골의 부리돌기, 긴갈래는 견갑골 관절 위의 결절에서 '이는곳' 역할을 하며, 노뼈거친면 및 아래팔 안쪽 부분의 깊은 근막 안에 있는 위팔두갈래근 널힘줄에서 '닿는곳' 역할을 한다. 어깨에서는 팔을 굽히고 팔꿈치에서는 아래팔을 굽히며 뒤침을 일으키는 두 개의 작용을 하는 셈이다.

위팔세갈래근Triceps Brachii

위팔세갈래근은 긴갈래만 두 관절 근육에 해당한다. 긴갈래는 견갑골의 관절하결절에서 '이는곳' 역할을 하고 자뼈 팔꿈치돌기에서는 '닿는곳' 역할을 한다. 어깨에서 팔을 신장시키고 모으며 팔꿈치에서는 아래팔을 신장시키는 두 개의 작용을 하는 셈이다.

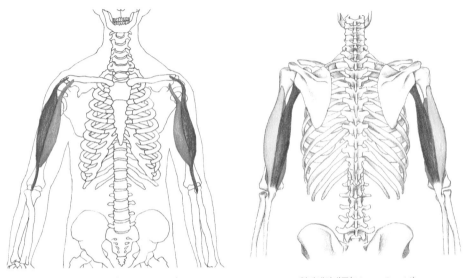

상체의 두 관절 근육

위팔두갈래근(Biceps Brachii)   위팔세갈래근(Triceps Brachii)

하체의 두 관절 근육

뒤넙다리근^{Hamstrings}

뒤넙다리근은 반막근^{Semimembranosus}, 반힘줄근^{Semitendinosus}, 넙다리두갈래근^{Biceps Femoris} 으로 이루어져 있다.

뒤넙다리근의 모든 근육은 궁둥뼈결절^{Ischial Tuberosity}에서 일고(Origin) 넙다리두갈래근의 긴갈래는 종아리뼈머리 가쪽에 닿는다(Insertion). 반막근은 정강뼈 안쪽 관절융기에 닿고(Insertion), 반힘줄근은 정강뼈 안쪽면의 거위발^{Pes Anserinus}에 닿는다(Insertion).

뒤넙다리근은 무릎을 굽히고 엉덩관절을 신장시키는 두 개의 작용을 주로 하며 허벅지 앞부분의 넙다리네갈래근과 서로 길항작용을 한다.

- 넙다리두갈래근의 작용: 무릎 굽힘, 무릎에서 다리를 가쪽으로 회전, 엉덩관절 신장
- 반막근의 작용: 무릎 굽힘, 무릎에서 다리를 안쪽으로 회전, 엉덩관절 신장
- 반힘줄근의 작용: 무릎 굽힘, 무릎에서 다리를 안쪽으로 회전, 엉덩관절 신장

넙다리곧은근^{Rectus Femoris}

넙다리곧은근은 넙다리네갈래근에 포함되는 4개의 근육 중 하나이다.

이 근육은 엉덩뼈의 아래앞엉덩뼈가시^{Anterior Inferior Iliac Spine}와 볼기뼈절구의 엉덩뼈 부분을 형성하는 뼈마루의 가쪽 표면에서 일어(Origin) 무릎뼈를 경유하여 정강뼈거친면에 닿는다(Insertion). 무릎을 신장시키는 주된 작용 외에도 엉덩관절에서 다리를 상체 쪽으로 굽히는 작용을 하고 있다.

넙다리곧은근을 가장 잘 확인해볼 수 있는 아사나는 우띠따하스타파당구스타사나이다. 이 자세를 수행할 때 다리를 수직으로 들어서 앞으로 뻗고 양손을 허리에 댄 채 다리의 각도를 유지해보면 허벅지 상박에 통증이나 경련이 생기는데 이 통증과 경련을 일으키는 근육이 바로 넙다리곧은근이다.

넙다리빗근^{Sartorius}

넙다리빗근은 엉덩뼈의 위앞엉덩뼈가시^{Anterior Superior Iliac Spine}의 아래쪽에서 일어(Origin) 거위발^{Pes Anserinus}에서 정강뼈 윗부분의 앞 안쪽 표면에 닿는다(Insertion). 이 근육은 엉덩관절에서 하지를 상체 쪽으로 굽히고 가쪽으로 회전시키며 무릎을 굽히는 복합적인 작용을 한다.

비슷한 작용을 하는 엉덩허리근, 넙다리곧은근, 뒤넙다리근이 강력한 근육으로 쓰이는 것과 달리 넙다리빗근은 보조근의 성격이 강하다.

두덩정강근^{Gracilis}

두덩정강근은 아래쪽 두덩뼈가지^{Inferior Pubic Ramus}에서 일어(Origin) 정강뼈의 거위발 부위에 닿는다(Insertion). 이 근육은 엉덩관절에서 다리를 모으거나 상체를 향하여 굽히고 무릎을 굽혀서 안쪽으로 회전시키는 복합적인 작용을 한다.

비슷한 작용을 하는 엉덩허리근, 넙다리곧은근이 강력한 근육으로 쓰이는 것과 달리 두덩정강근은 보조근의 성격이 강하다.

장딴지근 Gastrocnemius

장딴지근은 넙다리뼈 안쪽 및 가쪽 관절융기에서 일어(Origin) 발꿈치 힘줄에 닿는다 (Insertion). 이 근육은 발바닥을 굽히고 무릎을 굽히는 2가지 작용을 한다.

하체의 두 관절 근육

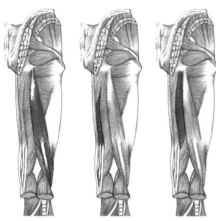

뒤넙다리근(Hamstrings)
뒤넙다리근의 긴갈래, 반힘줄근, 반막근

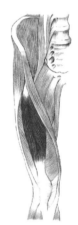

넙다리곧은근
(Rectus femoris)

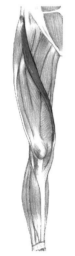

넙다리빗근(Sartorius)

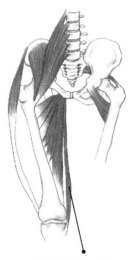

두덩정강근(Gracilis)
(치골에서 정강뼈에 연결된 가늘고 긴 근육)

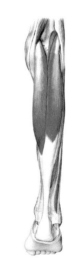

장딴지근(Gastrocnemius)

* 핵심근육 Core Muscles

핵심근육의 정의는 다양하지만 주로 사람의 몸통에 형성된 근육 중 척추, 골반 및 팔이음뼈의 균형과 안정성에 관여하는 근육을 지칭한다.

사람의 신체 구조는 머리와 몸통, 1쌍의 팔다리로 이루어져 있다. 운동을 수행하고 부하를 담당하는 팔다리 근육의 대부분은 균형과 안정성의 토대인 몸통에서 기인한다. 몸통 자체의 균형과 안정성이 확보되지 않은 상태에서 팔다리를 움직이면 부상이나 체형 변화를 유발할 수 있고 정도가 심할 경우 기능적 이상을 초래하기도 한다. 이러한 위험을 예방하기 위해 몸의 핵심근육을 먼저 강화하고 안정시킨 후에 사지의 움직임을 일으켜야 한다.

핵심근육은 복부, 등, 골반에 걸쳐 분포하는데 그 정의가 통일되지 않아 여기에서는 일반적으로 통용되는 범위의 근육들을 핵심근육으로 포함하여 정리하였다.

복부의 핵심근육

배곧은근, 배가로근Transverse Abdominis, 배속빗근, 배바깥빗근 등이 있고 가로막이 포함되기도 한다.

등쪽의 핵심근육

뭇갈래근, 허리네모근, 척주세움근, 등세모근, 넓은등근 등이 있다.

골반의 핵심근육

골반저근육, 엉덩허리근, 볼기근, 뒤넙다리근, 모음근 등이 있다.

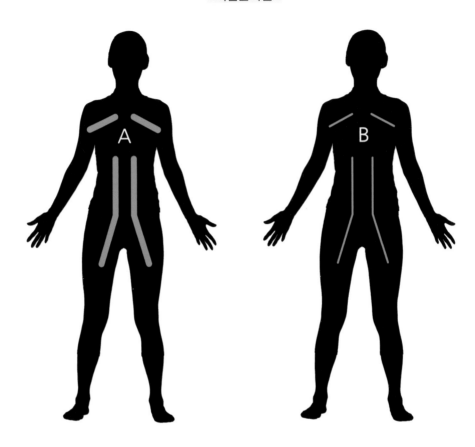

A와 B를 비교해보면 동일한 크기의 팔다리를 갖고 있지만 핵심근육의 안정성에서는 차이가 나는 것을 볼 수 있다. 안정성을 갖춘 A와 비교해 안정성이 갖춰지지 않은 B가 사지를 움직일 때는 체형이 변하거나 몸통에 부상이 생길 확률이 높다.

YOGA ANATOMY

YOGA
ANATOMY

제9장

주요 증상에 따른 운동법

* 손목굴 증후군^{Carpal Tunnel Syndrome}

손목굴 증후군은 손목굴을 통과하는 정중신경^{Median Nerve}의 눌림으로 인해 발생한다. 정중신경이란 C5~C7의 가쪽신경다발과 C8과 T1의 안쪽신경다발에서 시작하여 손목굴을 통과하는 유일한 신경을 말한다. 이 증후군이 발생하면 엄지손가락부터 네 번째 손가락 노뼈 쪽의 절반 정도까지 통증과 저림 또는 마비된 느낌이 생기며 손의 쥐는 힘이 약화된다.

의학적인 원인에 대한 부분은 요가 해부학의 범위를 넘어서므로 제외하기로 한다. 이 책에서는 요가 수련을 할 때 손목굴 증후군으로 인해 불편함을 겪는 원인과 그 예방법에 대해 알아보도록 한다.

손목굴 증후군의 정확한 원인은 밝혀지지 않았지만 일반적으로 타이핑, 잦은 가위질과 같이 손목을 자주 사용하거나 손으로 무거운 물건을 들어 손목에 심한 하중이 실리는 경우, 진동하는 공구를 사용하는 경우 등으로 인해 생긴다.

요가 수련 중 손을 바닥에 댄 채로 아사나를 할 때 손목을 지나치게 손등쪽으로 꺾어 손목이 과도하게 신장되면 정중신경을 압박할 수 있다. 정중신경은 손목의 굽힘 또는 신장 동안 압박을 받을 수 있기 때문에 아사나를 할 때 손목 주변의 근육과 인대를 충분히 이완하여 가동범위를 확보해야 손목굴 증후군을 예방할 수 있다.

손목굴 증후군

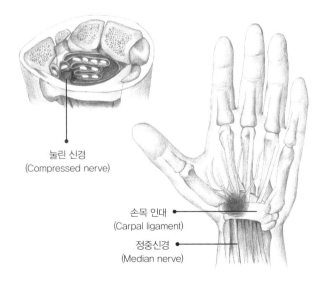

눌린 신경
(Compressed nerve)

손목 인대
(Carpal ligament)

정중신경
(Median nerve)

손목굴 증후군을 예방하기 위한 운동의 핵심은 정중신경의 긴장을 완화하는 것이다. 아사나를 할 때 매트를 몇 겹 접어서 손목뼈 밑에 받쳐 손목이 손등쪽으로 과도하게 꺾이는 것을 방지하는 것이 좋다.

손목굴 증후군 예방 및 완화 손/팔 운동

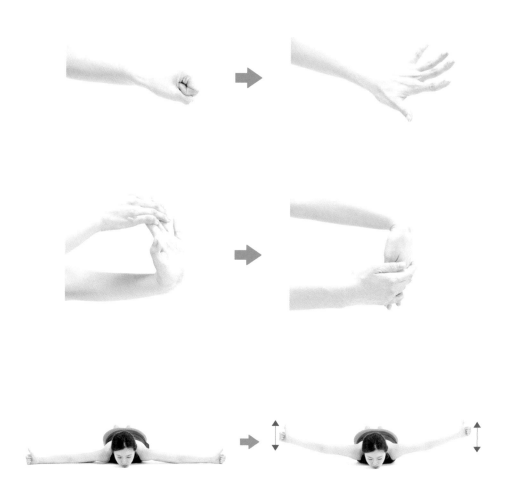

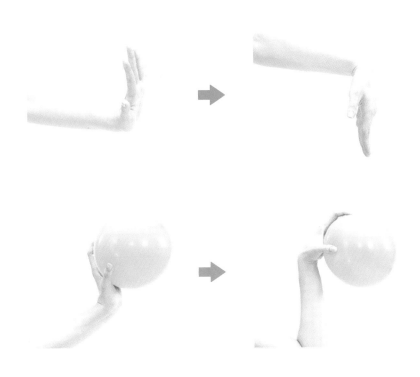

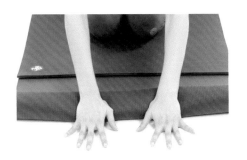

손목굴 증후군 예방 및 완화 목/어깨 운동

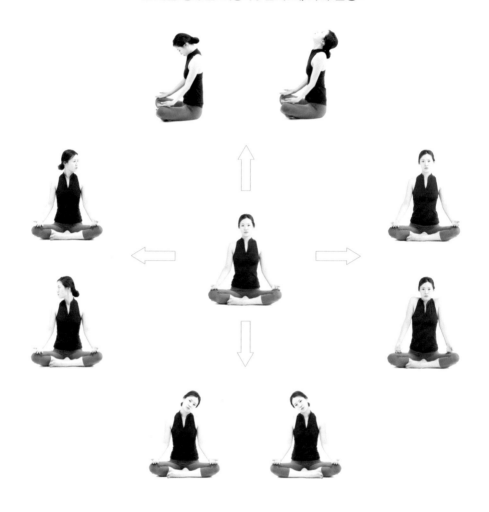

  목과 어깨의 경직으로 인해 손목의 경직이 발생할 수도 있다는 사실을 간과해선 안된다. 손목굴 증후군을 예방하고 치유를 촉진하기 위해서는 사전에 목과 어깨를 충분히 이완해야 한다.

  아사나 수련 중이나 수련 후에 손목이 아프다면 반다를 제대로 조이지 않았다는 뜻이기도 하다. 반다를 충분히 조이지 않으면 하중이 엉덩이 근육, 배 근육, 등 근육으로 분산되지 않고 어깨와 손목으로 전이된다. 이런 경우 물라반다와 우띠야나반다를 조이면 손목굴 증후군이나 손목의 통증을 예방 또는 완화할 수 있다.

* 좌골신경통 Sciatica

좌골신경은 사람 몸에서 가장 길고 넓은 단일 신경으로 요추 4, 5번(L4, L5)과 엉치뼈 1, 2, 3번(S1, S2, S3)의 신경들이 하나의 신경으로 합쳐져서 시작되고 엉덩이를 거쳐 발의 뒤편까지 뻗어 있다.

좌골신경에 이상이 생겨 통증이 발생하는 것을 좌골신경통이라고 부른다. 좌골신경통의 원인은 매우 다양하지만 대표적으로 2가지를 들 수 있다.

① 요추나 엉치뼈의 신경뿌리 눌림

좌골신경은 요추 4번에서 엉치뼈 3번에 이르는 많은 신경뿌리들이 융합하여 형성되었기 때문에 요추나 엉치뼈의 신경뿌리가 눌리면 통증이 생긴다. 통증도 요추와 엉덩이를 비롯하여 다리와 발의 다양한 부위에서 생길 수 있다.

다음의 그림에서 볼 수 있듯이 궁둥구멍근은 좌골신경 위를 지난다. 경우에 따라서는 좌골신경이 궁둥구멍근 사이를 지나기도 있다. 궁둥구멍근이 경직되면 좌골신경을 강하게 압박하여 통증이나 저림을 유발한다. 스트레칭을 통해 궁둥구멍근을 이완시키면 좌골신경의 눌림이 약해져 통증이 완화된다.

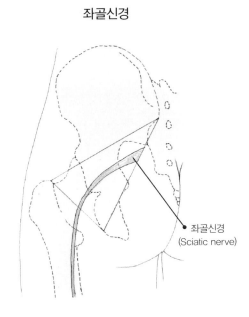

좌골신경

좌골신경
(Sciatic nerve)

② 심리적 스트레스

해부학적으로 신경뿌리의 눌림이나 궁둥구멍근의 경직이 심하지 않은 상태에서도 좌골 신경통이 발생하는 경우가 빈번하다. 이때의 통증은 세포 수준에서 산소 결핍으로 발생하는 것으로 보이며 심리적인 스트레스를 풀어줌으로써 완화할 수 있다.

자세 알아차림으로 좌골신경통 치유하기

사람의 자세는 선 자세, 앉은 자세, 누운 자세 및 움직이는 자세로 나눌 수 있다. 통증 치유를 위해 항상 운동만 할 수는 없기에 체형 교정을 하려면 수시로 자신의 자세를 알아차려 통증을 예방하는 자세를 유지하는 것이 필요하다.

4장 '요가를 통한 신경계 활성화 훈련'편의 내용처럼 거울을 보고 자신의 자세를 알아차려 균형이 무너지는 자세는 피해야 한다. 거울을 보고 바로잡은 자세가 다시 변하는 것을 실시간으로 알아차려 균형 자세를 유지하자. 7장의 '척추 통증 치유를 위한 바른 자세'편을 참고하기 바란다.

신경뿌리의 눌림으로 인한 통증 치유법

신경뿌리의 눌림으로 인한 통증은 몇 가지로 세분하여 대안을 찾을 수 있다. 신경뿌리가 눌리는 원인은 자세가 좌우의 어느 한쪽으로 더 많이 기울어져서 기울어진 방향과 반대 방향으로 추간판의 수핵이 이동하여 일어나는 섬유테 팽창이다. 뼈곁돌기^{Osteophyte}가 생겨 신경뿌리를 누르는 경우도 있다.

주원인은 역시 전후 또는 좌우 자세의 균형 상실이다. 기울어진 쪽의 근육은 과도하게 수축하고 반대편 근육은 지나치게 이완한 상태가 되는 것이다. 이로 인한 좌골신경통을 치유하기 위해서는 먼저 과도하게 수축한 쪽의 근육을 스트레칭을 통해 계속 이완시켜야 한다. 이완 방법으로는 '서서 하는 스트레칭'과 '앉아서 하는 스트레칭', '누워서 하는 스트레칭'이 있다.

① 선 자세 스트레칭

선 자세에서는 삼각자세^{Trikonasana}를 활용한다. 먼저 뒤꿈치–엉덩이–등–뒤통수를 벽에 붙이고 통증이 생긴 다리의 발날을 벽에 밀착한 다음 양팔을 수평으로 벌려 벽에 밀착한다. 이 상태에서 앞서 언급한 신체 부위를 벽에 밀착하며 바닥을 향해 내려갈 수 있는 만큼 내려간 후 1분 이상 호흡을 실시한다.

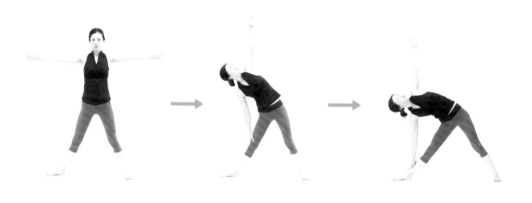

② 앉은 자세 스트레칭

앉아서 양팔을 천장으로 끌어올리고 통증이 있는 방향으로 상체를 기울여 팔꿈치를 바닥에 댄 다음 1분 이상 호흡을 실시한다.

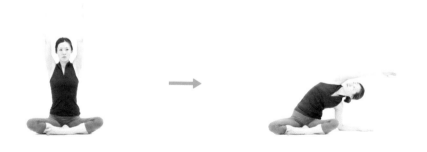

③ 누운 자세 짐볼 스트레칭

통증이 생긴 부위를 짐볼에 댄 다음 한 손으로 바닥을 지탱하고 다른 한 손은 짐볼을 잡는다. 양다리를 뻗은 후 발을 겹치지 않고 앞뒤로 약간 벌려 몸의 균형을 잡는다. 짐볼에 닿은 방향(통증이 있는 쪽)으로 목과 몸통에 힘을 빼고 자연스럽게 몸통을 짐볼에 밀착한 후 1분 이상 호흡을 실시한다.

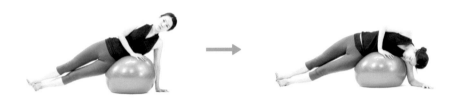

④ 누운 자세 매트 스트레칭

통증이 생긴 부위의 골반 측면에 매트를 말아 받친 후 팔을 뻗어 머리 측면에 가볍게 댄다. 다리는 뻗은 채 겹쳐두고 1분 이상 호흡을 실시한다.

신경뿌리 눌림으로 인한 좌골신경통의 경우 추간판의 수핵이 중립 위치로 돌아가야 통증이 사라지거나 줄어든다. 반드시 아픈 쪽 방향으로 눕거나 몸을 기울여야 수핵이 중립 위치로 돌아가면서 신경뿌리 눌림과 통증이 완화된다는 사실을 기억하자.

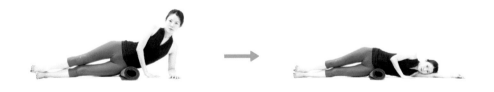

궁둥구멍근의 좌골신경 압박으로 인한 통증 치유법

이 치유법의 핵심은 경직된 궁둥구멍근을 스트레칭으로 이완하여 좌골신경 압박 강도를 낮추는 데 있다. 방법은 '누워서 하는 자세'와 '앉아서 하는 자세'로 나뉜다.

① 누워서 다리 압박하기 자세

누운 상태에서 한쪽 무릎을 세우고 반대편 발목을 무릎에 가까운 허벅지에 댄다. 세운 다리의 정강이에서 깍지를 끼고 숨을 내쉬면서 무릎을 당겨 턱과 무릎을 최대한 밀착한다. 다시 숨을 마시면서 상체를 내려 턱과 무릎이 멀어지게 한다. 이 동작을 5~10회 반복한다.

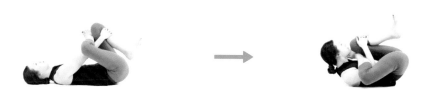

② 앉아서 엉덩이 압박하기 자세 Ⅰ

앉은 상태에서 통증이 생긴 다리를 앞쪽으로 접어두고 반대편 다리는 뒤로 쭉 뻗는다. 턱과 가슴을 확장하여 상체를 앞으로 던져 배나 가슴이 허벅지에 닿을 때까지 내려간 후 호흡을 1분 이상 실시한다.

이때 허벅지에 가슴보다 배가 먼저 닿아야 하고 등이 너무 말리면 안 된다. 배보다 가슴이 먼저 허벅지에 닿을 경우 궁둥구멍근을 스트레칭해야 할 힘이 등을 긴장시키는 힘으로 바뀌면서 궁둥구멍근에 가해지는 자극은 약해지고 등에 힘이 들어간다. 체중을 뒤로 뻗은 다리쪽으로 더 많이 기울이면 궁둥구멍근에 대한 압박이 더 강해진다.

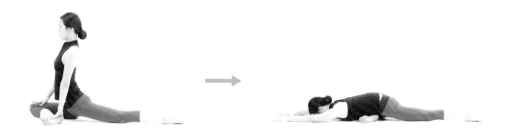

③ 앉아서 엉덩이 압박하기 자세 Ⅱ

앉은 상태에서 통증이 생긴 다리를 반대편 무릎 위로 겹친 후 양손으로 뒤꿈치를 잡고 배와 허벅지를 밀착한다. 이어서 가슴과 턱 순으로 허벅지와 밀착한다. 뒤꿈치와 엉덩이 사이에 주먹 하나 들어갈 정도의 공간을 확보한다. 머리와 목에 힘을 빼고 머리를 떨군 다음 어깨를 이완하면서 호흡을 1분 이상 실시한다. 위에 얹은 다리 쪽의 엉덩이가 바닥에서 들리지 않도록 체중을 그쪽 방향으로 더 실어준다. 그렇게 함으로써 궁둥구멍근에 대한 압박이 더 강해진다.

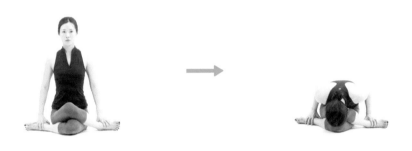

과체중으로 인한 통증 치유법

비만으로 인해 상체나 복부의 지방이 증가하면 요추에 걸리는 하중이 증가하여 요추뼈 추간판의 간격이 좁아지고 신경뿌리 눌림이 생길 수 있다. 적절한 식이요법을 통하여 체중을 감량하고 신경뿌리 눌림을 예방해야 한다.

자신의 식습관을 점검하는 대표적인 방법은 기상 후부터 취침 전까지 섭취한 모든 음식을 시간순으로 기입하는 것이다. 이 방법으로 식사 시간의 규칙성 여부를 파악하고 하루 세끼 외에 불필요한 영양 섭취의 원인이 되는 간식 및 야식의 비율을 확인하여 점진적으로 줄여가도록 한다. 정제 탄수화물 등과 같은 가공된 음식의 섭취 비율을 낮추고 고단백 저칼로리 음식을 섭취하는 것도 도움이 된다. 음식을 먹을 때는 속도를 조절하며 충분히 씹는 연습을 해서 급하게 먹는 습관을 고쳐 과식하지 않도록 한다.

추간판과 신경뿌리 눌림

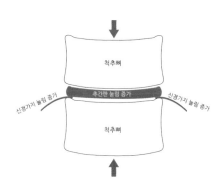

비만일 경우 척추뼈에서 추간판과 신경가지 눌림

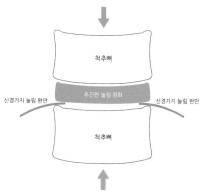

정상체중일 경우 척추뼈에서 추간판과 신경가지 눌림

비만이 심해질수록 추간판과 신경뿌리의 눌림 강도가 비례적으로 증가해 통증이 늘어난다. 정상 체중일 경우 추간판과 신경뿌리의 눌림이 완화되며 통증 역시 줄어들거나 사라진다.

스트레스 해소를 통한 통증 치유법

특별한 물리적 외상이나 충격이 없었음에도 좌골신경통이 발생했다면 스트레스로 인한 통증을 의심할 수 있다.

뉴욕 대학 척추신경 전문의인 존 사노 박사의 연구에 따르면 신경뿌리 눌림이나 디스크 파열 소견이 없음에도 척추에 통증이 발생하는 사례가 내방 환자의 약 절반에 이른다고 한다. 그가 이런 환자들에게 해주는 처방은 '자신의 내면 문제를 회피하지 않고 직시하도록 하는 것'이다. 환자 스스로 통증을 알아차리고 내면 문제를 바라보도록 하는 것뿐이지만, 실제로 많은 수의 환자들이 척추 통증에서 벗어났다고 한다.

* 허리 통증 치유법 Back Pain Treatment Methods

요가 수련을 통해 허리 통증을 치유하기 위해서는 먼저 그 원인이 심리적인 것인지 물리적인 것인지 구분해야 한다.

물리적 원인으로 허리 통증이 생겼다면 병원 진료 기록이나 MRI 또는 X-Ray 사진 등을 본 후에 7장의 '추간판 통증'편에서 언급한 것처럼 '부푼 추간판 단계까지는 요가 수련을 통해서 도움을 줄 수 있다'고 미리 한정하는 것이 좋다. 요가는 보조적인 수단이지 의료 행위가 아님을 명심하고 부푼 추간판 이상의 물리적 외상은 반드시 의사의 진료를 받고 치료를 받아야 한다.

물리적 구조 이상으로 인한 허리 통증을 치유하는 기본 원칙은 요추의 자연스런 굽이를 회복하는 것이다. 골격 자체는 움직이지 못하기 때문에 결국 근육의 기능을 회복하는 것이 관건이다.

신체 앞쪽에서는 큰가슴근, 배곧은근, 엉덩허리근, 넙다리곧은근과 같은 근육을 스트레칭을 통해 이완시켜야 한다. 신체 뒤쪽에서는 척주세움근, 뭇갈래근, 허리네모근의 근력을 강화해야 한다. 하체는 큰볼기근의 근력을 강화하면 요추의 굽이를 자연스럽게 회복하여 허리 통증을 치유하는 데 도움이 된다.

허리 통증을 완화시키거나 치유를 촉진하기 위해서는 먼저 신체 앞쪽의 긴장된 근육을 이완한 다음 신체 뒤쪽의 과하게 이완된 근육을 근력 운동을 통해 강화해야 한다.

정신적 원인에 의한 것은 신체에서 부푼 추간판이나 추간판 탈출, 신경뿌리의 눌림 같은 이상이 발생하지 않았음에도 허리에 통증이 느껴지는 현상이다. 그 원인은 대부분 정신적 스트레스라고 본다.

정신적으로 감당하기 어렵거나 당장 처리할 여력이 없는 문제가 생겼을 때 몸의 특정 부분에 통증이 생기면 내면을 바라보는 대신 물리적 통증으로 주의를 전환하게 된다. 스트레스로 인한 통증은 우리의 정신이 이와 같은 방식으로 나름의 여력을 확보할 시간을 벌기 위한 것으로 보인다. 긍정적으로 해석하면 내면 문제를 직시할 만한 힘을 기를 시간을 버는 것이고 부정적으로 해석하면 문제의 회피라고 할 수 있다. 정신적 원인에 의한 통증은 요가 수련을 통해 이완하고, 현재 상태를 인정하여 스트레스를 낮추고 몸의 에너지와 혈액 순환을 도움으로써 치유를 도울 수 있다.

허리 통증 치유를 위해서 등 근육을 강화할 때는 운동 강도에 따라 순차적인 운동법을 선택해야 한다. 운동 방법은 다음에 제시한 방식으로 진행하되 자신의 신체 조건에 맞도록 횟수를 정하여 반복한다.

엎드린 자세에서 허리 통증 치유하기

① 팔을 이용한 허리 강화

바닥에 엎드린 상태에서 팔꿈치와 손바닥이 바닥에 닿도록 하고 상체를 조금만 들어 올린다. 팔꿈치를 바닥에서 때고 상체를 조금 더 높이 들어 올린다. 팔을 쭉 편 채로 상체를 들어 올린다. 몸이 충분히 열렸다고 느껴지면 귀-어깨-손목이 수직이 된 상태에서 상체를 앞으로 밀면서 끌어 올린다는 느낌으로 들어 올리고 발등만 바닥에 닿도록 한다. 각 동작은 등과 허리에 과도한 긴장이 걸리지 않을 수준까지만 한다.

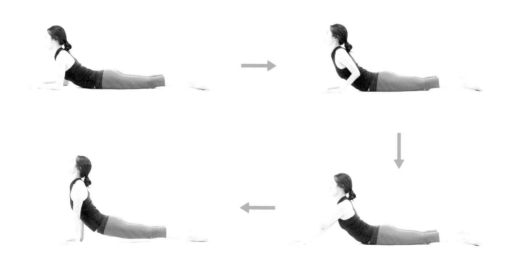

② 상체 들어 올리기를 통한 허리 강화

바닥에 엎드린 자세에서 양손을 몸통에 붙인 채 상체만 들어 올리면서 등 근육을 강화한다. 숨을 마실 때 상체를 들어 올리고 숨을 내쉬면서 상체를 바닥에 내려놓는다. 바닥에 내려놓을 때 불편한 느낌이 드는 쪽 뺨을 상체와 함께 바닥에 내려놓아 경추도 동시에 교정한다. 등 뒤에서 타월이나 밴드를 잡고 들어 올리면 좀 더 강한 근력 운동이 된다.

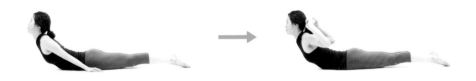

③ 하체 들어 올리기를 통한 허리 강화

바닥에 엎드린 자세에서 하체만 들어 올린다. 숨을 마실 때 다리를 모아서 들어 올리고 숨을 내쉬면서 다리를 바닥에 내려놓는다. 얼굴은 윗입술 또는 코나 이마를 바닥에 가볍게 댄다. 양다리를 동시에 들어 올리기가 어려울 경우 한 다리씩 번갈아 들어 올린다.

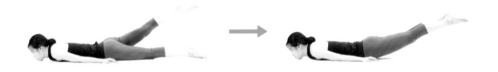

④ 상/하체 들어 올리기를 통한 허리 강화

바닥에 엎드린 자세에서 숨을 마시며 상체와 하체를 동시에 들어 올리고 숨을 내쉬면서 상체와 하체를 동시에 바닥에 내려놓는다. 양팔과 다리를 동시에 들어 올리기가 어려울 경우 한쪽씩 번갈아 들어 올리고 최종적으로 양쪽을 동시에 들어 올린다. 바닥에 내려놓을 때 불편한 느낌이 드는 쪽 뺨을 상·하체와 함께 바닥에 내려놓아 경추도 동시에 교정한다.

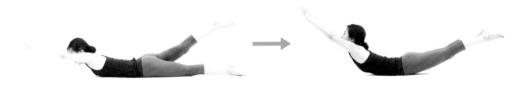

테이블^Table 자세에서 허리 통증 치유하기

① 캣 앤드 카우^Cat&Cow 자세를 통한 허리 강화

테이블 자세에서 가슴을 열고 어깨뼈를 척추 중심으로 당겨주는 카우 자세에 집중한다. 숨을 마시면서 상체를 들어 올린다. 숨을 내쉬면서 고개는 숙이고 턱을 몸통으로 당겨 등을 둥글게 말면서 엉덩이를 조여 골반을 배쪽으로 당긴다.

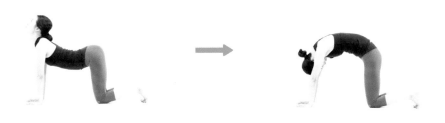

② 깍지 낀 수평 자세에서 다리 뻗고 허리 강화

테이블 자세에서 팔꿈치를 바닥에 댄 채로 깍지를 낀다. 양다리를 뒤로 쭉 뻗은 상태에서 한쪽 다리의 무릎을 구부리고 발등을 당긴다. 숨을 마시면서 무릎을 구부린 다리를 천장을 향해 수직으로 들어 올린다. 숨을 내쉬면서 다시 원위치로 돌아간다. 반대편도 동일한 방식으로 진행한다. 운동 강도가 높다고 느껴지면 뻗은 다리의 무릎을 바닥에 댄다.

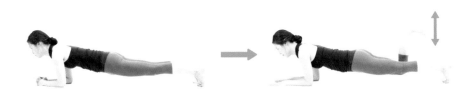

③ 테이블 자세에서 다리 뻗고 허리 강화

테이블 자세에서 한쪽 다리를 뒤로 쭉 뻗는다. 숨을 마시면서 다리를 수평 또는 수평보다 높게 들어 올린다. 숨을 내쉬면서 다시 원위치로 돌아간다. 반대편도 동일한 방식으로 진행한다. 이때 들어 올린 다리 쪽 골반이 너무 들리지 않도록 주의한다.

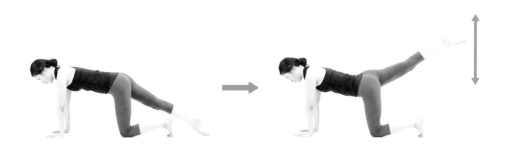

④ 테이블 자세에서 다리 뻗고 당기기를 통한 허리 강화

테이블 자세에서 한쪽 다리를 뒤로 쭉 뻗는다. 숨을 마시면서 다리를 수평 또는 수평보다 높게 들어 올린다. 숨을 내쉬면서 허벅지를 배와 가슴에 밀착할 수 있을 정도로 당긴다. 반대편도 동일한 방식으로 진행한다.

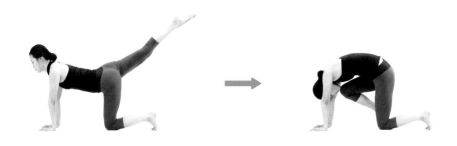

짐볼을 이용한 허리 통증 치유하기

짐볼에 복부를 대고 양다리를 바닥에서 넓게 벌린다. 양손으로 짐볼을 잡고 균형을 유지한다. 숨을 마시면서 복부와 골반을 짐볼 쪽으로 밀며 상체는 들어 올린다. 숨을 내쉬

면서 다시 원위치로 돌아간다. 양발과 골반의 근육을 확고히 하여야 균형을 유지할 수 있고 등근육을 효율적으로 강화할 수 있다.

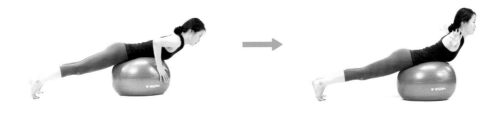

골반 들어 올리기를 통한 허리 통증 치유하기

등을 바닥에 대고 무릎을 세우고 숨을 마시면서 반다를 조인 후 골반을 들어 올려 자세를 유지한 채 자연스럽게 호흡을 반복한다. 허리에 강력한 힘이 요구되므로 충분히 근력이 강화된 이후에 수행하도록 한다.

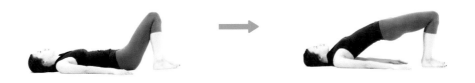

자세 유지를 통한 허리 통증 치유하기

깍지를 끼고 다리를 뻗은 후 반다를 조여 자세를 유지하며 자연스럽게 호흡을 반복한다. 또는 낮은 판자 자세^{Low Plank}에서 반다를 조여 자세를 유지하며 자연스럽게 호흡을 반복한다.

이 자세에서 엉덩이 높이가 뒤꿈치-엉덩이-어깨를 잇는 수평면보다 높아지거나 낮아지는 경우가 있다. 몸의 중간 부분인 아랫배와 엉덩이 근육이 충분히 강화되지 않아 그 부위에 과도한 부하를 받고 있는 상태라고 할 수 있다. 엉덩이와 아랫배를 충분히 조이는 물라반다와 우띠야나반다를 계속 유지하거나 부하를 줄이기 위해 무릎을 바닥에 대는 것이 좋은 방법이다.

　허리에 강력한 힘을 요구하는 자세이므로 충분히 근력이 강화된 이후에 하도록 한다.

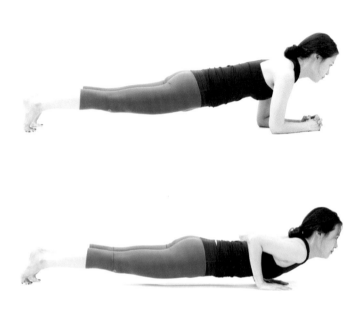

YOGA ANATOMY

YOGA
ANATOMY

제10장

골반정렬, 전굴, 후굴 및 비틀기 이해하기

* 골반정렬 Pelvic Alignment

　골반의 이상적인 정렬 상태는 골반 전면의 좌우 위앞엉덩뼈가시와 두덩결합^{Pubic Symphysis}의 세 점이 평면으로 만나서 수직을 이룰 때이다. 골반이 앞쪽으로 기울어진 골반전방경사^{Anterior Pelvic Tilt}와 뒤쪽으로 기울어진 골반후방경사^{Posterior Pelvic Tilt}는 골반의 중립 자세가 무너진 상태로써 골격의 변형을 일으킬 뿐만 아니라 관련 근육의 심한 긴장과 무기력을 유발할 수 있다.

　골반전방경사는 요추 부위에 과도한 '('형 굽이가 나타나고, 골반후방경사는 흉추와 요추 및 엉치뼈 구간에 걸쳐 과도한 ')'형 굽이가 나타나기 때문에 쉽게 발견할 수 있다. 이러한 골격의 변화는 관련 근육의 과도한 긴장과 이완에 원인이 있다.

　골반 중립과 관련해서 근육의 활성도에 반다의 개념을 적용해보면 물라반다와 우띠야나반다를 조일 때 관여하는 근육이 모두 적절한 긴장과 이완을 유지하고 있음을 알 수 있다. 골반전방경사와 골반후방경사에 관여하는 근육의 긴장을 완화시키고 과하게 이완된 근육을 활성화하는 아사나에 대해서는 8장 '근육 작용을 통한 아사나 이해하기'의 해당 근육 편을 참고하기 바란다.

골반 중립 Neutral Pelvic Position

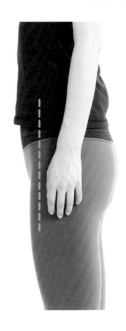 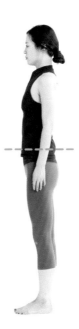

골반전방경사_{Anterior Pelvic Tilt}

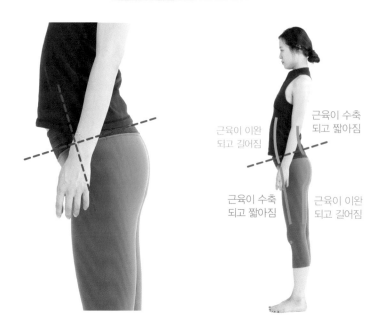

근육이 수축
되고 짧아짐

근육이 이완
되고 길어짐

근육이 수축
되고 짧아짐

근육이 이완
되고 길어짐

골반후방경사_{Posterior Pelvic Tilt}

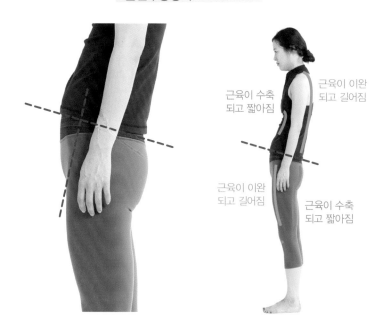

근육이 이완
되고 길어짐

근육이 수축
되고 짧아짐

근육이 이완
되고 길어짐

근육이 수축
되고 짧아짐

- 골반전방경사에서는 척주세움근과 엉덩허리근/넙다리곧은근이 지나치게 수축하고 큰 볼기근/뒤넙다리근과 배곧은근/배빗근은 과도하게 이완한다.
- 골반후방경사에서는 척주세움근과 엉덩허리근/넙다리곧은근은 지나치게 이완하고 큰볼기근/뒤넙다리근과 배곧은근/배빗근은 과도하게 수축한다.
- 골반중립 상태에서는 신체 앞뒤에서 작용하고 있는 관련 근육들이 적절한 균형을 유지하고 있다.

* 적합한 전굴 자세 Forward Bending Pose

전굴을 하면 허리를 기준으로 신체 앞부분의 상체와 하체가 서로 가까워진다. 이때 활성화되는 근육은 신체 후면에서 늘어나는 근육 그룹과 신체 전면에서 굽혀지는 근육 그룹으로 나뉜다. '늘어나는 근육'과 '굽혀지는 근육'을 구분하는 이유는 다음과 같다.

전굴 자세를 수행할 때 정확한 해부학적 지식을 갖고 있지 않으면 늘여야 할 근육에 긴장을 유발하고 그것이 척추와 골반에 과도한 자극을 가해 신경 눌림으로 인한 통증을 야기하거나 근육 및 근막의 부상으로 인한 통증을 일으킬 수 있다. 이런 현상을 방지하고 전굴을 통해 이완하고자 했던 목표 근육을 이완하지 못하는 오류를 바로잡기 위해서는 어떤 근육이 늘어나고 굽혀지는지 알아야 한다.

전굴 자세에서 스트레칭을 통해 이완하고자 하는 목표 근육은 뒤넙다리근, 종아리의 장딴지근, 가자미근이다. 정확한 전굴 자세를 완성하고 운동 효과를 향상하며 부상을 방지하기 위해서는 아래의 5가지 원칙을 지켜야 한다.

① 모든 전굴 자세의 우선 사항은 '배와 허벅지를 밀착하는 것'이다.
② 궁둥뼈는 최대한 뒤로 밀고 뒤꿈치는 최대한 앞으로 밀어 궁둥뼈와 뒤꿈치의 거리가 될 수 있는 한 멀어지도록 한다. 오금은 바닥에 밀착한다. 만일 뒤넙다리근이 과도하게 경직되어 있으면 무릎을 굽혀서 배와 허벅지를 밀착하거나 엉덩이 아래에 요가 블록을 깔고 앉는다.
③ 골반을 앞쪽으로 기울여 꼬리뼈가 반드시 들려 있도록 한다.
④ 척추를 신장시켜 가슴을 확장하고 턱도 약간 들어 올린 상태를 유지하면서 전굴을 실

시한다.

⑤ 배와 허벅지, 가슴과 허벅지가 밀착하도록 상체를 서서히 낮추고 어깨 힘을 빼서 팔꿈치를 바닥에 닿게 한 후에 턱, 코, 이마 중 가능하면 턱이 무릎이나 정강이에 닿도록 한다. 턱이 닿지 않으면 코가 닿도록 하고 그것도 되지 않을 때는 이마가 무릎이나 정강이에 닿도록 한다.

가급적 턱을 무릎이나 정강이에 닿게 하는 이유는 척추가 신장한 상태를 유지하여 요추와 흉추에 심한 긴장이 전이되지 않도록 하려는 것이다. 턱이 무릎이나 정강이에 닿는 대신 코나 이마가 무릎이나 정강이에 닿는 경우에는 요추와 흉추에 부과되는 긴장이 증가한다.

전굴 자세를 수행할 때 위의 5가지 원칙을 제시하는 해부학적 근거는 척추와 골반 구조의 특수성에 있다. 해부학적 지식이 충분하지 않으면 전굴을 할 때 굽혀지는 부분이 흉추라고 생각하기 쉽다. 그러나 굽힘과 신장의 기능은 주로 요추 부분에서, 비틀기(좌우회전)는 흉추 부분에서 발생하도록 골격 구조가 형성되어 있다. 경추의 경우는 굽힘, 신장 및 회전이 모두 가능하다.

굽힘과 신장 기능을 하도록 설계된 요추에서 전굴이 일어나고 흉추에서는 굽힘이나 신장이 아주 한정된 수준에서만 발생하여 심한 긴장이 생기지 않도록 해야 바른 전굴 자세가 된다. 등은 지나치게 말리지 않아야 하며 척추를 신장시켜 가슴을 확장하고 열어야 한다.

'상체를 굽힌다'는 의미는 골반에서 볼 때 골반이 앞쪽을 향하여 기울어져 있어야 배와 허벅지의 완전한 밀착이 가능하다는 것을 뜻한다. 전굴 자세에서 골반의 기울어진 상태를 확인하는 좋은 방법은 골반의 전면 기울기에 따른 꼬리뼈의 들림 정도를 살펴보는 것이다. 꼬리뼈가 바닥으로부터 일정 높이까지 올라가 있어야 한다.

전굴을 통해서 신장시키려는 주요 목표 근육은 뒤넙다리근이다. 뒤넙다리근은 엉덩이의 궁둥뼈에서 일고(Origin) 정강뼈와 종아리뼈에 닿기(Insertion) 때문에 엉덩뼈와 뒤꿈치가 멀어질수록 뒤넙다리근을 이완시키는 데 유리하다. 부가적으로 신장시키고자 하는 장딴지근의 경우 넙다리뼈 안쪽 및 가쪽 관절융기가 이는곳이 되며 발꿈치뼈에서는 닿는곳이 되기 때문에 오금이 바닥에 밀착되고 뒤꿈치가 앞쪽을 향해 최대한 멀어져야 종아리에 형성된 근육 신장에 좋은 조건이 갖추어지는 셈이다.

좋은 전굴 자세

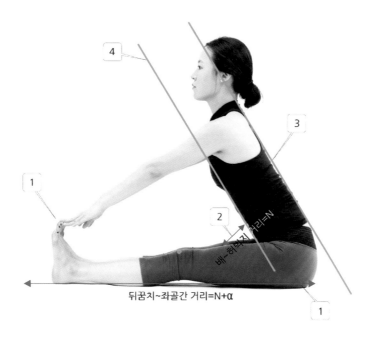

① 발가락은 몸쪽을 향해 당겨 뒤꿈치가 좌골에서 멀어지게 하고 오금을 바닥에 밀착한다. 뒤꿈치와 좌골 간의 거리는 최대한 먼 것이 좋다.

② 이상적인 전굴 순서는 허벅지에 배가 먼저 닿고 다음으로 가슴이 닿은 후 턱을 밀어 무릎이나 정강이에 놓는 것이다. 뒤넙다리근이 긴장되어 오금을 바닥에 밀착할 수 없다면 무릎을 구부리거나 엉덩이 아래에 요가 블록을 깔고 앉아서라도 이 원칙을 지키는 것이 좋다.

③ 척추는 길게 늘이고 골반은 뒤로 빼서 꼬리뼈가 바닥에서 들리며 골반이 전방으로 기울도록 만든다.

④ 턱과 가슴을 열어 등이 굽혀지지 않도록 한다. 폐와 장기에 압박을 주지 않기 위해서이다. 등이 굽을 경우 호흡은 얕고 빠르게 바뀌며 장기의 기능이 저하된다.

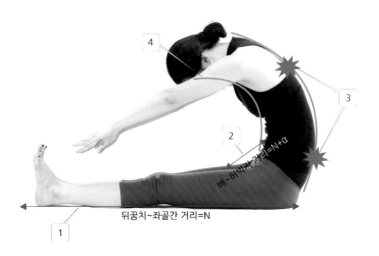

좋지 않은 전굴 자세

① 꼬리뼈가 바닥 가까이 닿아 뒤꿈치와 좌골 사이의 거리가 멀어지지 않았다.

② 이상적인 전굴 순서를 지키지 않아 상체를 숙일 경우 배보다 가슴이 허벅지와 더 가깝거나 허벅지에 먼저 닿으며 배와 허벅지 사이에 터널 같은 공간이 생긴다.

③ 척추를 길게 늘여서 골격의 자연스러움을 유지할 때는 척추(특히 요추)에 과한 압박이 가해지지 않는다. 등이 심하게 굽으면 흉추와 요추에 강한 자극이 전이되어 부상이 생길 수 있다. 실제로 늘이고자 하는 허벅지 뒤편의 뒤넙다리근과 종아리의 근육들은 전혀 이완하지 않게 된다. 이 자세에서는 운동의 목적을 전혀 달성할 수 없고 부작용만 일어난다.

④ 등이 심하게 굽어 있어 폐가 압박을 받기 때문에 호흡이 얕고 빠른 호흡으로 바뀌며 장기의 기능도 저하된다.

* 적합한 후굴 자세 Back Bending Pose

후굴에 대한 일반적인 오해는 굴곡이 생기는 부위가 흉추라고 생각하는 것이다. 척추의 구조에서 이미 설명했듯이 척추에서 굽힘과 신장이 발생하는 부위는 요추이고 흉추에서는 주로 회전이 발생한다.

후굴 자세를 안전하게 수행하기 위해서는 골반과 요추가 먼저 등쪽을 향해 굽혀져야 한다. 흉추는 거의 직선 형태로 뻗어 있다는 골격의 해부학적 구조를 이해하는 것이 필요하다. 후굴 시 골반에서 약 2/3의 움직임이 선행되고 요추에서 1/3의 움직임이 따라가며 자세가 완성된다.

후굴이 편안하고 안정된 자세가 되기 위해서는 먼저 근육을 이해해야 한다. 등쪽의 척주세움근과 엉덩이의 큰볼기근, 중간볼기근은 골반 상부와 허리 부분을 향해 수축해야 하고, 신체 전면의 복근(배가로근, 배곧은근, 배속빗근, 배바깥빗근)과 엉덩허리근, 넙다리네갈래근, 가슴근 등은 충분히 이완해야 한다.

마지막으로 후굴자세를 올바르게 완성하는 방법은 물라반다와 우띠야나반다를 확고히 조여 허리에 과도한 부하가 걸리지 않게 하는 것이다.

후굴 자세

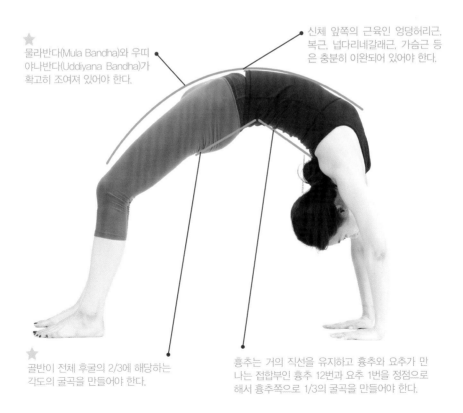

물라반다(Mula Bandha)와 우띠야나반다(Uddiyana Bandha)가 확고히 조여져 있어야 한다.

신체 앞쪽의 근육인 엉덩허리근, 복근, 넙다리네갈래근, 가슴근 등은 충분히 이완되어 있어야 한다.

골반이 전체 후굴의 2/3에 해당하는 각도의 굴곡을 만들어야 한다.

흉추는 거의 직선을 유지하고 흉추와 요추가 만나는 접합부인 흉추 12번과 요추 1번을 정점으로 해서 흉추쪽으로 1/3의 굴곡을 만들어야 한다.

* 적합한 비틀기 자세 Twisting Pose

요가 아사나 수행 중 엉치엉덩관절에 문제를 일으킬 수 있는 아사나는 비틀기 자세이다. 비틀기 자세의 가장 중요한 원칙은 척추를 신장시킨 상태에서 수행해야 한다는 것이다. 척추의 운동 구조에서 회전이 발생하는 부위는 흉추이기 때문이다. 만일 척추를 충분히 신장하지 않은 상태로 비틀기를 실시할 경우 회전력은 요추로 전해지고 최종적으로는 엉치엉덩관절로 전이된다. 또한 비트는 힘이 지나치게 강할 경우 엉치엉덩관절로 힘이 전이되어 엉덩뼈와 엉치뼈를 연결하는 인대에 염좌가 생길 수 있다.

이외에도 호르몬 변화로 인해 엉치엉덩관절의 인대가 헐거워진 상태에서 과도한 자극이 가해질 경우 엉치엉덩관절에 염좌가 생길 수 있다. 특히 임신 중에는 산도 확장을 위한 호르몬의 영향으로 엉치엉덩관절이 약화될 수 있으므로 각별히 주의하도록 한다.

엉치엉덩관절

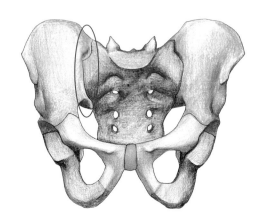

비틀기 자세

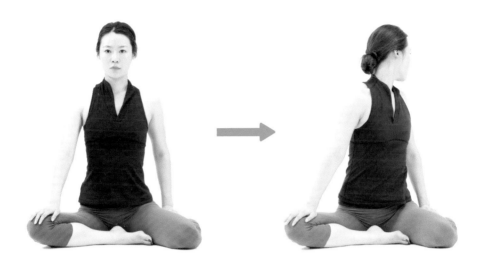

비틀기 자세에 들어가기 전은 물론 비틀기 중에도 척추는 계속 신장시켜야 한다.

요가 해부학, 얼마나 알고 있는지 테스트하기 해설

책을 다 읽었다면 이제 요가 해부학, 얼마나 알고 있는지 테스트하기의 질문을 다시 한 번 읽어보자. 답을 생각함에 있어 책을 읽기 전과 달라진 것이 있는가? 각 질문의 답을 요약해 덧붙였으니 공부한 바를 다시 한 번 점검하는 것도 좋겠다.

1. 바른 자세란 무엇이며 왜 그러한지 설명할 수 있는가?

- 책을 읽기 전 질문에 답할 수 있었는가?   그렇다 ☐   아니다 ☐
- 책을 읽은 후 질문에 답할 수 있는가?   그렇다 ☐   아니다 ☐
- 이해한 내용을 책을 보지 않고 가르칠 수 있는가?   그렇다 ☐   아니다 ☐

▶ 모든 동물은 특유의 골격 구조를 가지고 있다. 한 예로 고양이와 사람을 비교해보자. 고양이는 네 발로 걷고 목이 지면과 수평을 이루는 데 반해 사람은 두 발로 걸으며 목이 지면과 수직을 이루고 있다. 이러한 골격 구조의 차이는 각 동물이 생존과 건강에 가장 적합한 방식으로 진화한 결과이다. 만일 고양이를 두 발로 걷게 하고 목이 지면과 수직을 이루도록 만들거나 사람을 네 발로 걷게 하고 목이 지면과 수평을 이루도록 만든다면 어떨까? 고양이와 사람 모두 균형 있는 자세를 유지하고 움직임을 만들어내는 데 과한 에너지를 소모하게 된다. 이는 신체 곳곳의 긴장을 유발해 양쪽 모두 행복한 삶을 살 수 없을 것이다.

요가 해부학을 시작할 때 가장 먼저 바른 자세를 언급하는 것은 '인간은 인간만의 특유의 골격 구조를 가지며 그에 적합한 움직임과 자세를 취해야 한다'는 이해에 기초한다. 인간의 신체 배치는 수직적 골격 구조에 기반을 두기 때문에 이 구조에서 가장 효율적으로 에너지를 사용할 수 있다. 즉, 타고난 골격 구조에 순응하여 불필요한 긴장을 유발하지 않는 자세가 바로 바른 자세이다.

2. 건강한 호흡이란 무엇이며 왜 그러한지 설명할 수 있는가?

- 책을 읽기 전 질문에 답할 수 있었는가?   그렇다 ☐   아니다 ☐
- 책을 읽은 후 질문에 답할 수 있는가?   그렇다 ☐   아니다 ☐
- 이해한 내용을 책을 보지 않고 가르칠 수 있는가?   그렇다 ☐   아니다 ☐

▶ 호흡은 근육 작용의 일환이다. 신체에 필요한 에너지 생산을 목적으로 산소를 공급하고 대사산물인 이산화탄소를 배출하기 위한 생리 작용인 동시에 에너지를 소모하는 운동이기도 하다. 잘못된 호흡으로 인해 지나치게 많은 에너지를 소모함으로써 신체의 효율이 떨어지고 생리 기능이 저하된다면 반드시 호

흡 방식을 개선해야 한다.

호흡을 위한 근육 작용에 최소한에 에너지를 사용해야 건강한 호흡이라고 할 수 있다. 바른 호흡 방식은 바른 자세와도 밀접한 관계가 있으므로 평소 호흡과 자세를 모두 바르게 하는 연습이 필요하다.

3. 우짜이 호흡이란 무엇이며 요가에 어떻게 적용해야 하는지 설명할 수 있는가?

- 책을 읽기 전 질문에 답할 수 있었는가?   그렇다 ☐   아니다 ☐
- 책을 읽은 후 질문에 답할 수 있는가?   그렇다 ☐   아니다 ☐
- 이해한 내용을 책을 보지 않고 가르칠 수 있는가?   그렇다 ☐   아니다 ☐

▶ 요가 수련자들이 흔히 알고 있는 우짜이 호흡은 아랫배를 조이고 흉곽을 움직이며 성문(성대)을 조여 소리를 내는 방식이다. 이를 해부학적으로 정의하자면 가슴호흡, 측면호흡(Lateral Breathing)이며 필라테스에서 많이 사용하는 호흡이기도 하다.

아사나 수련을 하면서 이와 같은 방식의 호흡이 우짜이 호흡으로 알려진 이유는 강력한 빈야사 계열의 요가 수련이 만연한 영향이 크다. 아쉬탕가와 같은 강력한 힘이 있어야 하는 요가 수련을 할 때는 이와 같은 방식의 우짜이 호흡으로 전환될 때가 많다. 예를 들면 우띠따 하스타 빠당구스타사나와 같이 한 다리로 선 자세에서는 복부를 조인 상태에서 가슴호흡을 해야 반다를 쓰기에 더 적절하기 때문이다. 또한, 성문을 조여 소리를 내는 이유는 청음 효과 때문이다. 빈야사 요가 수련에서 강조하는 트리스타나 중 가장 큰 비중을 차지하는 호흡에 집중하는 효과를 높이기 위해 성문을 조여 소리를 낸다. 이 소리로 호흡의 길이를 더 정확히 인지할 수 있고 집중력을 높이는 데 도움이 된다. 다만 특정한 동작과 요가 수련에 유용한 방식의 호흡을 우짜이 호흡이라고 정의하는 데는 한계가 있다. 그 한계가 무엇인지 생각해보자.

먼저 우짜이 호흡은 어디에 근거를 두고 있을까? 우짜이 호흡은 하타 요가 프라디피카(Sanskrit: हठयोगप्रदीपिका)라는 책의 제2장 프라나야마 편의 51~53절에 언급되어 있다. 하타 요가 프라디피카는 스와미 스와트마라마(Svāmi Svātmārāma)에 의해 15세기에 쓰인 하타요가를 대표하는 요가 경전이다.

먼저 제2장의 51~53절에서 우짜이 호흡을 언급한 내용을 살펴보자. 하타 요가 프라디피카는 산스트리트어로 쓰인 경전이기 때문에 영어 번역본을 저본으로 해서 한글 번역을 살펴본다.

※ 1914년 Pancham Sinh에 의해 번역된 판본

51. 나디(후두, Larynx)의 입구를 좁히면, 공기가 목에서 가슴까지 접촉하면서 빨려 들어오고 그 과정에서 소음을 만들어 낸다.

52. 공기는 앞서와 같이 억제되어야 하고 그다음 이다(Ida, 왼쪽 콧구멍)을 통해 내보낸다. 이런 방식은 목 안의 가래를 제거하고 식욕을 증가시킨다.

53. 우짜이 호흡은 나디(Nadi)의 결함, 부기(수종), 체액의 이상을 개선할 수 있다. 우짜이 호흡은 삶의 모든 상태에서 행해져야 하고 심지어 걷거나 앉을 때도 행해져야 한다.

※ 1992년 Elsy Becherer에 의해 번역된 것을 B.K.S Iyengar(아헹가) 선생님이 서문을 쓰고 Hans Ulrich Reiker 가 주석한 것을 주요 관련 내용만 요약하면 아래와 같다.

입을 다문 채 숨을 깊게 마실 때 목과 심장(폐의 맨 윗부분까지) 사이의 공간을 채운다. 이때 소음이 만들어진다.

쿰바카(Kumbhaka, 숨을 멈춤)를 하고 왼쪽 콧구멍[*]을 통해 내쉰다. 이를 통해 목 안의 가래를 제거하고 소화력을 강화시킬 것이다. 이것이 우짜이(Ujjāyī) 이다.

걷거나 앉아있을 때도 할 수 있다. 각 장기들과 나디들(Naids, 에너지 통로)의 병을 없애주고, 특히 카파(Kapha)[**]로 인해 생긴 질병을 제거해 준다. 위에 언급한 소음이 이 쿰바카(Kumbhaka)[***]의 특이점이다. 소음은 완전히 자연스럽게 발생한다.

우리는 신체가 곧을 때는 매번 숨을 멈추기 전에 사람은 깊게 내쉰다는 것을 알고 있다. 날숨 후의 짧은 지식(쿰바카) 동안에는 복벽이 안으로 수축하고 성문(Glottis)이 변함없이 닫힌다. 동시에 양쪽 콧구멍을 통해 숨을 마시면 성문이 갑자기 열리는데 이리하여 소음이 발생하는 것이다.

위 번역본들의 내용을 좀 쉽게 정리하면 아래와 같다.
첫째, 공기가 목에서 가슴까지 접촉하면서 빨려 들어오고 그 과정에서 소음을 만든다.
둘째, 우짜이 호흡은 자연스러운 호흡이어서 누구나 종일 어디서나 어떤 활동에서나 할 수 있다.
셋째, 건강을 개선하는데 탁월한 효과가 있다.

여기까지가 우리가 저본으로 삼는 번역본이다. 여기서 주의해야 할 점은 우리가 저본으로 삼고 있는 경전을 번역한 내용에서도 우짜이 호흡의 방법에 대한 구체적인 언급이 없다는 점이다. 실제 하타 요가 프라디피카 경전에서 우짜이 호흡에 대해 언급된 내용은 단어의 나열이다. 15세기에 기록을 남긴 것이기 때문에 지면과 정보의 공개에 한계가 있었을 것이다. 첫째로 기록 활동 자체가 지금처럼 쉽지 않았을 것이고 둘째로 경전의 내용을 아무나 쉽게 습득하지 못하게 하는 것이 일종의 권력이었을 것이다. 여러 가지 이유로 경전에서조차 우짜이 호흡의 방법에 대한 구체적인 언급을 찾을 방법이 없으며 번역본에 의지할 수밖에 없는데, 번역본조차 번역자의 지식과 관념, 학습과 경험 등에 따라 경전을 어떻게 해석하는

---

[*] 대안적인 방법으로 한쪽 콧구멍을 통해 마시고 다른 콧구멍을 통해 내쉬면서 양쪽 콧구멍을 통해서도 행해질 수 있다.

[**] 흙과 물의 융합으로 안정과 운동의 성질을 띠며 아유르베다 체계의 3 체질 중 한 가지를 지칭한다.

[***] 쿰바카는 지식(숨의 보유, 또는 멈춤)을 의미한다.

지가 크게 달라진다. 만약 번역자에게 요가 또는 해부학에 대한 지식이 부족하다면 개인적인 상태와 경험을 적용할 가능성이 크다. 따라서 경전을 번역하는 과정에서 우짜이 호흡을 가슴호흡과 비슷한 방식으로 이해했을 수 있다. 이와 같은 번역본의 내용을 현대에서는 빈야사 요가가 만연한 까닭에 필라테스와 비슷한 방식의 호흡으로 이해하고 행하고 있는 것이다.

그렇다면 우짜이 호흡을 어떻게 해석하고 적용해야 할까? 먼저 자연스러운 호흡이 무엇인지 알아야 할 필요가 있다. 자연스러운 호흡은 바른 자세에서 출발하며 바른 자세는 골격 구조에 순응한 정렬을 뜻한다. 즉, 척추 중립 상태의 배호흡이 자연스러운 호흡법이다. 그리고 상황에 따라 가슴호흡으로 전환하며 적절한 호흡법을 쓸 수 있다. 즉, 우짜이 호흡은 척추 중립 상태의 배호흡을 기본으로 하되 상황에 따라 가슴호흡을 사용해 몸에 필요한 산소 요구량을 충족하고 강력한 근력이 필요한 아사나를 수행할 수 있다. 이를 요가식 완전 호흡이라고도 한다. 그리고 필요에 따라 성문을 조여 소리를 내는 것은 선택적으로 이용한다. 건강한 호흡에서는 소리가 거의 나지 않는 것이 자연스러우므로 집중이 필요할 때 청음 효과를 이용하면 된다. 이와 같은 방식으로 우짜이 호흡을 정의하는 이유는 요가 자체가 자연스러움을 추구하고 경전에 근거해서도 우짜이 호흡은 누구나 종일 어디서나 어떤 활동에서나 할 수 있는 방식의 호흡이기 때문이다. 우리가 가슴호흡으로 정의하는 방식의 우짜이 호흡은 누구나 종일 어디서나 어떤 활동에서나 할 수 있는 호흡은 아니다.

우짜이 호흡을 어떤 방식으로 행할 것인가에 대한 논점이 다양한 이유는 요가를 이해하는 방식, 요가를 하는 목적, 경전을 이해하는 방식이 다르기 때문이다. 다만 해부학적인 관점에서 보자면 보편적인 몸에 적용할 수 있는 방법을 선택하는 것이 타당하지 않을까.

4. 정렬이란 무엇인지 설명하고 그 근거를 제시할 수 있는가?

- 책을 읽기 전 질문에 답할 수 있었는가?　　　　　　　　　　　　　그렇다 ☐　　아니다 ☐
- 책을 읽은 후 질문에 답할 수 있는가?　　　　　　　　　　　　　　그렇다 ☐　　아니다 ☐
- 이해한 내용을 책을 보지 않고 가르칠 수 있는가?　　　　　　　　　그렇다 ☐　　아니다 ☐

▶ 어떤 물체를 차곡차곡 쌓아올린다고 생각해보자. 위에 올릴 물체들보다 아래 놓을 물체들의 강도와 안정성을 반드시 먼저 고려해야 할 것이다. 만일 아래에 있는 물체들이 위에 놓일 물체들의 하중을 감당할 수 있을 만큼 충분히 강하지 않으며, 균형을 유지할 정도의 안정성이 없다면 물체들을 제대로 쌓을 수 없을 것이다. 신체에도 이와 동일한 원칙이 적용된다. 신체가 강도와 안정성을 유지하려면 어느 부위든 위쪽보다 아래쪽이 더 튼튼하고 안정적이어야 한다. 신체는 고정된 구조물이 아니기 때문에 움직임에 따라 끊임없이 무게중심이 이동한다. 신체가 변화하는 자세와 움직임에 맞추어 적절한 강도와 안정성을 확립할 수 있도록 해주는 것이 요가에서의 정렬이다.

5. 아사나가 바른 상태임을 판단하는 기준과 그 근거를 설명할 수 있는가?

- 책을 읽기 전 질문에 답할 수 있었는가?　　　　　　　　　그렇다 ☐　　아니다 ☐
- 책을 읽은 후 질문에 답할 수 있는가?　　　　　　　　　　그렇다 ☐　　아니다 ☐
- 이해한 내용을 책을 보지 않고 가르칠 수 있는가?　　　　　그렇다 ☐　　아니다 ☐

▶ 질문 1과 3에서 이미 설명하였듯이 타고난 골격 구조에서 가장 효율적으로 에너지를 사용할 수 있으며 불필요한 긴장을 유발하지 않는 아사나가 바른 아사나이다. 인간은 계속해서 움직이는 역동체이기 때문에 매 순간 신체의 다른 부위에 힘의 불균형이 생긴다. 그 불균형을 보완할 수 있는 장치가 있으니, 요가 개념으로는 정렬하고 반다를 조이는 것이고 근육 개념으로는 핵심근육을 강화하는 것이다. 역동적인 아사나에 있어 '정렬 및 반다와 핵심근육을 어느 수준에서 적절히 적용하고 있는지'가 바른 아사나의 판단 기준이 된다. 아사나 수정이 필요한 경우 역시 이 근거를 기준으로 바른 아사나를 제안할 수 있다.

6. 후굴(백밴딩)에서 어디를 운동의 축으로 사용할 것이며 그 이유를 설명할 수 있는가?

- 책을 읽기 전 질문에 답할 수 있었는가?　　　　　　　　　그렇다 ☐　　아니다 ☐
- 책을 읽은 후 질문에 답할 수 있는가?　　　　　　　　　　그렇다 ☐　　아니다 ☐
- 이해한 내용을 책을 보지 않고 가르칠 수 있는가?　　　　　그렇다 ☐　　아니다 ☐

▶ 운동의 축이란 운동에 주로 쓰이는 관절을 뜻하며, 관절이란 뼈와 뼈가 만나 움직임이 발생하는 부분을 뜻한다. 후굴을 할 때 사용하는 운동의 축은 크게 흉추, 요추, 엉덩관절로 나누어 볼 수 있다. 이 중 운동의 축을 선택하는 기준은 골격 구조와 운동의 목적이다.

먼저 골격 구조에 따라 후굴에서 운동의 축을 선택한다면 가장 안전한 것은 엉덩관절이다. 그 이유는 흉추와 요추의 뼈 모양을 보면 알 수 있다. 흉추는 가시돌기의 모양과 늑골 때문에 굽힘과 신장에는 불리한 반면 회전에는 유리한 구조를 이루고 있다. 흉추의 가시돌기는 경사가 급하여 후굴 운동을 할 때 관절의 움직임에 제한이 있다. 또한, 흉추에 연결된 울타리 모양의 늑골도 굽힘과 신장의 방해 요소로 작용한다.

요추는 가시돌기의 모양이 비교적 뭉툭하여 돌기 사이에 여유 공간이 있다. 또한, 요추 앞쪽으로는 늑골과 같은 골격 구조가 없으므로 굽힘과 신장에 유리하다. 다만, 엉덩관절과 비교하면 관절의 가동범위가 작고 체형에 따라 요추를 축으로 후굴 운동을 할 때 통증이 발생할 수 있다는 측면에서 주의해야 한다.

엉덩관절은 요추보다 굽힘과 신장에 있어서 가동범위가 넓다. 골격 구조로 보아도 굽힘이나 신장에 방해 요소가 거의 없다. 근력과 몸의 상태에 따라서 강도 조절이 가능한 후굴 운동을 할 수 있는 축이다.

다음으로 운동의 목적에 따라 후굴에서 운동의 축을 선택한다면 그 근거가 되는 운동의 목적은 사람마다 다양할 것이다. 다만, 요가 지도자가 그룹 레슨을 위해 운동의 목적을 임의로 선택해야 한다면 보편적인 몸에 적용되고 안전하게 운동할 수 있으며 가장 효율적인 방법을 선택하는 것이 바람직하다.

예를 들어 아나하타 차크라를 자극하는 것을 목적으로 후굴을 한다면 운동의 축은 흉추로 선택해야 한다. 그래야 가슴 쪽에 위치한 아나하타 차크라를 자극해 운동의 목적을 달성할 수 있기 때문이다. 다음으로 허리네모근 등과 같은 허리 근육을 강화하는 것을 목적으로 후굴을 한다면 운동의 축은 요추로 선택해야 한다. 그래야 허리 근육을 사용해 운동의 목적을 달성할 수 있기 때문이다. 마지막으로 다양한 몸 상태의 수련자 대부분에게 적용되고 호흡을 희생하지 않고 운동하는 것을 목적으로 후굴을 한다면 운동의 축은 엉덩관절로 선택해야 한다. 그래야 최대한 몸을 보수적으로 사용하며 안전한 방식으로 운동의 목적을 달성할 수 있기 때문이다.

운동의 목적에 따라 축을 선택할 때 중요한 것은 목적에 가장 효율적으로 부합하는 축이 어디인지 해부학적으로 정확하게 아는 것이며, 그로 인한 기회비용을 감수할지 판단하는 것이다.

7. 체형 균형의 회복을 위해 신체의 수축과 이완 중 무엇이 먼저인지 설명할 수 있는가?

- 책을 읽기 전 질문에 답할 수 있었는가?　　　　　　　　　　그렇다 ☐　　아니다 ☐
- 책을 읽은 후 질문에 답할 수 있는가?　　　　　　　　　　　그렇다 ☐　　아니다 ☐
- 이해한 내용을 책을 보지 않고 가르칠 수 있는가?　　　　　　그렇다 ☐　　아니다 ☐

▶ 구부러진 물체를 다시 직선으로 편다고 생각해보자. 물체를 자세히 관찰해보면 굽혀진 안쪽 면(앞면)은 조직들이 과도하게 수축되어 있고, 반대로 그 뒷면은 조직들이 심하게 이완되어 있다는 사실을 파악할 수 있다. 앞뒷면의 조직들이 동일한 힘을 유지한다면 물체는 어느 한쪽으로 구부러지지 않고 일직선 상태로 존재할 것이다.

그렇다면 구부러진 물체를 직선으로 펴기 위해서는 먼저 수축된 면을 이완시켜야 할지, 아니면 이완된 면부터 강화하는 게 좋을지 판단해보자. 당연히 과하게 수축된 앞면을 먼저 이완하는 방법이 타당하다. 심하게 수축된 쪽을 내버려 둔 채 이완된 쪽을 강화하려고 하면 수축력의 저항으로 인해 효율적인 강화가 불가능하기 때문이다.

신체도 마찬가지다. 대부분의 현대인은 앉아서 생활하는 시간이 많아 신체 앞쪽의 근육들이 수축되어 있고, 뒤쪽의 근육들은 지나치게 이완되어 있는 경우가 많다. 신체 균형을 회복하기 위해서는 반드시 수축이 심한 앞쪽 근육을 먼저 이완시킨 다음 뒤쪽 근육을 강화해야 한다.

8. 일상에서의 바른 자세란 무엇이며 왜 그러한지 설명할 수 있는가?

- 책을 읽기 전 질문에 답할 수 있었는가? 그렇다 ☐ 아니다 ☐
- 책을 읽은 후 질문에 답할 수 있는가? 그렇다 ☐ 아니다 ☐
- 이해한 내용을 책을 보지 않고 가르칠 수 있는가? 그렇다 ☐ 아니다 ☐

▶ 사람의 자세는 크게 선 자세, 앉은 자세 및 누운 자세로 분류할 수 있다. 질문1에서 설명한 바른 자세에 근거하여 일상의 자세를 이해하면 된다. 짝다리를 짚는 자세, 한쪽으로만 가방을 메거나 물건을 드는 자세, 낮은 곳에 있는 물건을 들어 올릴 때 무릎을 구부리지 않고 등을 말아서 상체를 숙이는 자세는 선 자세에서의 신체 효율을 떨어뜨린다. 앉은 자세에서 우리가 흔히 취하는 적합하지 않은 자세는 요추(허리)를 뒤쪽으로 둥글게 말고 목을 앞으로 빼는 것이다. 또한, 한쪽 다리를 다른 쪽 다리 위로 겹치는 자세, 몸이 한쪽으로 지나치게 치우쳐 몸의 경사가 무너진 자세 등도 신체 효율 면에서 좋지 않다. 누운 자세에서는 특히 잠자는 습관이 중요하다. 너무 높거나 낮은 베개의 사용, 측면으로 누울 때 베개를 베지 않아 어깨와 목의 높이가 심하게 차이 나는 상태에서 자는 습관, 배를 바닥에 깔고 얼굴을 아래로 향한 채 자는 습관 등이 신체 효율을 떨어뜨린다.

9. 수련자들에게 정확한 해부학적 명칭을 사용하여 아사나 동작과 원리를 설명할 수 있는가?

- 책을 읽기 전 질문에 답할 수 있었는가? 그렇다 ☐ 아니다 ☐
- 책을 읽은 후 질문에 답할 수 있는가? 그렇다 ☐ 아니다 ☐
- 이해한 내용을 책을 보지 않고 가르칠 수 있는가? 그렇다 ☐ 아니다 ☐

▶ 짜뚜랑가Chaturanga를 예로 들어보자. 바닥에 손을 대고 하는 팔굽혀펴기를 요가에서는 짜뚜랑가라고 한다. 요가 수련자가 짜뚜랑가를 제대로 하지 못하면 지도자는 보통 팔 힘을 길러야 한다고 말한다. 수련자가 충분한 해부학적 지식을 가지고 있지 않다면 구체적으로 어떤 근육을 강화하고 어떻게 팔 힘을 길러야 할지 알 수 없을 것이다. 이때 지도자는 '짜뚜랑가를 효율적으로 수행하려면 팔꿈치 관절을 신장시키는 역할을 하는 위팔세갈래근을 강화해야 한다'고 알려줘야 한다. 위팔세갈래근의 이는곳과 닿는곳, 작용을 제대로 파악하여 정확한 강화 방법으로 수련자를 지도하는 것이 중요하다.

10. 요가 해부학의 적용 범위와 한계를 설명하고 그 근거를 제시할 수 있는가?

- 책을 읽기 전 질문에 답할 수 있었는가? 그렇다 ☐ 아니다 ☐
- 책을 읽은 후 질문에 답할 수 있는가? 그렇다 ☐ 아니다 ☐
- 이해한 내용을 책을 보지 않고 가르칠 수 있는가? 그렇다 ☐ 아니다 ☐

▶ 약은 권장 섭취량이 정해져 있다. 권장 섭취량은 신체 조건에 따라 분류되지만 그것이 모든 조건을 충족하는 것은 아니다. 어린이일지라도 신체가 어른만큼 성장해 있을 경우 어린이에게 적합한 권장 섭취량이 부족하게 느껴질 수 있으며, 어른일지라도 신체 조건이 어린이 수준이라면 어른을 위한 권장 섭취량이 과하게 느껴질 수 있기 때문이다.

이 책에서 제시하는 요가 해부학의 지식과 정보 역시 기본적으로 신체의 운동한계와 기능을 이해하는 데 주안점을 두었다. 개인별로 다른 신체 조건에 가장 적합한 방식을 이해하고 적용하여 안전한 요가 수련을 지도하기 위함이다. 일반 회원의 신체 조건은 전문 요가 수련자의 신체 조건과 같지 않으므로 자극의 적용 수준 역시 다르게 해야 한다. 뛰어난 운동 수행 능력을 갖춘 사람에게는 이책에서 제시하는 운동한계를 넘어선 자극을 주어도 별다른 이상이 생기지 않을 것이다. 그렇지 않은 사람에게는 이 책에서 제시하는 수준의 해부학 지식과 정보를 적용하여 요가 지도를 하는 것이 안전하다.

모든 질문에 '그렇다'고 말할 수 있다면 당신은 이제 자신 있게 수련자를 지도하며 수련생의 신뢰를 받는 요가 지도자가 될 수 있을 것이다. 해부학 지식을 바탕으로 수련자를 바른 아사나의 세계로 안내하는 것은 물론 자신의 수련에 있어서도 한 단계 발전하게 되기를 바란다.

요가 해부학 책을 펴내기까지

강산이 두 번 변한다는 세월 동안 요가와 명상을 하며 살아온 나에게도 요가 해부학 책을 쓰는 과정은 녹록지 않았다. 요가에 대한 지식과 정보가 일정 수준 쌓여 있었고 오랜 시간 수련과 지도를 하며 얻은 경험이 많았음에도 알고 있는 것을 막상 책으로 정리하려니 필요한 작업이 한두 가지가 아니었다. 부족한 부분은 외국 도서나 사이트를 찾아 내용을 번역해가면서 다시 공부했고, 이미 아는 지식도 여러 경로를 통해 추가 검증을 거쳤다. 자료의 정확성을 확보하고 책의 완성도를 높이기 위한 절차를 빠짐없이 밟다 보니 처음에 6개월로 예상했던 집필 기간을 훌쩍 넘길 수밖에 없었다. 결국, 처음 펜을 든 지 1년 6개월이 지나서야 원고가 완성되었다.

'내가 요가 해부학 책을 써야만 하는 이유가 무엇일까?'

이 책을 쓰기 전 나 자신에게 던졌던 질문이다. 요가에 해부학을 접목하여 적용하고 그 유효성을 검증해보기 전까지는 스스로도 요가 지도에 해부학 공부가 필요한 이유를 정확히 정리하지 못했다. 여러 선생님들과 선배들로부터 요가 해부학을 배우고 익혔지만, 고백하건대 당시에는 해부학책을 끝까지 제대로 읽거나 공부해본 적이 한 번도 없었다. 단지 내 몸이 느끼는 것을 나름대로 정리하며 어떻게 요가를 가르쳐야 하는지 조금씩 이해해갔을 뿐이다. 수련생들을 지도할 때도 내 개인적인 경험을 토대로 했을 뿐, 가르침의 근거를 정확히 제시하지 못했다. 나의 경험이 그저 주관적인지 혹은 일반화가 가능한지 검증되지 않아 수련 지도에 확신이 부족했던 것이다.

이런 상황이 계속되자 답답함이 극에 달했고, 마침내 '합리적이고 납득할 만한 근거를 바탕으로 정확한 수련 방식을 제시해야 한다'는 생각에 이르렀다. 스스로 답을 찾아야겠다고 결심한 그때부터 나는 요가 해부학을 독학하기 시작했다. 현재는 한국에도 출간된 영문 서적이 있지만, 그 당시에만 해도 요가 해부학 관련 도서가 없었기 때문에 그 책을 구입하여 직접 번역을 해가며 요가 해부학의 개념을 이해했다. 그런 다음에는 다양한 운동 분야의 해부학 책들을 보면서 공부를 계속했다. 「YogAnatomy Vol.1&2」의 판권을 가져와 직접 번역 작업을 해서 판매하기도 했다. 마치 해부학 구도에 일심하듯 한편으로는 해부학 이론을 공부하고, 다른 한편으로는 요가를 가르치면서 책으로 공부한 해부학 내용을 어떻게 요가에 적용할 수 있을까 연구하며 보낸 수년이었다.

일반적인 해부학 책의 내용은 간단히 말해서 신체의 구성 성분과 상태, 그리고 기능에 대한 사실적인 나열이다. 신체에 대한 정보를 아는 것은 반드시 필요하지만, 사칙연산을 배웠다고 해서 응용문제를 쉽게 풀 수 있는 것은 아니듯 해부학을 알아도 그것을 요가 아사나에 바로 적용하기란 쉽지 않다. 나는 이 점을 해결하기 위해 오랫동안 고심했다.

기존의 아사나 수련 방법은 그저 될 때까지 열심히 연습하는 것이 전부였다. 해부학을 통해 근육을 이해하고 난 뒤로는 특정 아사나에 관여하는 근육을 파악할 수 있었으며, 근육은 반드시 길항작용^Antagonism 을 한다는 사실 또한 알게 되었다. 특정 아사나를 완성도 있게 수행하지 못할 때는 무조건 연습만 하기보다는 관여하는 근육을 분석해 주동근^Protagonist 과 길항근^Antagonist 을 찾아냈고, 해당 아사나의 목적에 맞게 그 근육을 강화하거나 이완시키는 훈련을 먼저 실시했다. 특정 아사나의 완성도를 높이기 위해 이처럼 주동근이나 길항근을 강화 또는 이완시키는 행위를 나는 '예비 아사나 과정'이라고 부른다. 예비 아사나 과정을 거친 뒤 아사나를 수행하면 놀랍게도 완성도가 높아지는 경험을 했다.

또 하나의 사례가 있다. 신체는 고정체가 아닌 역동체이기 때문에 계속해서 자세를 바꾸며 움직인다. 자세가 바뀔 때마다 신체가 가진 에너지를 가장 효율적으로 사용하고 불필요한 긴장을 유발하지 않도록 해야 한다. 나는 특정 자세와 움직임에 어떤 근육이 관여하는지 파악하고 해당 근육을 사용하게 함으로써 아사나의 안정성과 신체의 효율을 높이는 방법을 이해하게 되었다. 요가에서는 이러한 원리를 정렬^Alignment 과 반다^Bandha 라는 개념으로 사용한다.

요가 해부학을 정립하고 아사나에 응용할 수 있게 된 후 수련생들의 아사나를 교정해주고 완성도를 높여가는 과정에서 새로운 사실을 알게 되었다. 한국의 요가업계는 개선해야 할 점들이 상당히 많지만, 가장 큰 문제점 중의 하나는 수련생을 가르치는 요가 강사들조차 요가 해부학에 대한 개념 정립과 이해가 결여되어 있다는 점이다. 요가를 가르치는 사람이 아사나를 어떻게 수행해야 할지 제대로 갈피를 잡지 못하니 웃지 못할 일이다. 요가를 하면서 건강해져야 할 몸이 오히려 나빠지는 사태가 발생하고, 각종 근골격계 질환으로 몰래 병원에 다니며 속앓이를 하고 있는 요가 강사들이 많은 것도 현재 한국 요가 업계의 현실이다.

나는 이러한 현실이 너무 안타까웠다. 제대로 공부하지 않고 아사나 동작만 배워서 가르치던 요가 강사들의 통렬한 자기반성이 필요하다고 느꼈으며, 지금이라도 누군가 똑바로 아사나를 가르칠 수 있는 근거와 방법을 제시하지 않으면 안 된다는 절박한 심정이 들었다. 내가 요가 강사들을 위한 전문가 과정을 시작하고, 몇 년간의 지도 경험을 통해 정리한 내용을 바탕으로 요가 해부학 책까지 내게 된 이유가 여기에 있다. 나의 지식과 정보, 경험이 모든 면에서 완벽하다고 단언할 수는 없겠지만, 요가 강사라면 이 책에 담긴 내용만큼이라도 공부를 해서 수련생을 가르칠 수 있기를 바라는 마음이다.

요가 해부학을 통해서 아사나 수련을 하다 보면 자연스럽게 나오는 질문이 있다. 바로 '아사나를 잘하게 된 다음에는 어떻게 요가를 수련해야 하는가?'이다. 나는 요가 강사들을 위한 전문가 과정을 통해서 교육생들에게 요가는 크게 몸을 다스리는 부분과 정신을 다스리는 부분이 있다고 강조한다. 요가 해부학과 아사나 수련이 주로 몸을 다스리는 데 집중한 것이라면 '요가 철학'과 '명상'은 정신을 다스리는 부분으로 제시하고 있다. 결국, 몸과 마음을 통합하고 육체와 정신을 건강하게 하는 것이 요가 수련자의 지향점일 것이다.

요가철학과 명상은 향후 책을 집필하리라 마음먹고 있는 두 가지 분야이다. 눈에 보이지 않고 그만큼 검증하기도 어렵겠지만, 요가 강사라면 꼭 공부해야 할 부분이라는 점을 강조하고 싶다. 요가의 혜택을 온전하게 경험하기 위해서는 몸과 마음 어느 한쪽도 소홀히 할 수 없음을 이해할 것이다. 요가를 통해 궁극적 진리를 깨닫거나 해탈의 경지에 이르는 등 거창한 목표를 가지고 있지 않더라도 몸과 마음이란 동전의 양면처럼 함께 가는 것이므로 반드시 양쪽 모두 수련하기를 권한다.

요가 해부학 원고를 마친 지금, 나는 두 권의 책을 집필 중이다. 한 권은 요가 강사들이 수련생들의 아사나를 교정해줄 수 있도록 하는 '요가 지도자를 위한 전문 아사나 교정 매뉴얼'이고, 다른 한 권은 수련생 스스로가 자신의 아사나를 교정해볼 수 있는 '일반 수련생을 위한 아사나 교정 매뉴얼'이다.

　앞으로 출간될 책에 앞서 『요가 해부학』이 요가를 지도하고 수련하는 많은 사람들에게 좋은 길잡이가 되었으면 하는 바람이다. 아울러, 요가 지도에 어려움을 겪는 이들이 이 책을 통해 조금이나마 도움을 받을 수 있다면 더욱 바랄 것이 없겠다.

2015년 4월, 요가힘사 수련실에서

* 참고문헌

- David Keli, 「Yoganatomy Vol.1&2」, 권수련 역, Yoganatomy.Com
- Leslie Kaminoff, 「Yoga Anatomy」, Human Kinetics, 2007
- Sylvia S. Mader, 「해부생리학」, 조현 등역, 동화기술, 2008
- Blandine Calais-Germain, 「움직임 해부학(개정2판)」, 정형국 등역, 2009
- Acland, 「Acland's 동영상으로 보는 사람해부학」, EPUBLIC, 2008
- 각종 의학용어, 「KMLE 의학검색엔진」, http://www.kmle.co.kr
- 각종 자료와 Reference, 「WIKIPEDIA」, http://en.wikipedia.org
- 3D 해부학 License Free 이미지, 'BodyParts3D/Anatomography',
- 「統合データベースプロジェクト」, http://lifesciencedb.jp/bp3d
- 3D 해부학 이미지, 「anatomyEXPERT」, http://www.anatomyexpert.com
- 2D·3D 해부학 이미지, 「GerBodySmart」, http://www.getbodysmart.com
- 2D 해부학 이미지, 「UW Medicine」, http://Www.Rad.Washington.Edu
- (http://Www.Rad.Washington.Edu/Academics/Academic-Sections/Msk)
- 2D 해부학 이미지, 「The Visual Dictionary」, http://www.Infovisual.Info
- 2D 해부학 이미지, Geralyn M. Caplan, ANATOMY & PHYSIOLOGY I,
- 「Geralyn M」, http://Legacy.Owensboro.Kctcs.Edu/Gcaplan
- (http://Legacy.Owensboro.Kctcs.Edu/Gcaplan/Anat/Notes/Default.Htm)
- 이상호·미셸 리·우리들병원척추연구팀, 「바른 자세와 운동」, 우리들척추건강, 2011
- Brad Walker, 「도해 스트레칭 해부」, 영문출판사, 2008
- Paul Massey, 「도해 필라테스 해부」, 영문출판사, 2010
- 사라 제인 블랙모어·우타 프리스, 「뇌 1.4킬로그램의 배움터」, 손영숙 역, 해나무, 2009
- 정진우, 「그림으로 보는 근골격 해부학」, 대학서림, 2006
- Robert J. Stone, Judith A. Stone, 「근골격계 아틀라스」, 도서출판 정담, 2003
- 존 사노, 「통증혁명」, 이재석 역, 국일미디어, 2006
- 에스더 고케일, 「척추가 살아야 내 몸이 산다」, 최봉춘 역, 이상media, 2011
- 오춘수, 「척추」, 푸른솔, 1998
- 나카가와 다쿠지, 「척추교정 운동」, 홍성민 역, 넥서스, 2006
- Patrice Tetreault·Hugue Ouellette, 「정형외과학」, 박상원·박종훈 역, 대한의학서적, 2010
- 헬무트 라이하르트, 「허리 강화 프로그램」, 최경인 역, 삼호미디어, 2005
- 전영순, 「척추학교」, 중앙m&b, 2011
- 이종서, 「알기쉬운 허리디스크 예방과 치료」, 가림출판사, 2004
- 정일규·윤진환, 「휴먼 퍼포먼스와 운동생리학」, 대경북스, 2006
- 김창균, 「운동생리학의 이해와 적용」, 대경북스, 2008
- 현광석·김용진, 「운동생리 해부학(개정2판)」, 충남대학교출판문화원, 2006
- Lynn S. Lippert, 「LIPPERT의 임상운동학(개정4판)」, 영문출판사, 2008
- John T. Hansen, 「Netter's 해부학 Coloring Book」, 이퍼블릭, 2010
- Stuart Ira Fox, 「생리학(제10판)」, 박인국 역, 라이프사이언스, 2008
- 소명숙 외, 「인체생리학(제6판)」, 고문사, 2008
- 미야케 키미토시, 「스포츠 응급처치」, 최상범·이상신 역, 대한미디어, 2007

※ www.Normalbreathing.Com: '호흡' 단락의 일정 부분은 해당 웹사이트의 자료 게재자인 Dr. Artour Rakhimov의 허락을 받아 저자가 일부 내용을 번역하여 옮긴 것임을 밝힌다.

* 이미지 출처

1장. 해부학이란 무엇인가

해부학적 자세

- YassineMrabet, 「WIKIMEDIA COMMONS」, 2012-10-22, http://commons.wikimedia.org/wiki/File:Human_anatomy_planes.svg
- Zwarck, 「WIKIMEDIA COMMONS」, 2011-7-30, http://commons.wikimedia.org/wiki/File:AxesPlansAnatomie.png
- Phatrita, 「WIKIMEDIA COMMONS」, 2005-7-27, http://commons.wikimedia.org/wiki/File:Anatpos.png
- Tonye Ogele CNX, 「WIKIMEDIA COMMONS」, 2013-5-19, http://commons.wikimedia.org/wiki/File:Body_Movements_I.jpg
- Osteomyoamare, 「WIKIMEDIA COMMONS」, http://commons.wikimedia.org/wiki/File:Flexion_Extension_Arm.png
- Osteomyoamare, 「WIKIMEDIA COMMONS」, 2010-6-10, http://commons.wikimedia.org/wiki/File:Flexion_Extension_Leg.png

3장. 골격계는 몸의 틀이

골격계의 구조

- Ladyofhats Mariana Ruiz Villarreal, 「WIKIMEDIA COMMONS」, 2007-1-3, http://commons.wikimedia.org/wiki/File:Axial_skeleton_diagram.svg
- Ladyofhats Mariana Ruiz Villarreal, 「WIKIMEDIA COMMONS」, 2007-1-3, http://commons.wikimedia.org/wiki/File:Appendicular_skeleton_diagram.svg
- Ladyofhats Mariana Ruiz Villarreal, 「WIKIMEDIA COMMONS」, 2007-1-3, http://commons.wikimedia.org/wiki/File:Human_skeleton_front_en.svg
- Ladyofhats Mariana Ruiz Villarreal, 「WIKIMEDIA COMMONS」, 2007-9-25, http://commons.wikimedia.org/wiki/File:Human_skeleton_back_en.svg

관절의 연결 형태

- Ladyofhats Mariana Ruiz Villarreal, 「WIKIMEDIA COMMONS」, 2007-1-4, http://commons.wikimedia.org/wiki/File:Human_skull_side_simplified_(bones).svg
- No Copyright, 「WIKIMEDIA COMMONS」, http://commons.wikimedia.org/wiki/File:Kort-lang-skalle.gif
- No Copyright, 「WIKIMEDIA COMMONS」, http://commons.wikimedia.org/wiki/File:Gray242.png
- No Copyright, 「WIKIMEDIA COMMONS」, http://commons.wikimedia.org/wiki/File:Gray241.png
- No Copyright, 「WIKIMEDIA COMMONS」, http://commons.wikimedia.org/wiki/File:Gray112.png
- Anuskafm, 「WIKIMEDIA COMMONS」, 2008-3-8, http://commons.wikimedia.org/wiki/File:ACDF_oblique_annotated_english.svg
- Madhero88, 「WIKIMEDIA COMMONS」, http://commons.wikimedia.org/wiki/File:Joint.png

4장. 신경계가 몸을 지배한다

- Persian Poet Gal, 「WIKIMEDIA COMMONS」, 2006-12-30, http://commons.wikimedia.org/wiki/File:Nervous_system_diagram.png
- BruceBlaus, 「WIKIMEDIA COMMONS」, 2013-9-30, http://commons.wikimedia.org/wiki/File:Blausen_0657_MultipolarNeuron.png
- BruceBlaus, 「WIKIMEDIA COMMONS」, 2013-11-6, http://commons.wikimedia.org/wiki/File:Blausen_0011_ActionPotential_Nerve.png
- Synaptidude, 「WIKIMEDIA COMMONS」, 2005-7-5, http://commons.wikimedia.org/wiki/File:Action_potential_vert.png
- Ladyofhats Mariana Ruiz Villarreal, 「WIKIMEDIA COMMONS」, 2007-2-23, http://commons.wikimedia.org/wiki/File:Scheme_sodium-potassium_pump-en.svg
- Nrets, 「WIKIMEDIA COMMONS」, 2006-9-29, http://commons.wikimedia.org/wiki/File:Synapse_Illustration2_tweaked.svg

5장. 근육계는 몸의 내용이다

근육이란 무엇인가

- No Copyright, 「WIKIMEDIA COMMONS」, http://commons.wikimedia.org/wiki/File:Illu_muscle_structure.jpg
- BruceBlaus, 「WIKIMEDIA COMMONS」, 2013-11-6, http://commons.wikimedia.org/wiki/File:Blausen_0801_SkeletalMuscle.png
- OpenStax College, 「WIKIMEDIA COMMONS」, 2013-4-7, http://commons.wikimedia.org/wiki/File:414_Skeletal_Smooth_Cardiac.jpg
- Slashme, 「WIKIMEDIA COMMONS」, 2007-6-18 http://commons.wikimedia.org/wiki/File:Sarcomere.svg

근육의 이는곳과 닿는곳

- Anatomography(CC BY_SA 2.1 JP), 「WIKIMEDIA COMMONS」, 2013-7-26, http://commons.wikimedia.org/wiki/File:Biceps_brachii_muscle13.png

6장. 결합조직은 몸의 연결고리다

긴장통합 모델

- Benfrantzdale, 「WIKIMEDIA COMMONS」, 2008-12-7, http://commons.wikimedia.org/wiki/File:3-tensegrity.svg

발

- BruceBlaus, 「WIKIMEDIA COMMONS」, 2013-11-25, http://commons.wikimedia.org/wiki/File:Blausen_0411_FootAnatomy.png
- No Copyright, 「WIKIMEDIA COMMONS」, http://commons.wikimedia.org/wiki/File:Gray290.png
- No Copyright, 「WIKIMEDIA COMMONS」, http://commons.wikimedia.org/wiki/File:Gray291.png

무릎

- BruceBlaus, 「WIKIMEDIA COMMONS」, 2013-12-3, http://commons.wikimedia.org/wiki/File:Blausen_0597_KneeAnatomy_Side.png
- No Copyright, 「WIKIMEDIA COMMONS」, http://commons.wikimedia.org/wiki/File:Gray348.png
- Mysid, 「WIKIMEDIA COMMONS」, 2011-4-17, http://commons.wikimedia.org/wiki/File:Knee_diagram.svg
- No Copyright, 「WIKIMEDIA COMMONS」, http://commons.wikimedia.org/wiki/File:Gray345.png
- No Copyright, 「WIKIMEDIA COMMONS」, http://commons.wikimedia.org/wiki/File:Gray349.png

골반

- BruceBlaus, 「WIKIMEDIA COMMONS」, 2013-8-20, http://commons.wikimedia.org/wiki/File:Blausen_0723_Pelvis.png

척추

- No Copyright, 「WIKIMEDIA COMMONS」, http://commons.wikimedia.org/wiki/File:Illu_vertebral_column.jpg
- No Copyright, 「WIKIMEDIA COMMONS」, http://commons.wikimedia.org/wiki/File:Gray_111_-_Vertebral_column-coloured.png
- Anatomist90, 「WIKIMEDIA COMMONS」, 2011-10-28, http://commons.wikimedia.org/wiki/File:Lumbar_vertebrae.jpg
- No Copyright, 「WIKIMEDIA COMMONS」, http://commons.wikimedia.org/wiki/File:Gray301.png
- No Copyright, 「WIKIMEDIA COMMONS」, http://commons.wikimedia.org/wiki/File:Gray303.png
- 추간판 이미지 출처: http://en.wikipedia.org/wiki/File:Disc_Herniation.JPG Author: Dematt, Public Domain → Harrygouvas, 「WIKIPEDIA」, 1989-8-10, http://en.wikipedia.org/wiki/File:Lumbar_Disc_Lesions,_Classification_by_Harry_Gouvas.jpg
- 섬유테 이미지 출처: Http://En.Wikipedia.Org/Wiki/File:Gray301.Png Public Domain
- No Copyright, 「WIKIPEDIA」, http://en.wikipedia.org/wiki/File:Disc_Herniation.JPG

가로막

- Theresa Knott, 「WIKIMEDIA COMMONS」, http://commons.wikimedia.org/wiki/File:Respiratory_system.svg
- No Copyright, 「WIKIMEDIA COMMONS」, http://commons.wikimedia.org/wiki/File:Gray391.png
- Anatomography(CC BY_SA 2.1 JP), 「WIKIPEDIA」, 2012-11-18, http://en.wikipedia.org/wiki/

File:External_intercostal_muscles_back.png
- Anatomography(CC BY_SA 2.1 JP), 「WIKIPEDIA」, 2012-11-18, http://en.wikipedia.org/wiki/ File:Internal_intercostal_muscles_back.png
- No Copyright, 「WIKIMEDIA COMMONS」, http://commons.wikimedia.org/wiki/File:Gray385.png
- No Copyright, 「WIKIPEDIA」, 2007-9-23, http://en.wikipedia.org/wiki/File:Scalenus.png
- No Copyright, 「WIKIPEDIA」, http://en.wikipedia.org/wiki/File:Illu_trunk_muscles.jpg

어깨/팔

- Angelito7, 「WIKIMEDIA COMMONS」, 2013-11-28, http://commons.wikimedia.org/wiki/ File:Shoulder_joint.svg
- No Copyright, 「WIKIMEDIA COMMONS」, 2007-1-3, http://commons.wikimedia.org/wiki/ File:Pectoral_girdle_front_diagram.svg
- BodyParts3D, 「WIKIMEDIA COMMONS」, 2013-5-3, http://commons.wikimedia.org/wiki/ File:Glenoid_cavity_of_scapula01.png
- Anatomography(CC BY_SA 2.1 JP), 「WIKIMEDIA COMMONS」, 2012-12-28, http://commons. wikimedia.org/wiki/File:Scapula_-_posterior_view2.png

손

- Hellerhoff, 「WIKIPEDIA」, 2010-11-25, http://en.wikipedia.org/wiki/File:Handskelett.png
- Mariana Ruiz Villarreal (LadyofHats), 「WIKIPEDIA」, 2007-1-6, http://en.wikipedia.org/wiki/ File:Scheme_human_hand_bones-en.svg
- The Photographer, 「WIKIMEDIA COMMONS」, 2008-7-18, http://commons.wikimedia.org/wiki/ File:Wrist_and_hand_deeper_palmar_dissection-en.svg
- Fama Clamosa, 「WIKIPEDIA」, 2013-1-1, http://en.wikipedia.org/wiki/File:Hand-arches.svg

8장. 근육 작용을 통한 아사나 이해하기

상체의 근육 작용과 아사나 이해하기

- No Copyright(modified by Uwe Gille), 「WIKIMEDIA COMMONS」, http://commons.wikimedia.org/ wiki/File:Digastricus.png
- Bildbearbetning, 「WIKIPEDIA」, 2005-6-2, http://en.wikipedia.org/wiki/File:Serratus_anterior.png
- No Copyright(modified by Uwe Gille), 「WIKIPEDIA」, http://en.wikipedia.org/wiki/File:Rhomboideus_major. png
- No Copyright(modified by Uwe Gille), 「WIKIPEDIA」, http://en.wikipedia.org/wiki/ File:Rhomboideus_minor.png
- No Copyright, 「WIKIPEDIA」, 2007-10-10, http://en.wikipedia.org/wiki/File:Trapezius_Gray409. PNG
- No Copyright, 「WIKIPEDIA」, 2007-10-10, http://en.wikipedia.org/wiki/File:Latissimus_dorsi.PNG
- No Copyright, 「WIKIPEDIA」, http://en.wikipedia.org/wiki/File:Levator_scapulae.png
- No Copyright, 「WIKIPEDIA」, 2013-11-24, http://en.wikipedia.org/wiki/File:Sobo_1909_245.png
- 작은가슴근 이미지 출처: http://en.wikipedia.org/wiki/File:Pectoralis_minor.png * Original bysv:Anv •ndare:Chrizz, 1 june 2005 *

- Anatomography(CC BY_SA 2.1 JP), 「WIKIMEDIA COMMONS」, 2012-9-10, http://commons.wikimedia.org/wiki/File:Pectoralis_minor_muscle_and_shoulder_blade.png
- No Copyright, 「WIKIMEDIA COMMONS」, 2006-9-16, http://commons.wikimedia.org/wiki/File:Shoulder_joint.svg
- No Copyright, 「WIKIPEDIA」, 2007-10-10, http://en.wikipedia.org/wiki/File:Supraspinatus.PNG
- No Copyright, 「WIKIPEDIA」, 2007-10-10, http://en.wikipedia.org/wiki/File:Infraspinatus.PNG
- Anatomography(CC BY_SA 2.1 JP), 「WIKIMEDIA COMMONS」, 2012-11-20, http://commons.wikimedia.org/wiki/File:Teres_minor_muscle_back3.png
- Anatomography(CC BY_SA 2.1 JP), 「WIKIMEDIA COMMONS」, 2012-11-24, http://commons.wikimedia.org/wiki/File:Subscapularis_muscle_frontal.png
- No Copyright, 「WIKIMEDIA COMMONS」, 2007-10-10, http://commons.wikimedia.org/wiki/File:Deltoideus_posterior.PNG
- No Copyright, 「WIKIMEDIA COMMONS」, 2007-10-10, http://commons.wikimedia.org/wiki/File:Teres_major.PNG

하체 근육 작용과 아사나 이해하기

- No Copyright, 「WIKIMEDIA COMMONS」, 2007-12-30, http://commons.wikimedia.org/wiki/File:Muscles_anterior_labeled.png
- No Copyright, 「WIKIMEDIA COMMONS」, 2007-12-30, http://commons.wikimedia.org/wiki/File:Muscle_posterior_labeled.png
- No Copyright, 「WIKIMEDIA COMMONS」, http://commons.wikimedia.org/wiki/File:Illu_lower_extremity_muscles.jpg
- No Copyright, 「WIKIPEDIA」, http://en.wikipedia.org/wiki/File:Rectus_femoris.png
- No Copyright, 「WIKIMEDIA COMMONS」, http://commons.wikimedia.org/wiki/File:Vastus_medialis_muscle.png
- No Copyright, 「WIKIMEDIA COMMONS」, http://commons.wikimedia.org/wiki/File:Vastus_lateralis_muscle.png
- No Copyright, 「WIKIMEDIA COMMONS」, 2007-9-29, http://commons.wikimedia.org/wiki/File:Biceps_femoris_muscle_long_head.PNG
- No Copyright, 「WIKIMEDIA COMMONS」, 2007-9-29, http://commons.wikimedia.org/wiki/File:Biceps_femoris_muscle_short_head.PNG
- No Copyright, 「WIKIMEDIA COMMONS」, 2007-9-29, http://commons.wikimedia.org/wiki/File:Semimembranosus_muscle.PNG
- No Copyright, 「WIKIMEDIA COMMONS」, 2007-9-29, http://commons.wikimedia.org/wiki/File:Semitendinosus_muscle.PNG
- Beth Ohara, 「WIKIMEDIA COMMONS」, 2006-1-31, http://commons.wikimedia.org/wiki/File:Anterior_Hip_Muscles_2.PNG
- No Copyright, 「WIKIMEDIA COMMONS」, 2007-9-29, http://commons.wikimedia.org/wiki/File:Gluteus_maximus_muscle.PNG
- Beth Ohara, 「WIKIMEDIA COMMONS」, 2006-2-18, http://commons.wikimedia.org/wiki/File:Posterior_Hip_Muscles_3.PNG
- Beth Ohara, 「WIKIMEDIA COMMONS」, 2006-1-31, http://commons.wikimedia.org/wiki/File:Posterior_Hip_Muscles_1.PNG
- Beth Ohara, 「WIKIMEDIA COMMONS」, 2006-1-31, http://commons.wikimedia.org/wiki/

File:Anterior_Hip_Muscles_2.PNG
- No Copyright, 「WIKIMEDIA COMMONS」, http://commons.wikimedia.org/wiki/File:Gray437.png
- No Copyright, 「WIKIMEDIA COMMONS」, http://commons.wikimedia.org/wiki/File:Gray438.png
- No Copyright, 「WIKIMEDIA COMMONS」, http://commons.wikimedia.org/wiki/File:Gray439.png

상지와 하지의 근육 비교

- No Copyright, 「WIKIMEDIA COMMONS」, http://commons.wikimedia.org/wiki/File:Gray430.png
- No Copyright, 「WIKIMEDIA COMMONS」, http://commons.wikimedia.org/wiki/File:Illu_lower_extremity_muscles.jpg
- Anatomography(CC BY_SA 2.1 JP), 「WIKIMEDIA COMMONS」, 2013-7-26, http://commons.wikimedia.org/wiki/File:Biceps_brachii_muscle06.png
- Anatomography(CC BY_SA 2.1 JP), 「WIKIMEDIA COMMONS」, 2013-7-26, http://commons.wikimedia.org/wiki/File:Triceps_brachii_muscle06.png
- No Copyright, 「WIKIMEDIA COMMONS」, 2007-9-29, http://commons.wikimedia.org/wiki/File:Biceps_femoris_muscle_long_head.PNG
- No Copyright, 「WIKIMEDIA COMMONS」, 2007-9-29, http://commons.wikimedia.org/wiki/File:Biceps_femoris_muscle_short_head.PNG
- No Copyright, 「WIKIMEDIA COMMONS」, 2007-9-29, http://commons.wikimedia.org/wiki/File:Semimembranosus_muscle.PNG
- No Copyright, 「WIKIMEDIA COMMONS」, 2007-9-29, http://commons.wikimedia.org/wiki/File:Semitendinosus_muscle.PNG
- Beth Ohara, 「WIKIMEDIA COMMONS」, 2006-2-18, http://commons.wikimedia.org/wiki/File:Posterior_Hip_Muscles_3.PNG
- Beth Ohara, 「WIKIMEDIA COMMONS」, 2006-1-31, http://commons.wikimedia.org/wiki/File:Posterior_Hip_Muscles_1.PNG
- No Copyright, 「WIKIMEDIA COMMONS」, 2007-10-10, http://commons.wikimedia.org/wiki/File:Deltoideus_posterior.PNG
- No Copyright, 「WIKIPEDIA」, 2007-10-10, http://en.wikipedia.org/wiki/File:Latissimus_dorsi.PNG
- Beth Ohara, 「WIKIMEDIA COMMONS」, 2006-1-31, http://commons.wikimedia.org/wiki/File:Anterior_Hip_Muscles_2.PNG

두 관절 근육

- Anatomography(CC BY_SA 2.1 JP), 「WIKIMEDIA COMMONS」, 2013-7-26, http://commons.wikimedia.org/wiki/File:Biceps_brachii_muscle06.png
- Anatomography(CC BY_SA 2.1 JP), 「WIKIMEDIA COMMONS」, 2013-7-26, http://commons.wikimedia.org/wiki/File:Triceps_brachii_muscle06.png
- No Copyright, 「WIKIMEDIA COMMONS」, 2007-9-29, http://commons.wikimedia.org/wiki/File:Biceps_femoris_muscle_long_head.PNG
- No Copyright, 「WIKIMEDIA COMMONS」, 2007-9-29, http://commons.wikimedia.org/wiki/File:Biceps_femoris_muscle_short_head.PNG
- No Copyright, 「WIKIMEDIA COMMONS」, 2007-9-29, http://commons.wikimedia.org/wiki/File:Semimembranosus_muscle.PNG
- No Copyright, 「WIKIMEDIA COMMONS」, 2007-9-29, http://commons.wikimedia.org/wiki/

File:Semitendinosus_muscle.PNG
- No Copyright, 「WIKIMEDIA COMMONS」, http://commons.wikimedia.org/wiki/File:Sartorius.png
- Beth Ohara, 「WIKIMEDIA COMMONS」, 2006-1-31, http://commons.wikimedia.org/wiki/File:Anterior_Hip_Muscles_2.PNG
- No Copyright, 「WIKIMEDIA COMMONS」, 2013-11-24, http://commons.wikimedia.org/wiki/File:Sobo_1909_303.png

9장. 주요 증상에 따른 운동법

손목굴 증후군

- Bruceblaus, 「WIKIMEDIA COMMONS」, 2013-8-20, http://commons.wikimedia.org/wiki/File:Carpal_Tunnel_Syndrome.png
- No Copyright, 「WIKIMEDIA COMMONS」, http://commons.wikimedia.org/wiki/File:Nerves_of_the_left_upper_extremity.gif

좌골신경통

- No Copyright, 「WIKIMEDIA COMMONS」, http://commons.wikimedia.org/wiki/File:Gray1244.png
- No Copyright, 「WIKIMEDIA COMMONS」, http://commons.wikimedia.org/wiki/File:Gray832.png
- Mikael H•ggstr•m, 「WIKIMEDIA COMMONS」, 2011-3-14, http://commons.wikimedia.org/wiki/File:Sacroiliac_joint.svg
- No Copyright, 「WIKIMEDIA COMMONS」, http://commons.wikimedia.org/wiki/File:Gray241.png
- BruceBlaus, 「WIKIMEDIA COMMONS」, 2013-8-20, http://commons.wikimedia.org/wiki/File:Sacroiliac_Joint.png

허리 통증 치유법

- No Copyright, 「WIKIMEDIA COMMONS」, http://commons.wikimedia.org/wiki/File:Gray409.png
- No Copyright, 「WIKIMEDIA COMMONS」, http://commons.wikimedia.org/wiki/File:Gray389.png

* 색인

요가 해부학

펴낸날 2020년 6월 25일

지은이 권수련
펴낸이 권주철
발행처 아힘사 | **출판등록** 제 2017-000051 호
주소 서울시 용산구 새창로 217 용산토투밸리 805호
전화 010-3291-0226 | **이메일** ahimsayoga@naver.com
홈페이지 www.ahimsa.kr
표지 디자인 김유리 | **책임 편집** 백승연
디자인 도서출판 밥북 | **편집** 전은정

©권수련, 2020.
ISBN 979-11-963610-2-0 (93510)

표지 서체 – 마포 브랜드 서체 Mapo 꽃섬